U0358683

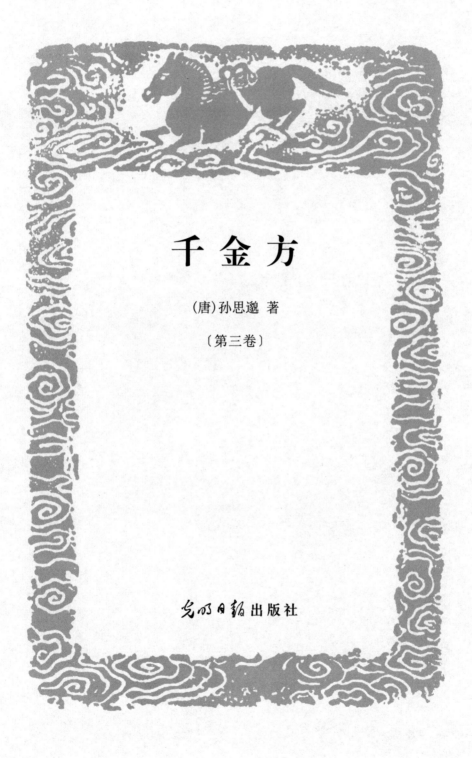

千　金　方

〔唐〕孙思邈　著

〔第三卷〕

光明日报出版社

肺虚实第二

脉四条　方一十首　灸法二首

肺实热

右手寸口气口以前脉阴实者，手太阴经也，病苦肺胀，汗出若露，上气喘逆，咽中塞如欲呕状，名曰肺实热也。

治肺实热，胸凭仰息，泄气除热，方：

枸杞根皮切，二升　石膏八两　白前　杏仁各三两　橘皮　白术各五两　赤蜜七合

右七味，㕮咀，以水七升，煮取二升，去滓下蜜，煮三沸，分三服。

治肺热，言音喘息短气，好唾脓血，方：

生地黄切，二升　石膏八两　麻黄五两　杏仁四两　淡竹茹鸡子大一枚　升麻　羚羊角　芒硝各三两　赤蜜一升

右九味，㕮咀，以水七升，煮取二升，去滓下蜜，煮两沸，分三服。

治肺热，闷不止，胸中喘急，惊悸，客热来去，欲死不堪，服药泄胸中喘气，方：

桃皮　芫花各一升

右二味，㕮咀，以水四斗，煮取一斗五升，去滓，以故布手巾纳汁中。薄胸，温四肢。不盈数日即歇。

治肺热气上，咳息奔喘，**橘皮汤**方：

橘皮　麻黄各三两　干紫苏　柴胡各二两　宿姜　杏仁各四两　石膏八两

右七味，㕮咀，以水九升，煮麻黄两沸，去沫，下诸药，煮取三升，去滓。分三服，不瘥，与两剂。

治肺热喘息，鼻衄血方：

羚羊角　玄参　射干　鸡苏　芍药　升麻　柏皮各三两　淡竹茹鸡子大一枚　生地黄切，一升　栀子仁四两

右十味，㕮咀，以水九升，煮取三升，分三服。须利者，下芒硝三两，更煮三沸。

治肺热，饮酒当风，风入肺，胆气妄泄，目青气喘，方：

麻黄四两 五味子 甘草各三两 杏仁五十枚 母姜五两 淡竹叶切，一升

右六味，㕮咀，以水七升，先煮麻黄，去沫，下诸药，煮取二升，去滓，分三服。

泻肺散 治酒客劳倦，或出当风，喜怒气舍于肺，面目黄肿，起即头眩，咳逆上气，时忽忽欲绝，心下弦急，不能饮食，或吐脓血，胸痛引背，支满欲呕，方：

百部 五味子各二两半 茯苓 附子 苁蓉 当归 石斛 远志 续断各一两 细辛 甘草各七分 防风 蜀椒 紫菀 桂心 款冬花 干姜各一两半 桃仁六十枚 杏仁三十枚

右十九味，治下筛。以酒服方寸匕，日三，稍加至二匕。

肺胀，气抢胁下热痛，灸阴都随年壮。穴在侠胃脘两边相去一寸。胃管在心下三寸。

肺胀胁满，呕吐上气等病，灸大椎并两乳上第三肋间，各止七壮。

肺与大肠俱实

右手寸口气口以前脉阴阳俱实者，手太阴与阳明经俱实也。病苦头痛目眩，惊狂，喉痹痛，手臂卷，唇吻不收，名曰肺与大肠俱实也。

治肺与大肠俱实，令人气凭满，**煮散**方：

茯苓 麻黄各六分 黄耆 大青 桂心各三分 细辛 杏仁各五分 石膏二两 丹参半两 五味子 甘草 贝母 橘皮 芎䓖各一两 枳实三枚

右十五味，治下筛，为粗散，帛裹一方寸匕半，井华水一升五合，煮取七合为一服，日再。

肺虚冷

右手寸口气口以前脉阴虚者，手太阴经也，病苦少气不足以息，嗌干不津液，名曰肺虚冷也。

治肺虚冷，声嘶伤，语言用力，战掉缓弱，虚瘠，风入肺，方：

防风 独活 芎䓖 秦椒 干姜 黄耆各四十二铢 天雄 麻黄 五味子 山茱萸

甘草各三十六铢 秦艽 桂心 薯蓣 杜仲 人参 细辛 防己各三十铢 紫菀 甘菊花各二十四铢 贯众二枚 附子七分

右二十二味，治下筛。以酒服方寸匕，日二服。一方有石膏六分、当归五分。

治肺虚寒，厉风所伤，语声嘶塞，气息喘悉，咳唾，**酥蜜膏酒**止气嗽通声方：

酥 崖蜜 饴糖 姜汁 百部汁 枣肉 杏仁各一升，研 甘皮五具，末

右八味，合和，微火煎，常搅，三上三下，约一炊久，取姜汁等各减半止。温酒一升服方寸匕，细细咽之，日二夜一。

又方：

猪胰三具 大枣百枚

右二味，以酒五升渍之，秋冬七日，春夏五日出，布绞去滓，七日服尽。二七日忌盐。羊胰亦得。治咳嗽，胸胁支满，多喘上气，尤良。《肘后方》治久咳上气二十年，诸治不瘥者。

治肺寒损伤，气嗽及涕唾鼻塞，方：

枣肉二升，研作脂 杏仁一升，熬研为脂 酥 生姜汁 白糖 生百部汁 白蜜各一升

右七味，合和，以微火煎，常搅，作一炊久，下之，细细温清酒服二合，日二。

补肺汤 治肺气不足，逆满上气，咽中闷塞，短气，寒从背起，口中如含霜雪，言语失声，甚者吐血，方：

五味子三两 干姜 桂心 款冬花各二两 麦门冬一升 大枣一百枚 粳米一合 桑根白皮一斤

右八味，㕮咀，以水一斗，先煮桑白皮五沸，下药，煮取三升，分三服。

又方：

黄耆五两 甘草 钟乳 人参各二两 桂心 干地黄 茯苓 白石英 厚朴 桑白皮 干姜 紫菀 橘皮 当归 五味子 远志 麦门冬各三两 大枣二十枚

右十八味，㕮咀，以水一斗四升，煮取四升。分五服，日三夜二。

补肺汤 治肺气不足，咳逆上气，牵绳而坐，吐沫唾血，不能食

饮，方：

苏子一升 桑白皮五两 半夏六两 紫菀 人参 甘草 五味子 杏仁各二两 射干 款冬花各一两 麻黄 干姜 桂心各三两 细辛一两半

右十四味，㕮咀，以水一斗二升，煮取三升半。分五服，日三夜二。

补肺汤 治肺气不足，咳逆短气，寒从背起，口中如含霜雪，语无音声而渴，舌本干燥，方：

五味子 苏子各一升 白石英 钟乳各三两 竹叶 款冬花 橘皮 桂心 桑白皮 茯苓 紫菀各二两 粳米二合 生姜五两 杏仁五十枚 麦门冬四两 大枣十枚

右十六味，㕮咀，以水一斗三升，先煮桑白皮、粳米、大枣，米熟去滓，纳诸药，煮取五升。分六服，日三。

补肺汤 治肺气不足，心腹支满，咳嗽，喘逆上气，唾脓血，胸背痛，手足烦热，惕然自惊，皮毛起，或哭，或歌，或怒，干呕心烦，耳中闻风雨声，面色白，方：

款冬花 桂心各二两 桑白皮一斤 生姜 五味子 钟乳各三两 麦门冬四两 粳米五合 大枣十枚

右九味，㕮咀，以水一斗二升，先煮粳米、枣，令熟，去之纳药，煎取二升。分三服，温服之。一方用白石英二两。《广济》用紫菀、人参各二两，名紫菀汤。

治肺气不足，咳唾脓血，气短不得卧，**麻子汤**方：

麻子一升 桂心 人参各二两 阿胶 紫菀各一两 生姜三两 干地黄四两 桑白皮一斤 饧一斤

右九味，㕮咀，以酒一斗五升、水一斗五升，合煮取四升，分五服。

治肺气不足，咽喉苦干，宜服**饧煎**方：

作饧任多少，取干枣一升，去核，熟捣，水五升，和使相得，绞去滓，澄去上清，取浊，纳饧中搅，火上煎，勿令坚。令连连服如鸡子，渐渐吞之，日三夜二。

凡肺风气痿绝，四肢满胀，喘逆胸满，灸肺腧各二壮。肺腧对乳引绳度之，在第三椎下两旁相去各一寸五分。

肺与大肠俱虚

右手寸口气口以前脉阴阳俱虚者，手太阴与阳明经俱虚也。病苦耳鸣嘈嘈，时妄见光明，情中不乐，或如恐怖，名曰肺与大肠俱虚也。

治肺与大肠俱不足，虚寒乏气，小腹拘急，腰痛，羸脊百病，**小建中汤方**：

大枣十二枚 生姜三两 甘草二两 桂心三两 芍药六两

右五味，㕮咀，以水八升，煮取三升，去滓，纳糖八两，煮三沸，分三服。《肘后》用黄耆、人参各二两，名黄耆建中汤。

肺劳第三

论一首 方三首 灸法一首

论曰：凡肺劳病者，补肾气以益之，肾王则感于肺矣。人逆秋气，则手太阴不收，肺气焦满。顺之则生，逆之则死。顺之则治，逆之则乱。反顺为逆，是谓关格，病则生矣。

肺劳实，气喘鼻张，面目苦肿，**麻黄引气汤方**：

麻黄 杏仁 生姜 半夏各五分 石膏八两 紫苏四分 白前 细辛 桂心各三分 竹叶切，一升 橘皮二分

右十一味，㕮咀，以水一斗，煮取三升，去滓，分三服。

治肺劳虚寒，心腹冷，气逆游气，胸胁气满，从胸达背痛，忧气往来，呕逆，饮食即吐，虚乏不足，**半夏汤方**：

半夏一升 生姜一斤 桂心四两 甘草 厚朴各二两 人参 橘皮 麦门冬各三两

右八味，㕮咀，以水一斗，煮取四升，分四服。腹痛加当归二两。

治肺劳风虚冷，痰澼水气，昼夜不得卧，头不得近枕，上气胸满，喘息气绝，此痰水盛溢，**厚朴汤方**：

厚朴 麻黄 桂心 黄芩 石膏 大戟 橘皮各二两 枳实 甘草 秦艽 杏仁 茯苓各三两 细辛一两 半夏一升 生姜十两 大枣十五枚

右十六味，㕮咀，以水一斗三升，煮取四升，分为五服。

喉痹，气逆咳嗽，口中涎唾，灸肺腧七壮。亦可随年壮至百壮。

气极第四

论一首　方六首　灸法二首

论曰：凡气极者，主肺也。肺应气，气与肺合。又曰：以秋遇病为皮痹，皮痹不已，复感于邪，内舍于肺，则寒湿之气客于六腑也。若肺有病，则先发气，气上冲胸，常欲自恚。以秋庚辛日伤风邪之气，为肺风。肺风之状，多汗。若阴伤则寒，寒则虚，虚则气逆咳，咳则短气，暮则甚，阴气至，湿气生，故甚。阴畏阳气，昼日则瘥。若阳伤则热，热则实，实则气喘息上，胸臆，甚则唾血也。然阳病治阴，阴是其里；阴病治阳，阳是其表。是以阴阳表里衰王之源，故知以阳调阴，以阴调阳，阳气实则决，阴气虚则引。善治病者，初入皮毛、肌肤、筋脉则治之，若至六腑五脏，半死矣。

扁鹊曰：气绝不治，喘一作奔 而冷汗出，二日死。气应手太阴，太阴气绝则皮毛焦，气先死矣。

治气极虚寒，阴畏阳气，昼瘥暮甚，气短息寒，**钟乳散**，亦治百病，令人丁强，能食饮，去风冷，方：

钟乳别研干姜 桔梗 茯苓 细辛 桂心 附子 人参各一两六铢 白术一两 防风 牡蛎 栝楼根各二两半

右十二味，治下筛。以酒服方寸匕，日三，渐加至二匕。五十以上，可数服，得力乃止。《千金翼》云：有冷加椒，有热加黄芩各三两。

治气极虚寒，皮毛焦，津液不通，虚劳百病，气力损乏，**黄耆汤**方：

黄耆四两人参 白术 桂心各二两 大枣十枚 附子三十铢 生姜八两

右七味，㕮咀，以水八升，煮取三升，去滓，分四服。一方不用附子。

治气极虚寒，皮痹不已，内舍于肺，寒气入客于六腑，腹胀虚满，寒冷积聚百病，**大露宿丸**方：

礜石《肘后》作矾石 干姜 桂心 皂荚 桔梗 附子各三两

右六味，末之，蜜丸。酒服如梧子十丸，日三，渐加之。慎热及近火等。

治气极虚寒澼饮，胸中痰满，心腹痛，气急，不下饮食，**硫黄丸**方：

硫黄 礜石 干姜 附子 乌头 桂心 细辛 白术 桔梗 茯苓各二两

右十味，末之，蜜丸如梧子。酒服十丸，日三，渐加之，以知为度。

《肘后》无白术、桔梗、茯苓，用吴茱萸、蜀椒、人参、皂荚、当归十二种为丸，用治人大冷，夏月温饮食，不解衣者。

治气极伤热，喘息冲胸，常欲自恚，心腹满痛，内外有热，烦呕不安，**大前胡汤**方：

前胡八两半夏 麻黄 芍药各四两 枳实四枚 生姜五两 黄芩三两 大枣十二枚

右八味，㕮咀，以水九升，煮取三升，去滓，分温三服。

治气极伤热，气喘，甚则唾血，气短乏，不欲食，口燥咽干，**竹叶汤**方：

竹叶二升 麦门冬 小麦 生地黄各一升 生姜六两麻 黄三两 甘草一两 石膏六两 大枣十枚

右九味，㕮咀，以水一斗，煮取三升，去滓，分三服。

呕吐上气，灸尺泽，不三则七壮。尺泽者，在腕后肘中横纹。

腹中雷鸣相逐，食不化，逆气，灸上脘下一寸名太仓七壮。

积气第五

论二首　方五十一首　灸法二十四首

论曰：七气者，寒气，热气，怒气，恚气，喜气，忧气，愁气，凡七种气。积聚坚大如杯若盘，在心下，腹中疾痛，饮食不能，时来时去，每发欲死，如有祸祟，此皆七气所生。寒气，即呕逆恶心；热气，即说物不竟而迫；怒气，即上气不可忍，热痛上抢心，短气欲死不得息；恚气，即积聚在心下，不得饮食；喜气，即不可疾行，不能久立；忧气，即不可闲作，暮卧不安；愁气，即喜忘，不识人语，置物四方，还取不得去处，若闻急，即四肢肘肿，手足筋挛，捉不能举。如得病此，是七气所生，男子卒得，饮食不时所致，妇人即产后中风诸疾也。

七气丸方：

乌头 大黄各七分 紫菀 半夏 前胡 细辛 丹参 茯苓 芎䓖 桃仁《胡洽》作杏仁 菖蒲一作芍药 石膏 吴茱萸 桂心 桔梗各三分 人参 甘草 防葵各一两 干姜 蜀椒各半两

右二十味，末之，蜜丸。酒服如梧子三丸，日三，加至十丸。一方去半夏，加甘遂三分。《胡洽》无丹参、甘草。

七气丸 主七气。七气者，寒气、热气、怒气、恚气、喜气、忧气、愁气。此之为病，皆生积聚，坚牢如杯，心腹绞痛，不能饮食，时去时来，发则欲死。凡寒气状，吐逆心满；热气状，恍惚，眩冒，失精；怒气状，不可当热，痛上荡心，短气欲绝，不得息；恚气状，积聚心满，不得食饮；喜气状，不可疾行久立；忧气状，不可苦作，卧不安席；愁气状，平故如怒，喜忘，四肢肘肿，不得举止。亦治产后中风余疾，方：

大黄二两半 人参 半夏 吴茱萸 柴胡 干姜 细辛 桔梗 菖蒲各二分 茯苓 芎䓖 甘草 石膏 桃仁 蜀椒各三分，一方用桂心

右十五味，末之，蜜丸如梧子大。每服酒下三丸，日进三服，渐加至十丸。《千金翼》十味，无茯苓、芎䓖、甘草、石膏、桃仁。

七气汤 主忧气、劳气、寒气、热气、愁气，或饮食为膈气，或劳气内伤，五脏不调，气衰少力，方：

干姜 黄芩 厚朴《深师》作桂心 半夏 甘草 栝楼根《深师》作橘皮 芍药 干地黄各一两 蜀椒三两，《深师》作桔梗 枳实五枚 人参一两 吴茱萸五合

右十二味，㕮咀，以水一斗，煮取三升。分三服，日三。

七气汤 主虚冷上气、劳气等方：

半夏一升 人参 生姜 桂心 甘草各一两

右五味，㕮咀，以水一斗，煮取三升。分三服，日三。

五膈丸 治忧膈、气膈、食膈、饮膈、劳膈。五病同药服，以忧恚、思虑、食饮得之，若冷食及生菜便发。其病苦心满，不得气息，引背痛如刺之状，食即心下坚，大如粉絮，大痛欲吐，吐即瘥，饮食不得下，甚者及手足冷，上气咳逆，喘息短气，方：

麦门冬 甘草各五两 蜀椒 远志 桂心 细辛各三两 附子一两半人 参四两 干姜二两

右九味，末之，蜜和丸。微使淖，先食含如弹丸一枚，细细咽之，喉中、胸中当热，药力稍尽，复含一丸，日三夜二，服药七日愈。《延年方》云：若不能含者，可分一大丸作七小丸，益服之，夏月含益麦门冬、甘草、人参。《胡洽》云：亦可梧子大十丸，酒服之。《经心录》以吴茱萸代桂心，酒服如梧子五丸，空腹服之，治寒冷则心痛，咽中有物，吐之不出，咽之不入，食饮少者。

治结气冷癥积在胁下，及脚气上入少腹，腹中胀满百病，方：

大蒜去心皮，三升，捣令极熟，以水三升和令调，绞取汁，更捣余滓令熟，更以水三升和令调，绞取汁，更捣余滓令熟，更以水三升和令调，绞取汁，合得九升，所得滓可桃颗大，弃却，以微火煎取三升，下牛乳三升，合煎，取三升。旦起空腹一顿温服之，令尽，至申时食。三日服一剂，三十日服十剂止。

大蒜煎 治疝瘕积聚，冷癖痰饮，心腹胀满，上气咳嗽，刺风，风癫偏风，半身不随，腰疼膝冷，气息否塞百病，方：

蒜六斤四两，去皮，切，水四斗，煮取一斗，去滓 酥一升，纳蒜汁中 牛乳二升 荜拨 胡椒 干姜各三两 石蜜 阿魏 戎盐各二两 石上菖蒲 木香各一两 干蒲桃四两

右十二味，末之，合纳蒜汁中，以铜器微火煎取一斗。空腹酒下一两，五日以上稍加至三两，二十日觉四体安和，更加至六两。此治一切冷气，甚良。

治气上下否塞不能息，**桔梗破气丸**方：

桔梗 橘皮 干姜 厚朴 枳实 细辛 葶苈各三分 胡椒 蜀椒 乌头各二分 荜拨十分 人参 桂心 附子 茯苓 前胡 防葵 芎藭各五分 甘草 大黄 槟榔 当归各八分 白术 吴茱萸各六分

右二十四味，末之，蜜丸如梧子大。酒服十丸，日三。有热者，空腹服之。

治气实若积聚，不得食息，**槟榔汤**方：

槟榔三七枚 细辛一两 半夏一升 生姜八两 大黄 紫菀 柴胡各三两 橘皮 甘草 紫苏冬用子 茯苓各二两 附子一枚

右十二味，㕮咀，以水一斗，煮取三升。分三服，相去如行十里久。若有癥结坚实如石，加鳖甲二两、防葵二两。气上，加桑白皮切二升，枳实、厚朴各二两。消息气力强弱，进二剂，后隔十日，更服前桔梗破气丸。

治积年患气，发作有时，心腹绞痛，忽然气绝，腹中坚实，医所不治，复谓是蛊，方：

槟榔大者四七枚 柴胡三两 半夏一升 生姜八两 附子一枚 橘皮 甘草 桂心 当归 枳实各二两

右十味，㕮咀，以水一斗，煮取三升。分三服，五日一剂。服三剂，永除根本。

治逆气心腹满，气上胸胁痛，寒冷心腹痛，呕逆及吐，不下食，忧气结聚，**半夏汤**方：

半夏一升 生姜 桂心各五两 橘皮四两

右四味，㕮咀，以水七升，煮取三升。分四服，日三夜一。人强者，作三服。亦治霍乱后吐逆腹痛。

治逆气心中烦满，气闷不理，气上，半夏汤。方出第十六卷呕吐篇四味者是。

治上气咽喉窒塞，短气不得卧，腰背痛，胸满不得食，面色萎黄，**贝母汤**方：

贝母一两 生姜五两 桂心 麻黄 石膏 甘草各三两 杏仁三十枚 半夏三合

右八味，㕮咀，以水一斗，煮取三升。分为三服，日三。

治上气，脉浮，咳逆，喉中水鸡声，喘息不通，呼吸欲死，**麻黄汤**方：

麻黄八两 甘草四两 大枣三十枚 射干如博棋子二枚

右四味，㕮咀，以井花水一斗，煮麻黄三沸，去沫纳药，煮取四升。分四服，日三夜一。

奔气汤 治大气上奔，胸膈中诸病，发时迫满，短气不得卧，剧者便怖欲死，腹中冷湿气，肠鸣相逐，成结气方：

半夏 吴茱萸各一升 生姜一斤 桂心五两 人参 甘草各二两

右六味，㕮咀，以水一斗，煮取三升，分四服。

枳实汤 下气，治胸中满闷，方：

枳实三枚 大枣十四枚 半夏五两 附子二枚 人参 甘草 白术 干姜 厚朴各二两

右九味，㕮咀，以水七升，煮取二升半。一服八合，日三。

治气满腹胀下气，方：

半夏一升 生姜一斤 人参一两半 橘皮三两

右四味，㕮咀，以水七升，煮取三升，去滓。分三服，日三。一方无人参，只三味。

治气，两胁满急风冷方：

杏仁 茯苓 防葵各八分 吴茱萸 橘皮 桂心 防风 泽泻各五分 白术 射干 芍药 苏子 桔梗 枳实各六分

右十四味，末之，蜜丸如梧子大。酒服十丸，日二，加至三十丸。

治气满闭塞不能食，喘息方：

诃梨勒十枚，末之，蜜丸如梧子。食后服三丸。不忌，得利即止。

治上气咳逆方：

苏子一升 五味子五合 麻黄 细辛 紫菀 人参 黄芩 甘草各二两 桂心 当归各一两 生姜五两 半夏三两

右十二味，㕮咀，以水一斗，煮取三升，分三服。

治气上不得卧，神秘方：

橘皮 生姜 紫苏 人参 五味子各五两，一作桔梗

右五味，㕮咀，以水七升，煮取三升，分三服。

治热发气上冲不得息，欲死不得卧，方：

桂心半两 白石英 麦门冬 枳实 白藓皮 贝母 茯神 槟榔仁 天门冬各二两半 车前子一两 人参 前胡 橘皮 白薇 杏仁各一两半 郁李仁三两 桃仁五分

右十七味，末之，蜜和。以竹叶饮服十丸如梧子，日二，加至三十丸。

竹叶饮法：

竹叶 紫苏子各二升 紫菀 白前各二两 百部 甘草 生姜各三两

右七味，㕮咀，以水八升，煮取三升，温以下前丸，药尽更合之。

安食下气，理胸胁，并治客热，**人参汤**方：

人参 麦门冬 干姜 当归 茯苓 甘草 五味子 黄耆 芍药 枳实各一两 桂心三两 半夏一升 大枣十五枚

右十三味，㕮咀，以水九升，煮取三升，去滓。一服九合，从旦至晡令尽，皆热服，慎勿冷。

治风虚支满，膀胱虚冷，气上冲肺息奔，令咽喉气闷往来，下气，**海藻橘皮丸**方：

海藻 橘皮各三分 杏仁 茯苓各二分 人参 吴茱萸 白术 葶苈各一两 桑根白皮 枣肉 昆布各二两 芍药 桂心各五分 白前三分 苏子五合

右十五味，末之，蜜丸。饮服如梧子大十丸，日二，加至十五丸，以利小便为度。

治气上方：

硇砂 细辛 牛膝各等分

右三味，末之。气发，酒服方寸匕，后三日忌酒，余禁如药法。

治上气方：

上酥一升 独头蒜五颗

右二味，先以酥煎蒜，蒜黄出之，生姜汁一合，共煎令熟。空腹服一方寸匕，温服之。

治上气呕吐方：

芥子二升，末之，蜜丸。寅时井花水服如梧子七丸，日二服。亦可作散，空腹服之。及可酒浸服。并治脐下绞痛。

治劳气方：

小芥子三升，捣末，绢袋盛，酒三斗浸之，密封七日，去滓。温服半升，渐至一升半，得力更合。忌如药法。

治上气三十年不瘥方：

大枣一百枚 豉一百二十粒 蜀椒二百粒 杏仁一百枚

右四味，先捣杏仁、豉令熟，后纳枣、椒更捣，作丸如枣核大。含之，稍稍咽之，日三夜一。

治积年上气不瘥，垂死者方：

莨菪子熬色变 熟羊肝薄切，曝干

右二味，各捣，等分，以七月七日神醋拌令相著。夜不食，空腹服二方寸匕，须拾针，两食间以冷浆白粥二匕止之，隔日一服，永瘥。四十日内，得煮饭汁作芜菁羹食之，以外一切禁断。

下气方：

生姜五两 小麦一升

右二味，以水七升，煮取一升，顿服。

又方：

紫苏茎叶切，一升大 枣二七枚

右二味，以酒三升，煮取一升半，分再服。水煮亦得。一方加橘皮半两。《肘后方》无枣，用橘皮。

治气方：

桃皮二斤，去黄者，㕮咀，以水五升，煮取三升。一服一升，瘥即止。

又方：

酒服驴脂二合，日二，瘥止。

又方：

黄牛乳二升，煎取一升，和生乳一升。空腹服之，日二。

又方：

驴乳，初服三合，三日后，日别五合，后至七合，七日后至一升。忌葵菜、猪、鱼、油等。

又方：

空腹服尿，但尿则服之，百日止，治一切病。

又方：

空腹服乌牛尿，日再，至三升止。

补气虚逆方：

大枣三升 甘皮去脉，十具 干地黄八两 干姜二两

右四味，治下筛，酒四升，渍枣三宿，漉出枣，取酒为炊汁，将枣

纳甑中，微火蒸之，令枣膏，入釜中酒里，煎酒令余二升许，甑中枣候皮核在止火，贮器中，将前散及热下，搅之令调，大略与糖相似。以酒服二合，日再，非止补气，亦通治一切短气，并形体瘦甚良。

大补气方：

羊肚一具，治如食法，去膏脊 羊肾一具，去膏，四破 干地黄五两 甘草 秦椒各一两 白术 桂心 人参 厚朴 海藻各三两 干姜 昆布 地骨皮各四两

右十三味，治下筛，纳羊肚中，合肾缝塞肚口，蒸极熟为度，及热，木臼合捣，取肚、肾与诸药为一家，曝干，更捣为散。酒服方寸匕，日二。

白石英散 治气及补五劳七伤，无所不治，明目，利小便，方：

炼成白石英十两，白石英无多少，以锤子砧上细碎，向明选去黶黳色暗黑黄赤者，惟取白净者为佳，捣，绢下之，瓷器中研令极细熟，以生绢袋于铜器中水飞之，如作粉法，如此三度，研讫，澄之，渐渐去水，水尽至石英曝得干，看上有粗恶不净者去之，取中央好者，在下有恶者亦去之，更研，堪用者，使熟，白绢袋子盛，著瓷碗中，以瓷碗盖之，于三斗米下蒸之，饭熟讫出取，悬之使干，更以瓷器中研之，为成 石斛 苁蓉各六分 茯苓 泽泻 橘皮各一两 菟丝子三两

右七味，治下筛，总于瓷器中研令相得，重筛之。酒服方寸匕，日二，不得过之。忌猪、鱼、鹅、鸭、蒜、冷、醋、滑。

补伤散 主肺伤，善泄咳，善惊恐，不能动筋，不可以远行，膝不可久立，汗出鼻干，少气喜悲，心下急痛，痛引胸中，卧不安席，忽忽喜梦，寒热，小便赤黄，目不远视，唾血，方：

天门冬一升 防风 泽泻 人参各一两半 白蔹一两 大豆卷 前胡 芍药 栝楼根 石膏 干姜各二两 紫菀一两 桂心 白术各四两 甘草 干地黄 薯蓣 当归各二两 半阿胶一两半

右十九味，治下筛。食上酒服方寸匕，日三。

白石英丸 补养肺气方：

白石英一作白石脂 磁石 阳起石 苁蓉 菟丝子 干地黄各二两半 石斛 白术 五味子 栝楼根各一两 巴戟天五分 桂心 人参各一两 蛇床子半两 防风五分

右十五味，末之，蜜丸如梧子。酒服十五丸，加至三十丸，日二服。

治气不足，**理气丸**方：

杏仁 桂心各一两 益智子 干姜各二两

右四味，末之，蜜丸如梧子。未食服三丸，以知为度。

治冷气气短方：

蜀椒五两，绢袋盛，以酒一斗浸之二七日，服之任意多少。

治读诵劳极，疲乏困顿方：

酥 白蜜 油 糖 酒各二升

右五味，合于铜器中，微火煎二十沸，下之，准七日七夜，服之令尽。慎生冷。

又方：

人参 甘草 茯苓 当归各两 大枣二十枚 地骨皮 芎䓖 芍药 黄耆 干地黄各三两

右十味，㕮咀，以水一斗，煮取三升，分三服。一方用桂心三两。

治卒短气方：

捣韭汁，服一升，立瘥。《肘后》方治卒上气鸣息便欲绝。

治乏气方：

枸杞叶 生姜各二两

右二味，㕮咀，以水三升，煮取一升，顿服。

治少年房多短气方：

栀子二七枚 豉七合

右二味，以水二升煮豉，取一升半，去豉，纳栀子，煮取八合。服半升，不瘥更服。

凡上气冷发，腹中雷鸣转叫，呕逆不食，灸太冲，不限壮数，从痛至不痛，从不痛至痛止。

上气厥逆，灸胸堂百壮，穴在两乳间。

胸膈中气，灸阙腧，随年壮。扁鹊云：第四椎下两旁各一寸半，名阙腧。

心腹诸病，坚满烦痛，忧思结气，寒冷霍乱，心痛吐下，食不消，肠鸣泄利，灸太仓，百壮。太仓一穴，一名胃募，在心下四寸，乃胃脘下一寸。

结气囊裹，针药所不及，灸肓募随年壮。肓募二穴，从乳头斜度至脐，中屈去半，从乳下行，度头是穴。

下气，灸肺腧百壮，又灸太冲五十壮。

凡脐下绞痛，流入阴中，发作无时，此冷气，灸关元百壮。穴在脐下三寸。

短气不得语，灸天井百壮，穴在肘后两筋间。

又，灸大椎随年壮。

又，灸肺腧百壮。

又，灸肝腧百壮。

又，灸尺泽百壮。

又，灸小指、第四指间交脉上七壮。

又，灸手十指头，合十壮。

乏气，灸第五椎下随年壮。

少年房多，短气，灸鸠尾头五十壮。

又，盐灸脐孔中二七壮。

论曰：凡卒厥逆上气，气攻两胁，心下痛满，奄奄欲绝，此为奔豚气，即急作汤以浸两手足，数数易之。

奔豚，腹肿，灸章门百壮。章门，一名长平，二穴在大横外，直脐季肋端。

奔豚，灸气海百壮。穴在脐下一寸半。

又，灸关元百壮。穴在脐下三寸。

奔豚抢心不得息，灸中极五十壮。中极，一名玉泉，在脐下四寸。

奔豚上下，腹中与腰相引痛，灸中府百壮。穴在乳上三肋间。

奔豚，灸期门百壮。穴直两乳下第二肋端旁一寸五分。

奔豚上下，灸四满二七壮。穴侠丹田两旁相去三寸，即心下八寸，脐下横纹是也。

肺痿第六

论曰：寸口脉数，其人病咳，口中反有浊唾涎沫出，何也？师曰：此为肺痿之病。何从得之？师曰：病热在上焦，因咳为肺痿，或从汗出，或从呕吐，或从消渴，小便利数，或从便难，数被快药下，重亡津液，故得肺痿。又寸口脉不出而反发汗，阳脉早索，阴脉不涩，三焦跖踬，入而不出。阴脉不涩，身体反冷，其内反烦，多唾唇燥，小便反难，此为肺痿。伤于津液，便如烂瓜，下如豚脑，但坐发汗故也。其病欲咳不得咳，咳出干沫，久久小便不利，其脉平弱。肺痿吐涎沫而不咳者，其人不渴，必遗溺，小便数，所以然者，上虚不能制下故也，此为肺中冷，必眩。师曰：肺痿咳唾，咽燥，欲者自愈。自张口者，短气也。

治肺痿，多涎唾，小便数，肺中冷，必眩，不渴，不咳，上虚，其下不能制溲，甘草干姜汤以温其脏。服汤已，小温覆之，若渴者，属消渴，法**甘草干姜汤**方：

甘草四两 干姜二两

右二味，㕮咀，以水三升，煮取一升半，去滓。分二服。《集验》、《肘后》有大枣十二枚。

治肺痿，涎唾多，出血，心中温温液液，**甘草汤**方《千金翼》名温液汤：

甘草二两，㕮咀，以水三升，煮取一升半，去滓，分三服。

治肺痿，咳唾涎沫不止，咽燥而渴，**生姜甘草汤**方：

生姜五两 甘草四两 人参三两 大枣十二枚

右四味，㕮咀，以水七升，煮取三升，去滓，分三服。

治肺痿，吐涎沫不止，**桂枝去芍药加皂荚汤**方：

桂枝 生姜各三两 甘草二两 皂荚一挺 大枣十二枚

右五味，㕮咀，以水七升，煮取三升，去滓，分三服。

治肺胀，咳而上气，咽燥而喘，脉浮者，心下有水，**麻黄汤**方：

麻黄 芍药 生姜仲景用干姜 细辛 桂心各三两 半夏 五味子各半升 石膏四两

右八味，㕮咀，以水一斗，煮取三升，分三服。仲景名此为小青龙加石膏汤，用甘草三两，为九味。

肺痈第七

论一首　方五首

论曰：病咳唾脓血，其脉数，实者属肺痈，虚者属肺痿。咳而口中自有津液，舌上苔滑，此为浮寒，非肺痿。若口中辟辟燥，咳即胸中隐隐痛，脉反滑数，此为肺痈也。问曰：病者咳逆，师脉之，何以知为肺痈？当有脓血，吐之则死，后竟吐脓死。其脉何类？何以别之？师曰：寸口脉微而数，微则为风，数则为热，微则汗出，数则恶寒，风中于卫，呼气不入，热过于荣，吸而不出，风伤皮毛，热伤血脉。风舍于肺，其人则咳，口干喘满，咽燥不渴，多唾浊沫，时时振寒。热之所过，血为凝滞，蓄结痈脓，吐如米粥。始萌可救，脓已成则难治。寸口脉数，趺阳脉紧，寒热相搏，故振寒而咳。趺阳脉浮缓，胃气如经，此为肺痈。师曰：振寒发热，寸口脉滑而数，其人饮食起居如故，此为痈肿病，医反不知，而以伤寒治之，不应愈也。何以知有脓？脓之所在，何以别知其处？师曰：假令脓在胸中者，为肺痈。其脉数，咳唾有脓血。设脓未成，其脉自紧数，紧去但数，脓为已成也。

治咳，胸中满而振寒，脉数，咽干而不渴，时时出浊唾腥臭，久久吐脓如粳米粥，是为肺痈，**桔梗汤**方：

桔梗三两，《集验》用二两，《古今录验》用一枚甘草二两

右二味，㕮咀，以水三升，煮取一升，去滓，分二服，必吐脓血也。一方有款冬花一两半。

治肺痈，喘不得卧，**葶苈大枣泻肺汤**方：

葶苈三两，末之 大枣二十枚

右二味，先以水三升煮枣，取二升，去枣，纳药一枣大，煎取七合，顿服令尽。三日服一剂，可服三四剂。

治肺痈，胸胁胀，一身面目浮肿，鼻塞，清涕出，不闻香臭，咳逆上

气，喘鸣迫塞，葶苈大枣泻肺汤主之。用前方，先服小青龙汤一剂，乃进之。小青龙汤方出第十八卷咳嗽篇中。

治咳有微热，烦满，胸心甲错，是为肺痈，**黄昏汤**方：

黄昏手掌大一片，是合昏皮也，㕮咀，以水三升，煮取一升，分二服。

又方：

苇茎切，二升，以水二斗，煮取五升，去滓 薏苡仁半升 瓜瓣半升 桃仁三十枚

右四味，㕮咀，纳苇汁中，煮取二升，服一升，当有所见吐脓血。

飞尸鬼疰第八

论一首 方四十五首 灸法十二首

论曰：凡诸心腹痛，服众方热药，入腹寂然不动，但益气息急者，此尸疰病也。宜先服甘草汁一升，消息少时，服瞿麦汤尽剂，得下便觉宽也。并暴癥坚结，宿食，及女人血坚痛，发作无定者，神良。

五疰汤 治卒中贼风，遁尸鬼邪，心腹刺痛，大胀急，方：

大黄 甘草各三两 当归 芍药各二两 乌头十枚 生姜 蜜各一斤 桂心四两

右八味，㕮咀，别渍大黄，以水九升，煮取三升，乌头别纳蜜中煎，令得一升，投汤中，去滓。分服三合，如人行二十里久，更进一服，日三，不知加至四合。

蜈蚣汤 治恶疰邪气往来，心痛彻背，或走入皮肤，移动不定，苦热，四肢烦疼，羸乏短气，方：

蜈蚣一枚 牛黄一分 大黄二两 丹砂 人参各三分 细辛 鬼臼 当归 桂心 干姜各一两 黄芩 麝香各半两 附子四枚

右十三味，㕮咀，以水一斗，煮取三升，去滓，下牛黄、麝香末，分三服。

治卒中恶，贼风寒冷，入腹便绞痛，或飞尸、遁尸，发作无时，抢心胸满，胁痛如刀刺，口噤者方：

甘草 干姜 干地黄 茯苓 羊脂 当归 细辛各一两 芍药 吴茱萸 桂心各二

两 栀子仁十五枚

右十一味，㕮咀，以水八升，煮取三升，去滓，纳脂烊尽，分三服。欲利者，加大黄二两。

治卒中恶风，角弓反张，或飞尸、遁尸，心腹绞痛者，方：

茯苓 芎䓖 当归 干地黄 甘草各一两 桂心 吴茱萸 干姜 芍药各二两 栀子仁十四枚

右十味，㕮咀，以水八升，煮取三升，分三服。痛甚者，加羊脂三两，当归、人参、芍药各一两；心腹坚急，加大黄三两。

桃皮汤 治中恶气，心腹痛，胸胁胀满短气，方：

桃白皮一握，东引者 真朱 附子各一两 栀子仁十四枚 当归三两 豉五合 桂心二两 吴茱萸五合

右八味，㕮咀，以水五升，煮取二升，去滓，纳真朱末，分作二服。一方无当归以下四味。

桃奴汤 治中恶毒气蛊疰，心腹卒绞痛，方：

桃奴 当归 人参 干姜各二两 芎䓖 甘草各三两 丹砂 麝香 茯苓 犀角 鬼箭羽 桂心各一两

右十二味，㕮咀，以水九升，煮取二升半，去滓。分三服，未食服。大便不通，腹满者，加大黄三两，芒硝二两。《胡洽》有雄黄一两，无丹砂、芎䓖。

治卒中风，寒冷温气入腹，虚胀急满，抢心，胸胁叉痛，气息不通，脉弦紧，汗不出，及得伤寒，方：

吴茱萸 当归 麻黄 独活 甘草 桔梗 茯苓各二两桂心 青木香 石膏 大黄 犀角各二两

右十二味，㕮咀，以水九升，煮取六升。分三服，日三。

治风冷气入腹，忽然绞痛，坚痛，急如吹，大小便闭，小腹有气结如斗大，胀满起，其脉弦，老者沉迟，方：

瞿麦 当归 鬼箭羽 猪苓 桔梗 防己 海藻 吴茱萸 芎䓖各二两 桂心 大黄各三两

右十一味，㕮咀，以水九升，煮取三升，分三服。亦可用犀角二两。

治诸杂疰相连续死，亦治三十年众疰，方：

桃根白皮一斤，咬咀，以水二斗，煮取一斗，去滓。分八九服，二日服之令尽。《崔氏》用桃根白皮，治疰在心腹，痛不可忍者。

又方：

捣桃仁二七枚，研，酒服之。

又方：

小芥子，末之，鸡子白和敷。

尸疰、鬼疰者，即五尸之中尸疰，又挟鬼邪为害者也。其变动乃有三十六种至九十九种，大略令人寒热淋沥，沉沉默默，不的知其所苦，而无处不恶，累年积月，渐就顿滞，以至于死，死后复注易旁人，乃至灭门。觉如此候者，宜急疗之，方：

獭肝一具，阴干，治下筛。水服一方寸匕，日三。如一具不瘥，更作。

小附著散 治飞尸贼风，发时急痛，不在一处，针则移发，一日半日乃瘥，须臾复发，方：

细辛 天雄 甘草各一分，作莽草 桂心三分 附子一两 乌头一两 干姜一两 雄黄 真朱各半两

右九味，治下筛，酒服方寸匕。不知稍增，以知为度。《胡洽》有蜀椒四分，不用桂心、附子。

大附著散 治五尸疰忤，与前状同，方：

黄芩 由跋各一两 金牙 犀角 麝香 牛黄各一分 天雄 桂心各半两 椒目 细辛 雄黄 干姜 黄连各一两 真朱三分 蜈蚣一枚

右十五味，治下筛。酒服一钱匕，日三，以知为度。

大金牙散 主一切疰。方在第十二卷中。

金牙散 主鬼疰风邪，鬼语尸疰，或在腰脊胸胁，流无常处，不喜见人，志意不定，面目脱色，目赤鼻张，唇干甲黄，方：

金牙一分 蜈蚣 蜥蜴 附子各一枚 蜣螂 亭长各七枚 芫青 徐长卿 斑蝥各十四枚 贝母二枚 人参 狼牙各四分 雄黄 铁精 野葛 芎藭 大黄 甘草 蛇蜕皮 露蜂房 曾青 真珠 丹砂 菌茹 干漆各一分 桔梗 鬼臼 石长生 椒目 乌头

狼毒 芫薁 鬼督邮 鬼箭羽 藜芦 狸骨一作鹳骨 雷丸 鳖甲 滑石各二分，一作硝石 毒公三分 石膏五分 寒水石 桂心各四分 牛黄 胡燕屎各二分

右四十五味，治下筛。先食以酒服一刀圭，日再，不知渐加之，虫随大小便出。《崔氏》名蜀金牙散。

白术散 治风入脏腑，闷绝，常自躁痛，或风痓入身，令痓鬼痓，飞尸恶气，肿起，或左或右，或前或后，或内或外，针灸流移，无有常处，惊悸，腹胀气满，叉心头痛，或恍惚悲惧，不能饮食，或进或退，阴下湿痒，或大便有血，小便赤黄，房中劳极，方：

白术十四枚 附子 秦艽 人参 牡蛎 蜀椒 细辛 黄芩 芎䓖 牛膝各三分 干姜 桂心 防风各五分 茯苓 桔梗 当归 独活 柴胡各四分 乌头 甘草 麻黄 石楠 莽草 栝楼根 天雄 杜仲各二分

右二十六味，治下筛。平旦酒服五分匕，讫，如人行七里久，势欲解，更饮酒五合为佳。

太乙备急散 治卒中恶客忤，五尸入腹，鬼刺鬼痱，及中蛊痓，吐血下血，及心腹卒痛，腹满，伤寒热毒病六七日，方：

雄黄 桂心 芫花各二两 丹砂 蜀椒各一两 藜芦 巴豆各一分 野葛三分 附子五分

右九味，巴豆别治如脂，余合治下筛，以巴豆合和，更捣合和调，置铜器中密贮之，勿泄。有急疾，水服钱五匕，可加至半钱匕，老少半之。病在头当鼻衄，在膈上吐，在膈下利，在四肢当汗出。此之所为如汤沃雪，手下皆愈。方宜秘之，非贤不传。

龙牙散 治百痓邪气，飞尸万病，方：

龙牙 茯苓各二两半 雄黄 枣膏 芍药各五分 丁地黄 石斛 胡燕屎各三分 铜镜鼻 甘草 橘皮 芎䓖 鬼督邮 远志 鳖甲各半两 狸阴二具 蜈蚣一枚 鬼箭羽 乌头 羌活 露蜂房 曾青 真珠 桂心 杏仁 防风 桃奴 鬼臼 鹳骨各一两 人参 大黄各一两半 苏子四合 白术二两

右三十三味，治下筛。酒服一刀圭，以知为度，当有虫从便出。

治鬼痓蛊痓，毒气变化无常，方：

鲛鱼皮 犀角 麝香 丹砂 雄黄 蜈蚣 丁香 蘘荷根 鹿角 龙骨 蜀椒

干姜各一分 贝子十枚

右十三味，治下筛，酒服方寸匕，加至二匕，日三。

备急散 主卒中恶风，气忤迷绝不知人。方出第十二卷。三味备急丸是。

治暴心痛，面无颜色，欲死者方：

以布裹盐，如弹丸大，烧令赤，置酒中消，服之，痢即愈。

治蛊疰方：

烧猫儿屎灰，水服之。用雄猫儿。

治卒得恶疰，腹胀，**墨奴丸**方：

釜下墨一合 盐二合

右二味，合治下，以水一升半，煮取八合。一服使尽，须臾吐下，即瘥。

治哭疰方：

梳齿间刮取垢，水服之。

又方：

腊月猪脂一合 乱发一两

右二味，煎发令消烊，服之，虫死矣。

又方：

熬大豆，帛裹熨之。

治一切病食疰方：

釜下土鸡子大，末之，醋泔清一升和服。行五十步，吐即瘥。

治凡食上得病，名为食疰，方：

还取本食，种数多少相似，各少许，和合，布裹烧灰，取杏仁大，水服之。

鹳骨丸 主遁尸，飞尸，积聚，胸痛连背，走无常处，或在脏，或肿在腹，或奄奄然而痛，方：

鹳骨三寸 雄黄 莽草 丹砂一作丹参 牡蛎各四分，一作牡丹 藜芦 桂心 野葛各二分 斑蝥十四枚 巴豆四十枚 蜈蚣一枚 芫青十四枚

右十二味，末之，蜜丸。服如小豆大二丸，日三，以知为度。

蜥蜴丸 主癥坚水肿，蜚尸遁尸，寒尸丧尸，尸注，骨血相注，恶气鬼

忤，蛊毒邪气往来，梦寤存亡，流饮结积，虎狼所啮，瘛犬所啮，鸩毒入人五脏。服药以杀其毒，毒即消。妇人邪鬼忤亦能遣之，方：

蜥蜴二枚 地胆五十枚 䗪虫四十枚 杏仁三十枚 蜣螂十四枚 虻虫三十枚 朴硝七分 泽漆二分 芍药五分 虎骨六分 甘草一两 桃奴二分 犀角二分 巴豆七分 鬼督邮二分 干姜四分 桑赤鸡二分 款冬花三分 甘遂五分 蜈蚣二枚

右二十味，别治巴豆、杏仁如膏，纳诸药末，研调，下蜜，捣二万杵，丸如麻子大。食前服三丸，日一，不下加之。不取吐下者，一丸，旦服。有人风冷注，癖坚二十年，得愈。与积聚篇重。

治诸疰病，毒疰，鬼疰，食疰，冷疰，痰饮宿食不消，酒癖，**桔梗丸**：

桔梗 藜芦 皂荚 巴豆 附子各二两

右五味，末之，蜜和，捣万杵。宿不食，旦起饮服二丸如梧子大，仰卧，服勿眠。至食时，膈上吐，膈下下，去恶物如蝌蚪虾蟆子，或长一二尺。下后当大虚，口干，可作鸡羹，饮五合，大极饮一升，食粥三四日。病未尽，更服。忌如药法。

十疰丸 主十种疰：气疰，劳疰，鬼疰，冷疰，生人疰，死人疰，尸疰，食疰，水疰，土疰等，方：

雄黄 巴豆各二两 人参 甘草 细辛一作藁本 桔梗 附子 皂荚 蜀椒 麦门冬各一两

右十味，末之，蜜丸。空腹服如梧子大五丸，日二，稍加，以知为度。

太一神明陷冰丸 主诸病，破积聚，心下支满，寒热鬼疰，长病咳逆唾噫，辟除众恶，鬼逐邪气，鬼击客忤，中恶，胸中结气，咽中闭塞，有进有退，绕脐绞痛恻恻，随上下按之挑手，心中愠愠如有虫状，毒注相染灭门，方：

雄黄二两 芫青五枚 桂心二两 真珠一两半 麝香 人参 犀角 鬼臼各一两 附子一两半 蜈蚣一枚 乌头八枚 杏仁三十枚 射罔一两 丹砂二两 蜥蜴一枚 斑蝥七枚 藜芦 矾石各二两，一作礜石 樗鸡七枚 地胆七枚 牛黄一两 当归三两 巴豆一分 大黄二两右二十四味，末之，以蜜和，捣三万杵，丸如小豆大。先食服二丸，日再，不知稍增。以药二丸着门上，令众邪不近。伤寒服之，无不愈。若至病家及视病人，夜行独宿，服二丸，众鬼不能近也。《胡洽》无芫青、桂心、真珠、麝香、人参、犀角、乌头、射罔、蜥蜴、樗鸡、牛黄、当归，只十二味。与积聚篇重。

江南度世丸 主万病，癥结积聚，伏尸，长病寒热，痒气流行皮中，久病著床，肌肉消尽，四肢烦热，呕逆不食，伤寒，时气恶疰，汗出，口噤不开，心痛，方：

蜀椒三两 人参 细辛 甘草各二两 茯苓 真珠 大黄 干姜 丹砂 野葛 桂心 雄黄 鬼臼 麝香各一两 乌头 牛黄各二分 附子 紫菀各六分 巴豆六十枚 蜈蚣二枚

右二十味，末之，蜜丸。饮服小豆大二丸，加至四丸，日一。加獭肝一具，尤良。

大度世丸 主万病，与前状同，方：

牛黄 大黄 雄黄 细辛 附子 真珠 甘草 人参 射罔 丹砂 鬼臼 莽草各一两 蜀椒 麝香 鬼箭羽 茯苓 桂心 紫菀各二两 干姜三两 野葛一尺 蜥蜴 蜈蚣各一枚 巴豆仁八十枚 地胆五十枚 芫青二十枚 樗鸡二十枚

右二十六味，末之，蜜丸。以饮服如小豆二丸，日二，先食服之。

治疰病相染易，及霍乱中恶，小儿客忤长病，方：

獭肝一具 雄黄 莽草 丹砂 鬼臼 犀角 巴豆各一两 麝香一分 大黄 牛黄各一两 蜈蚣一枚

右十一味，末之，蜜丸。空腹服如麻子大二丸，加至三丸，以知为度。

雷氏千金丸 主行诸气，宿食不消，饮实中恶，心腹痛如刺及疟，方：

大黄五分 巴豆仁六十枚 桂心 干姜各二两 硝石三分

右五味，末之，蜜丸，捣三千杵。服如大豆二丸，神验无比。已死者，折齿灌之。

治卒得尸疰毒痛往来方：

乱发灰 杏仁

右二味，等分，研如脂，酒服梧子三丸，日三。姚氏以猪膏和丸。

治遁尸，尸疰，心腹刺痛不可忍者，方：

桂心 干姜各一两 巴豆仁二两

右三味，治下筛，以上醋和如泥。敷病上，干即易之。

芥子薄 主遁尸，飞尸，又主暴风毒肿流入四肢、头面，方：

白芥子一升，蒸熟，捣，以黄丹二两搅之，分作两分，疏布袋盛之，更蒸使热，以薄痛上，当更迭蒸袋，常使热薄之，如此三五度即定。

治遁尸，尸疰，心腹及身有痛处不得近，方：

取艾小接令碎，著痛上，厚一寸余，热汤和灰令强，热置艾上，冷即易，不过二三度瘥。

治人皮肤中痛，名曰癥疰，方：

醋和燕窠土，敷之。

治走疰方：

烧车钉令热，暂入水，以湿布裹，熨病上。

治三十年气疰方：

豉心半升 生椒一合

右二味，以水二升，煮取半升，适寒温，用竹筒缩取汁。令病者侧卧，手擘大孔射灌之，少时当出恶物。此法垂死悉治，得瘥百千，不可具说。

凡五尸者，飞尸，遁尸，风尸，沉尸，尸疰也，今皆取一方兼治之。其状腹痛胀急不得气息，上冲心胸，旁攻两胁，或垒块踊起，或牵引腰背。治之法，灸乳后三寸，男左女右，可二七壮。不止者，多其壮，取愈止。

又，灸两手大拇指头各七壮。

又，灸心下三寸十壮。

又，灸乳下一寸，随病左右多其壮数。

又，以细绳量患人两乳头内，即裁断，中屈之，又从乳头向外量，使当肋鳞于绳头，灸三壮或七壮，男左女右。

卒疰忤攻心胸，灸第七椎随年壮。

又，灸心下一寸三壮。

又，灸手肘纹随年壮。

一切病食症，灸手小指头，随年壮，男左女右。

五毒症，不能饮食，百病，灸心下三寸胃管十壮。

水症，口中涌水，经云肺来乘肾，食后吐水，灸肺腧，又灸三阴交，又灸期门。期门在乳下二肋间。泻肺补肾也。各随年壮。

一切症，无新久，先仰卧，灸两乳边斜下三寸，第三肋间，随年壮，可至三百壮。又治诸气，神良。一名注市。

备急千金要方卷第十八 大肠腑

朝奉郎守太常少卿充秘阁校理判登闻检院上护军赐绯鱼袋臣林亿等校正

大肠腑脉论第一

论曰：大肠腑者，主肺也，鼻柱中央是其候也。肺合气于大肠。大肠者，为行道传泻之腑也。号监仓掾。重二斤十二两，长一丈二尺，广六寸，当脐右回叠积还反十二曲，贮水谷一斗二升，主十二时，定血脉，和利精神。《千金》、《明堂》、《外台》同。《难经》云长二丈一尺，大四寸，径一寸之少半，十六曲，盛谷一斗，水七升半。鼻遂以长，以候大肠。

右手关前寸口阳绝者，无大肠脉也。苦少气，心下有水气，立秋节即咳。刺手太阴治阴，在鱼际间。

右手关前寸口阳实者，大肠实也。苦肠中切痛，如针刀所刺，无休息时。刺手阳明治阳，在手腕中，泻之。

大肠病者，肠中切痛而鸣濯濯，冬日重感于寒则泄，当脐而痛，不能久立，与胃同候。取巨虚上廉。

肠中雷鸣，气上冲胸，喘，不能久立，邪在大肠。刺肓之原、巨虚上廉、三里。

大肠胀者，肠鸣而痛，寒则泄，食不化。

大肠有寒鹜溏，有热便肠垢。

大肠有宿食，寒栗发热有时，如疟状。

肺前受病，移于大肠，肺咳不已，咳则遗失便利。厥气客于大肠，则梦田野。

肺应皮，皮厚者，大肠厚；皮薄者，大肠薄；皮缓腹裹大者，大肠缓而长；皮急者，大肠急而短；皮滑者，大肠直；皮肉不相离者，大肠结。

扁鹊云：手太阴与阳明为表里，大肠若病，实则伤热，热则胀满不通，口为生疮。食下入肠，肠实而胃虚，食下胃，胃实而肠虚，所以实而不满，乍实乍虚，乍来乍去。虚则伤寒，寒则肠中雷鸣，泄青白之利而发于气水，根在大肠。方在治水篇中。

大肠绝，不治，何以知之？泄利无度，利绝则死。

手阳明之脉，起于大指次指之端外侧，循指上廉，出合谷两骨之间，上入两筋之中，循臂上廉，上人肘外廉，循臑外前廉，上肩，出髃骨之前廉，上出柱骨之会上，下入缺盆，络肺，下膈，属大肠。其支者，从缺盆直而上颈，贯颊，入下齿缝中，还出侠口，交人中，左之右，右之左，上侠鼻孔。是动则病齿痛颊肿。是主津所生病者，目黄口干，鼽衄，喉痹，肩前臑痛，大指次指痛不用。气盛有余，则当脉所过者热肿，虚则寒栗不复。盛者，则人迎大三倍于寸口，虚者则人迎反小于寸口也。

大肠虚实第二

脉二条　方二首　灸法七首

大肠实热

右手寸口气口以前脉阳实者，手阳明经也。病苦肠满，善喘咳，面赤身热，喉咽中如核状，名曰大肠实热也。

治大肠实热，腹胀不通，口为生疮者，**生姜泄肠汤**方：

生姜　橘皮　青竹茹　黄芩　栀子仁　白术各三两　桂心一两　茯苓　芒硝各三两　生地黄十两　大枣十四枚

右十一味，㕮咀，以水七升，煮取三升，去滓，下芒硝，分二服。

肠中胪胀不消，灸大肠腧四十九壮。

大肠有热，肠鸣腹满，侠脐痛，食不化，喘，不能久立，巨虚上廉主之。

　右手寸口气口以前脉阳虚者，手阳明经也。病苦胸中喘，肠鸣虚渴，唇干目急，善惊泄白，名曰大肠虚冷也。

　治大肠虚冷，痢下青白，肠中雷鸣相逐，**黄连补汤**方：

　黄连四两 茯苓 芎劳各三两 酸石榴皮五片 地榆五两 伏龙肝鸡子大一枚

　右六味，㕮咀，以水七升，煮取二升半，去滓，下伏龙肝末，分三服。

　肠中雷鸣相逐，痢下，灸承满五十壮。穴在侠巨阙相去五寸。巨阙在心下一寸，灸之者，侠巨阙两边各二寸半。

　食饮不下，腹中雷鸣，大便不节，小便赤黄，阳纲主之。

　腹胀肠鸣，气上冲胸，不能久立，腹中痛濯濯，冬日重感于寒则泄，当脐而痛，肠胃间游气切痛，食不化，不嗜食，身肿，侠脐急，天枢主之。

　肠中常鸣，时上冲心，灸脐中。

　肠鸣而痛，温溜主之。

肛门论第三

　论曰：肛门者，主大行道，肺、大肠候也。号为通事令史。重十二两，长一尺二寸，广二寸二分，应十二时。若脏伤热，则肛门闭塞，大行不通，或肿，缩入生疮。若腑伤寒，则肛门开，大行洞泻，肛门凸出，良久乃入。热则通之，寒则补之，虚实和平，依经调之。方在第二十四卷中。

皮虚实第四

论一首　方二首

　论曰：夫五脏六腑者，内应骨髓，外合皮毛肤肉。若病从外生，则

千金方

皮毛肤肉关格强急；若病从内发，则骨髓痛疼。然阴阳表里，外皮内髓，其病源不可不详之也。皮虚者寒，皮实者热。凡皮虚实之应，主于肺、大肠，其病发于皮毛，热则应脏，寒则应腑。

治皮虚，主大肠病，寒气关格，**菵蓲蒸汤**方：

菵蓲根叶切，三升 菖蒲叶切，二升 桃叶皮枝剉，三升 细糠一斗 秫米三升

右五味，以水一石五斗煮，取米熟为度，大盆器贮之，于盆上作小竹床子罩盆，人身坐床中，四面周回将席荐障风，身上以衣被盖覆。若气急，时开孔对中泄气，取通身接汗，可得两食久许，如此三日蒸，还温药足汁用之。若盆里不过热，盆下安炭火。非但治寒，但是皮肤一切劳冷，悉皆治之。

治皮实，主肺病热气，**栀子煎**方：

栀子仁 枳实 大青 杏仁 柴胡 芒硝各二两 生地黄 淡竹叶切，各一升 生玄参五两 石膏八两

右十味，㕮咀，以水九升，煮取三升，去滓，下芒硝，分为三服。

咳嗽第五

论二首 证七条 方六十首 灸法十四首

论曰：经云五脏六腑皆令咳。肺居外而近上，合于皮毛，皮毛喜受邪，故肺独易为咳也。邪客于肺，则寒热上气喘，汗出，咳动肩背，喉鸣，甚则唾血。肺咳经久不已，传入大肠，其状咳则遗粪。肾咳者，其状引腰背痛，甚则咳涎；肾咳经久不已，传入膀胱，其状咳则遗尿。肝咳者，其状左胁痛，甚者不得转侧；肝咳经久不已，传入胆，其状咳则清苦汁出。心咳者，其状引心痛，喉中介介如梗，甚者喉痹咽肿；心咳经久不已，传入小肠，其状咳则失气。脾咳者，其状右胁痛，阴阴引肩背，甚者不得动，动则咳剧；经久不已，传入胃，其状咳而呕，呕甚则长虫出。久咳不已，三焦受之，三焦咳之状，咳而腹满，不能食饮，此皆聚于胃，关于肺，使人多涕唾而面浮肿，气逆也。右顺时有风寒冷，人触冒解脱，伤皮毛间，入腑脏为咳上气，如此也。有非时忽然暴寒，伤皮肤中与肺合，

则咳嗽上气，或胸胁叉痛，咳唾有血者，是其热得非时之寒暴薄之，不得渐散，伏结深，喜肺痈也，因咳，服温药，咳尤剧及壮热，吐脓血，汗出，恶寒是也。天有非时寒者，急看四时方也。

问曰：咳病有十，何谓也？师曰：有风咳，有寒咳，有支咳，有肝咳，有心咳，有脾咳，有肺咳，有肾咳，有胆咳，有厥阴咳。问曰：十咳之证，以何为异？师曰：欲语因咳，言不得竟，谓之风咳。饮冷食寒，因之而咳，谓之寒咳。心下坚满，咳则支痛，其脉反迟，谓之支咳。咳则引胁下痛，谓之肝咳。咳而唾血，引手少阴，谓之心咳。咳而涎出，续续不止，引少腹，谓之脾咳。咳引颈项而唾涎沫，谓之肺咳。咳则耳无所闻，引腰并脐中，谓之肾咳。咳而引头痛，口苦，谓之胆咳。咳而引舌本，谓之厥阴咳。风咳者，不下之；寒咳、支咳、肝咳，刺足太冲；心咳，刺手神门；脾咳，刺足太白；肺咳，刺手太渊；肾咳，刺足太溪；胆咳，刺足阳陵泉；厥阴咳，刺手大陵。

夫久咳为疢，咳而时发热，脉在九菽—作卒弦者，非虚也，此为胸中寒实所致也，当吐之。

夫咳家，其脉弦，欲行吐药，当相人强弱而无热，乃可吐耳。

咳家，其人脉弦为有水，可与十枣汤下之，方见下。不能卧出者，阴不受邪故也。留饮咳者，其人咳不得卧，引项上痛，咳者如小儿掣纵状。夫酒客咳者，必致吐血，此坐久极饮过度所致也，其脉沉者不可发汗。久咳数岁，其脉弱者可治，实大数者死，其脉虚者，必善冒，其人本有支饮在胸中故也，治属饮家。上气汗出而咳，属饮家。咳而小便利，若失溺，不可发汗，汗出即厥逆冷。

夫病吐血，喘咳上气，其脉数，有热不得卧者死；寒家咳而上气，其脉数者死，谓其人形损故也。脉大而散，散者为气实而血虚，名曰有表无里。上气、面胕肿、肩息，其脉浮大不治，加痢尤甚。上气躁而喘者，属肺胀，欲作风水，发汗愈。

咳逆倚息不得卧，**小青龙汤**主之，方：

麻黄 芍药 细辛 桂心 干姜 甘草各三两五味子 半夏各半升

右八味，㕮咀，以水一斗，先煮麻黄减二升，去上沫，乃纳诸药，煮取三升，去滓，分三服，弱者服半升。若渴，去半夏，加栝楼根三两。若微痢，去麻黄，加荛花如鸡子大。若食饮噎者，去麻黄，加附子一枚。若小便不利，小腹满者，去麻黄，加茯苓四两。若喘者，去麻黄，加杏仁半升。

青龙汤下已，多唾口燥，寸脉沉、尺脉微，手足厥冷，气从少腹上冲胸咽，手足痹，其面翕热如醉状，因复下流阴股，小便难，时复冒者，与**茯苓桂心甘草五味子汤**治其气冲，方：

茯苓四两 桂心 甘草各三两 五味子半升

右四味，㕮咀，以水八升，煮取三升，去滓，分温三服。

冲气即低，而反更咳胸满者，用**茯苓甘草五味子去桂加干姜细辛**以治其咳满，方：

茯苓四两甘草 干姜 细辛各三两五味子半升

右五味，㕮咀，以水八升，煮取三升，去滓。温服半升，日三。

咳满即止而更复渴，冲气复发者，以细辛、干姜为热药也，服之当遂渴，而渴反止者，为支饮也，支饮法当冒，冒者必呕，呕者复纳半夏以去其水，方：

半夏半升 茯苓四两 细辛 干姜 甘草各二两 五味子半升

右六味，㕮咀，以水八升，煮取三升，去滓。温服半升，日三服。

水去呕止，其人形肿者，应纳麻黄，以其人遂痹，故不纳麻黄纳杏仁，方：

杏仁 半夏 五味子各半升 茯苓四两细辛 干姜 甘草各三两

右七味，㕮咀，以水一斗，煮取三升，去滓。温服半升，日三。若逆而纳麻黄者，其人必厥。所以然者，以其人血虚，麻黄发其阳故也。

若面热如醉，此为胃热上冲熏耳面，加大黄利之，方：

大黄 干姜 细辛 甘草各三两 茯苓四两 五味子 半夏 杏仁各半升

右八味，㕮咀，以水一斗，煮取三升，去滓。温服半升，日三。

咳而上气，肺胀，其脉浮，心下有水气，胁下痛引缺盆，设若有实者，必躁，其人常倚伏，**小青龙加石膏汤**主之，方：

石膏 干姜 桂心 细辛各二两 麻黄四两 芍药 甘草各三两 五味子一升 半夏

半升

右九味，㕮咀，以水一斗，先煮麻黄减二升，下药，煮取二升半。强人服一升，赢人减之，小儿四合。仲景用治肺胀，咳而上气，烦躁而喘，脉浮者，心下有水。《外台》同。

夫上气，其脉沉者，**泽漆汤**方：

泽漆三斤，细切，以东流水五斗，煮取一斗五升，去滓，澄清 半夏半升 紫菀一作紫参 生姜 白前各五两 甘草 黄芩 桂心 人参各三两

右九味，㕮咀，纳泽漆汁中，煮取五升。一服五合，日三夜一。

大逆上气，咽喉不利，止逆下气，**麦门冬汤**方：

麦门冬汁，三升 半夏一升 人参 甘草各三两 粳米二合 大枣二十枚

右六味，㕮咀，以水一斗二升，煮取六升，去滓。服半升，日三夜一。

咳而上气，喉中如水鸡声，**射干麻黄汤**主之，方：

射干 紫菀 款冬花各三两 麻黄 生姜各四两 细辛三两 半夏 五味子各半升 大枣七枚

右九味，㕮咀，以东流水一斗二升，先煮麻黄去上沫，纳药，煮取三升，去滓。分三服，日三。

咳而大逆，上气胸满，喉中不利如水鸡声，其脉浮者，**厚朴麻黄汤**方：

厚朴五两 麻黄四两 细辛 干姜各二两 石膏三两 杏仁 半夏 五味子各半升 小麦一升

右九味，㕮咀，以水一斗二升，煮小麦熟，去麦纳药，煮取三升，去滓。分三服，日三。

治上气胸满者，**麻黄石膏汤**方：

麻黄四两 石膏一枚，如鸡子大 小麦一升 杏仁半升 厚朴五两

右五味，㕮咀，以水一斗，先煮小麦熟，去之，下药，煮取三升，去滓，分三服。《深师方》用治久逆上气，喉中如水鸡鸣，名小投杯汤。咳者加五味子、半夏各半升，干姜三累。

咳逆上气，时时唾浊，但坐不得卧，**皂荚丸**方：

皂荚八两，末之，蜜和丸如梧子大。以枣膏和汤服三丸，日三夜一。《必效》以酥炙皂荚。

夫有支饮家，咳烦胸中痛者，不卒死，至一百日、一岁，可与**十枣汤**，方：

甘遂　大戟　芫花各等分

右三味，捣为末，以水一斗五合，煮大枣十枚，取八合，去滓，内药末。强人一钱匕，羸人半钱，顿服之，平旦服。而不下者，明旦更加药半钱。下后自补养。

咳而引胁下痛者，亦十枣汤主之，用前方。

食饱而咳，**温脾汤**主之，方：

甘草四两大枣二十枚

右二味，㕮咀，以水五升，煮取二升。分三服，温服之。若咽中痛声鸣者，加干姜二两。

治嗽，日夜不得卧，两眼突出，**百部根汤**方：

百部根　生姜各半斤　细辛　甘草各三两　贝母　白术　五味子各一两　桂心四两　麻黄六两

右九味，㕮咀，以水一斗二升，煮取三升，去滓，分三服。《古今录验》用杏仁四两，紫菀三两。

咳而下利，胸中痞而短气，心中时悸，四肢不欲动，手足烦，不欲食，肩背痛，时恶寒，**海藻汤**主之，方：

海藻四两　半夏　五味子各半升　细辛二两　杏仁五十枚　生姜一两　茯苓六两

右七味，㕮咀，以水一斗，煮取三升，去滓。分三服，日三。一方无五味子、生姜。

白前汤　治水咳逆上气，身体肿，短气胀满，昼夜倚壁不得卧，咽中作水鸡鸣，方：

白前　紫菀　半夏　大戟各二两

右四味，㕮咀，以水一斗浸一宿，明旦煮，取三升，分三服。

治九种气嗽欲死，百病方：

干姜　半夏　细辛　紫菀　吴茱萸　菀花一作芫花　茯苓　甘草　甘遂　防葵　人

参 乌头 大黄 杏仁各一分 葶苈二分 巴豆 厚朴 白薇各三分 五味子 远志 前
胡 菖蒲 枳实 蜀椒 皂荚 当归 大戟 桂心各半分

右二十八味，末之，蜜丸，先食服如梧子大二丸。日三服，以知为
度，不知增之。

麻黄散 主上气嗽方：

麻黄半斤杏仁百枚甘草三两桂心一两

右四味，治下筛，别研杏仁如脂，纳药末和合。临气上时服一方寸
匕，食久气未下，更服一方寸匕，日至三匕。气发便服，即止。一方去桂
心、甘草。

太医令王叔和所撰御服甚良**蜀椒丸**治上气咳嗽方：

蜀椒五分 乌头 杏仁 菖蒲 皂荚 礜石各一分，一云矾石 细辛 款冬花 紫
菀 干姜各三分 吴茱萸 麻黄各四分

右十二味，末之，蜜丸。暮卧吞二丸如梧子。治二十年咳，不过三十
丸。

通气丸 主久上气咳嗽，咽中腥臭，虚气搅心痛，冷疼，耳中嘈嘈，风
邪毒注，时气，食不生肌，胸中隔塞，呕逆，多唾，恶心，心下坚满，饮
多食少，恶疰，淋痛病，方：

饴糖三斤 蜀椒二升 乌头七分 桂心六分 干姜 人参各四分 杏仁一升 天门冬
十分 蜈蚣五节 大附子五枚

右十味，末之，别治杏仁如脂，稍稍纳药末，捣千杵，烊糖，乃纳药
末中，令调和。含如半枣一枚，日六七，夜三四服。以胸中温为度。若梦
与鬼交通及饮食者，全用蜈蚣；食不消，加杏仁五合；少腹急，腰痛，加
天门冬、杜仲；有风，加乌头三枚，附子一枚，立夏后勿加也；有留饮，
加葶苈一两。

治咳嗽上气方：

麦门冬十分 昆布 海藻 干姜 细辛各六分 海蛤 蜀椒 桂心各四分

右八味，末之，蜜丸。饮服如梧子十丸，加至二十丸，日三服。有人
风虚中冷，胸中满，上气，喉中如吹管声，吸吸气上欲咳，服此方得瘥。

治咳嗽，胸胁支满，多唾上气，方：

蜀椒五合 干姜五分 吴茱萸四分 款冬花 紫菀 杏仁各三分 细辛 黄环各二分 礜石一作矾石 乌头一方不用 菖蒲各一分

右十一味，末之，蜜丸。著牙上一丸如梧子，咽汁，日五六服，剧者常含不止。

又方：

酒一升半，浸肥皂荚两挺，经宿，煮取半升。分三服，七日忌如药法。若吐多，以醋饭三四口止之。

又方：

姜汁一升半 砂糖五合

右二味，煎姜汁减半，纳糖更煎，服之。

又方：

白糖五合 皂荚末，方寸匕

右二味，先微暖糖令消，纳皂荚末，合和相得。先食服如小豆二丸。

又方：

巴豆炮去皮，勿伤破肉，白饮吞之，初日二枚，二日三枚。

又方：

服豆子七丸，以油酒下之。

射干煎 治咳嗽上气方：

生射干 款冬花各二两 紫菀 细辛 桑白皮 附子 甘草各二分 饴糖五两 生姜汁一升，一云干姜五两 白蜜一升 竹沥一升

右十一味，以射干先纳白蜜并竹沥中，煎五六沸，去之，㕮咀六物，以水一升，合浸一宿，煎之七上七下，去滓，乃合饴、姜汁煎如饷，服如酸枣一丸，日三，剧者夜二。不知加之，以知为度。

治冷嗽上气，鼻中不利，**杏仁煎方**：

杏仁五合 五味子 款冬花各三合 紫菀二两 甘草四两 干姜二两 桂心二两 麻黄一斤

右八味，以水一斗，煮麻黄取四升，治末诸药，又纳胶饴半斤，白蜜一斤，合纳汁中，搅令相得，煎如饴。先食服如半枣，日三服。不知加之，以知为度。

治上气咳嗽，**苏子煎**方：

苏子 白蜜 生姜汁 地黄汁 杏仁各二升

右五味，捣苏子，以地黄汁、姜汁浇之，以绢绞取汁，更捣，以汁浇，又绞令味尽，去滓，熬杏仁令黄黑，治如脂，又以向汁浇之，绢绞往来六七度，令味尽，去滓，纳蜜合和，置铜器中，于汤上煎之，令如饴。一服方寸匕，日三夜一。《崔氏》无地黄汁。

又方：

干姜三两，末之 胶饴一斤

右二味，和令调，蒸五升米下，冷，以枣大含，稍稍咽之，日五夜二。

治忽暴嗽失声，语不出，**杏仁煎**方：

杏仁 蜜砂糖 姜汁各一升 桑根白皮五两 通草 贝母各四两 紫菀 五味子各三两

右九味，㕮咀，以水九升，煮取三升，去滓，纳杏仁脂、姜汁、蜜、糖和搅，微火煎取四升。初服三合，日再夜一。稍稍加之。

通声膏方：

五味子 通草 款冬花各三两 人参 细辛 桂心 青竹皮 菖蒲各二两 酥五升 枣膏三升 白蜜二升 杏仁 姜汁各一升

右十三味，㕮咀，以水五升，微火煎，三上三下，去滓，纳姜汁、枣膏、酥、蜜，煎令调和，酒服枣大二丸。

治暴热嗽，**杏仁饮子**方：

杏仁四十枚 柴胡四两 紫苏子一升 橘皮一两

右四味，㕮咀，以水一斗，煮取三升。分三服，常作饮服。

芫花煎 治新久嗽方：

芫花 干姜各二两 白蜜一升

右三味，末之，纳蜜中令相和，微火煎令如糜。一服如枣核一枚，日三夜一，以知为度。欲痢者，多服。《深师》以治冷饮嗽，又治三十年嗽者，以水五升煮芫花，取三升，去滓，纳姜加蜜，合煎如糜，服之。

治新久嗽，**款冬煎**方：

款冬花 干姜 紫菀各三两 五味子二两 芫花一两，熬令赤

右五味，㕮咀，先以水一斗，煮三味，取三升半，去滓，纳芫花、干姜末，加蜜三升，合投汤中令调，于铜器中微火煎令如糖。一服半枣许，日三。

治三十年咳嗽，或饮，或咳寒气嗽，虽不同，悉主之，方：

细辛 款冬花 防风 紫菀各三两 藜芦二两 蜀椒五合

右六味，㕮咀，取藜芦先著铜器中，次紫菀，次细辛，次款冬，次椒，以大枣百枚，间著诸药间，以水一斗二升，微火煮令汁尽，出枣，曝令燥。鸡鸣时取半枣，不知，明旦服一枚，以胸中温温为度。若强人欲嗽吐者，可小增，服之便吐脓囊裹结，吐后勿冷饮食。咳愈止药，药势静乃食，不尔，令人吐不已。

治三十年嗽方：

百部根二十斤，捣取汁，煎如饴。服一方寸匕，日三服。《外台》和饴一斤煎成煎，以点摩饮调下。《深师方》以白蜜二升，更煎五六沸，服三合。

治三十年咳嗽方：

白蜜一斤 生姜二斤，取汁

右二味，先称铜铫知斤两讫，纳蜜复称知数，次纳姜汁，以微火煎令姜汁尽，惟有蜜斤两在，止。旦服如枣大，含一丸，日三服。禁一切杂食。

治三十年嗽方：

紫菀二两 款冬花三两

右二味，治下筛。先食以饮服一方寸匕，日三服，七日瘥。

治久嗽不瘥方：

兔屎四十九枚 胡桐律一分 硇砂二分

右三味，末之，蜜和。服如梧子大三丸，以粥饮下，日三。吐令物尽，即瘥。

治积年咳嗽，喉中呀声，一发不得坐卧，方：

紫菀 桑根白皮 贝母 半夏 五味子 射干 百部各五分 款冬花 皂荚 干姜 橘皮 鬼督邮 细辛各四分 杏仁 白石英各八分 蜈蚣二枚

右十六味，末之，蜜丸。饮服十丸如梧子大，日再，稍加至二十丸。

《崔氏》无半夏、射干、干姜、橘皮、鬼督邮、细辛、白石英，用麻黄二两，芫根白皮二两半，以煮枣汤送之。

款冬丸 治三十年上气嗽咳，唾脓血，喘息不得卧，方：

款冬花 干姜 蜀椒 吴茱萸 桂心 菖蒲各三分人参 细辛 莨花 紫菀 甘草 桔梗 防风 芫花 茯苓 皂荚各三分

右十六味，末之，蜜丸。酒服如梧子三丸，日三。

又方：

款冬花 紫菀 细辛 石斛 防风 芎䓖 人参 当归 藁本 甘草 蜀椒 白术 半夏 天雄 菖蒲 钟乳 桂心 麻黄各三两 独活二两 桃仁二十枚 大枣二十五枚 芫花 附子 乌头各一两

右二十四味，末之，蜜丸。酒服如梧子大二十丸，日二服，不知加之。酒渍服亦得。

又方：

蜀椒五合 吴茱萸六合 款冬花 干姜 桂心 紫菀各三分 杏仁 皂荚 礜石一作矾石 菖蒲 乌头各一分 细辛二分

右十二味，末之，蜜丸。以酒服如梧子大五丸，日三夜一。二十年嗽，不过五十日愈。患咳嗽喉鸣上气，服一剂永瘥。

治肺伤，咳唾脓血，肠涩背气不能食，恶风，目暗眈眈，足胫寒，方：

白胶五两干地黄切，半升 桂心二两 桑白皮切，二升 芎䓖 大麻仁 饴糖各一升 紫菀二两 大枣二十枚 人参二两 大麦二升 生姜五两

右十二味，㕮咀，以水一斗五升，煮麦取一斗，去麦下药，煮取三升。分五服。

治唾中有脓血，牵胸胁痛，**五味子汤**方：

五味子 桔梗 紫菀 甘草 续断各二两 地黄 桑根白皮各五两 竹茹三两 赤小豆一升

右九味，㕮咀，以水九升，煮取二升七合，分为三服。

竹皮汤 治咳逆下血不息方：

生竹皮三两 紫菀二两 饴糖一斤 生地黄切，升

右四味，㕮咀，以水六升，煮取三升，去滓，分三服。

百部丸 治诸嗽不得气息，唾脓血，方：

百部根三两 升麻半两 桂心 五味子 甘草 紫菀 干姜各一两

右七味，末之，蜜和。服如梧子大三丸，日三，以知为度。

治上气咳嗽喘息，喉中有物，唾血，方：

杏仁 生姜汁各二升 糖蜜各一升 猪膏二合

右五味，先以猪膏煎杏仁，黄出之，以纸拭令净，捣如膏，合姜汁、蜜、糖等合煎令可丸。服如杏核一枚，日夜六七服，渐渐加之。

治一切肺病咳嗽脓血，及唾血不止，方：

好酥三十斤，三遍炼，停取凝，当出醍醐。服一合，日三服，瘥止。一切药皆不出此神方。

又方：

三炼酥，如鸡子黄。适寒温，灌鼻中，日再夜一。

吸散治寒冷咳嗽，上气胸满，唾脓血，**钟乳七星散**方：

钟乳 矾石 款冬花 桂心各等分

右四味，治下筛，作如大豆七聚，七星形。以小筒吸取，酒送之，先食服之，日三，不知加之。数试大验。又云临井吸服之。

又方：

细辛 天雄 紫菀 石膏 钟乳 款冬花各等分

右六味，治下筛，取如大豆七聚如前，吸之，日二。只得食粥，七日嗽愈乃止。若大豆聚不知，小益之，勿太多。

治三十年咳嗽，**七星散**方：

桑根白皮 款冬花 紫菀 代赭 细辛 伏龙肝各一两

右六味，治下筛，作七星聚，聚如萹豆者，以竹筒口当药上，一一吸咽之，令药入腹中，先食日三丸，服四日，日复作七星聚，以一脔肉炙令熟，以转展药聚上，令药悉遍在肉上，仰卧，咀嚼肉，细细咽汁，令药力欱欱割割然，毒气入咽中，药力尽，总咽，即取瘥止。未瘥，作之如初。羊、牛、鹿肉皆可，勿用猪肉。

治嗽熏法：

以熟艾薄薄布纸上，纸广四寸，后以硫黄末薄布艾上，务令调匀，以荻。一枚如纸长，卷之，作十枚，先以火烧缠下去荻，烟从孔出，口吸烟咽之，取吐止，明旦复熏之如前。日一二止，自然瘥。得食白粥，余皆忌之。恐是熏黄，如硫黄，见火必焰矣。

又方：

熏黄研令细一两，以蜡纸并上熏黄，令与蜡相入，调匀，卷之如前法，熏之亦如上法，日一二止，以吐为度，七日将息后，以羊肉羹补之。

又方：

烂青布广四寸，布上布艾，艾上布青矾末，矾上布少熏黄末，又布少盐，又布少豉末，急卷之，烧令着，纳燥罐中，以纸蒙头，更作一小孔，口吸取烟，细细咽之，以吐为度。若心胸闷时，略歇，烟尽止，日一二用，用三卷不尽，瘥。三七日慎油腻。

论曰：凡上气，多有服吐药得瘥，亦有针灸得除者，宜深体悟之。

嗽，灸两乳下黑白际各百壮，即瘥。

又，以蒲当乳头周匝围身，令前后正平，当脊骨解中，灸十壮。又以绳横量口，中折绳，从脊灸绳两头边各八十壮，三报之，三日毕。两边者，是口合度。

灸从大椎数下行第五节下第六节上，穴在中间，随年壮。并主上气。此即神道穴。

上气咳嗽，短气，气满，食不下，灸肺募五十壮。

上气咳逆短气，风劳百病，灸肩井二百壮。

上气短气，咳逆，胸背痛，灸风门热府百壮。

上气咳逆短气，胸满多唾，唾恶冷痰，灸肺腧五十壮。

上气气闭，咳逆，咽冷声破，喉猜猜，灸天瞿五十壮。一名天突。

上气胸满短气，咳逆，灸云门五十壮。

上气咳逆，胸痹背痛，灸胸堂百壮，不针。

上气咳逆，灸膻中五十壮。

上气咳逆，胸满短气，牵背痛，灸巨阙、期门各五十壮。

嗽，灸手屈臂中有横纹外骨捻头得痛处十四壮，良。

逆气，虚劳，寒损，忧恚，筋骨挛痛，心中咳逆，泄，注，腹满，喉痹，颈项强，肠痔，逆气，痔血，阴急，鼻衄，骨痛，大小便涩，鼻中干，烦满，狂走，易气，凡二十二病，皆灸绝骨五十壮。穴在外踝上三寸宛宛中。

痰饮第六

论一首方　四十一首　灸法一首

论曰：夫饮有四，何谓？师曰：有痰饮，有悬饮，有溢饮，有支饮。问曰：四饮之证，何以为异？师曰：其人素盛今瘦，水走肠间，沥沥有声，谓之痰饮。饮后水流在胁下，咳唾引痛，谓之悬饮。饮水过多，水行归于四肢，当汗出而汗不出，身体疼重，谓之溢饮。其人咳逆倚息，短气，不得卧，其形如肿，谓之支饮。

凡心下有水者，筑筑而悸，短气而恐，其人眩而癫，先寒即为虚，先热即为实。故水在于心，其人心下坚，筑筑短气，恶水而不欲饮。水在于肺，其人吐涎沫，欲饮水。水在于脾，其人少气，身体尽重。水在于肝，胁下支满，嚏而痛。水在于肾，心下悸。

夫病人卒饮水多，必暴喘满。凡食少饮多，水停心下，甚者则悸，微者短气。脉双弦者，寒也，皆大下后喜虚耳。脉偏弦者，饮也。肺饮不弦，但喜喘短气；支饮亦喘而不能眠，加短气，其脉平也。留饮形不发作，无热，脉微，烦满不能食，脉沉滑者，留饮病。病有留饮者，胁下痛引缺盆，嗽转甚，其人咳而不得卧，引项上痛，咳者如小儿掣疭状。夫胸中有留饮，其人短气而渴。四肢历节痛，其脉沉者，有留饮也。心下有留饮，其人背寒冷大如手。病人肩息上引，此皆有溢饮在胸中，久者缺盆满，马刀肿，有剧时，此为气饮所致也。膈上之病，满喘咳吐，发则寒热，背痛恶寒，目泣自出，其人振振身瞤剧，必有伏饮。病人一臂不随，时复转移在一臂，其脉沉细，此非风也，必有饮在上焦。其脉虚者，为微劳，荣卫气不周故也，冬自瘥。一本作久久自瘥。

病痰饮者，当以温药和之。

病心腹虚冷，游痰气上，胸胁满，不下食，呕逆，胸中冷者，**小半夏汤**主之，方：

半夏一升 生姜一斤 橘皮四两

右三味，㕮咀，以水一斗，煮取三升，分三服。若心中急及心痛，纳桂心四两；若腹满痛，纳当归三两。羸弱及老人，尤宜服之。一方用人参二两。仲景无橘皮、人参。

又方：

半夏一升 生姜一斤 桂心三两 甘草一两

右四味，㕮咀，以水七升，煮取二升半，分三服。

心下痰饮，胸胁支满，目眩，**甘草汤**主之，方：

甘草二两 桂心 白术各三两 茯苓四两

右四味，㕮咀，以水六升宿渍，煮取三升，去滓。服一升，日三。小便当利。

病悬饮者，十枣汤主之。方在咳嗽篇中。上气汗出而咳者，此为饮也，十枣汤主之。若下后，不可与也。

病溢饮者，当发其汗，小青龙汤主之。方在咳嗽篇中。范汪用大青龙汤。

膈间有支饮，其人喘满，心下痞坚，面鳖黑，其脉沉紧，得之数十日，医吐下之不愈，**木防己汤**主之，方：

木防己三两 桂心二两 人参四两 石膏鸡子大十二枚

右四味，㕮咀，以水六升，煮取二升，分二服。虚者即愈，实者三日复发，发则复与。若不愈，去石膏，加茯苓四两，芒硝三合，以水六升，煮取二升，去滓，下硝令烊，分二服。微下利即愈。一方不加茯苓。

夫酒客咳者，必致吐血，此坐久饮过度所致也。其脉虚者必冒，其人本有支饮在胸中也。支饮胸满，**厚朴大黄汤**主之，方：

厚朴一尺 大黄六两 枳实四两

右三味，㕮咀，以水五升，煮取二升。分为二服，温服之。

支饮不得息，葶苈大枣泻肺汤主之。方在肺痈篇中。

呕家不渴，渴者为欲解。本渴今反不渴，心下有支饮故也，小半夏汤主之。宜加茯苓者，是先渴却呕，此为水停心下，小半夏加茯苓汤主之。
卒呕吐，心下痞，膈间有水，目眩悸，**小半夏加茯苓汤**主之，方：

半夏一升 生姜半斤 茯苓三两

右三味，㕮咀，以水七升，煮取一升五合，去滓，分温再服。《胡洽》
不用茯苓，用桂心四两。

假令瘦人脐下有悸者，吐涎沫而癫眩，水也，五苓散主之。方在第九
卷中。

腹满口干燥，此肠间有水气，**椒目丸**主之，方：

椒目 木防己 大黄各一两 葶苈二两

右四味，末之，蜜丸如梧子大，先食饮服一丸，日三，稍增，口中有
津液止。渴者加芒硝半两。

病者脉伏，其人欲自利，利者反快，虽利，心下续坚满，此为留饮欲
去故也，**甘遂半夏汤**主之，方：

甘遂大者三枚 半夏十二枚，水一升，煮取半升 芍药三枚 甘草一枚如指大，水一
升，煮取半升

右四味，以蜜半升，纳二药汁，合得一升半，煎取八合，顿服之。

大茯苓汤 主胸中结痰饮澼结，脐下弦满，呕逆不得食，亦主风水，
方：

茯苓 白术各三两 当归 橘皮 附子各二两 生姜 半夏 桂心 细辛各四两，一
作人参

右九味，㕮咀，以水一斗，煮取三升，去滓，分三服。服三剂良。

茯苓汤 主胸膈痰满方：

茯苓四两 半夏一升 生姜一斤 桂心八两

右四味，㕮咀，以水八升，煮取二升半，分四服。冷极者，加大附子
四两；若气满者，加槟榔三七枚。此方与第十六卷呕吐篇方相重，分两、加减法不
同。

大半夏汤 主痰冷澼饮，胸膈中不理，方：

半夏一升 白术三两 生姜八两 茯苓 人参 桂心 甘草 附子各二两

右八味，㕮咀，以水八升，煮取三升，分三服。

半夏汤 主痰饮澼气吞酸方：

半夏 吴茱萸<small>各三两</small> 生姜<small>六两</small> 附子<small>一枚</small>

右四味，㕮咀，以水五升，煮取二升半。分三服，老小各半，日三。

干枣汤 主肿及支满澼饮方：

芫花 荛花<small>各半两</small> 甘草 大戟 甘遂 大黄 黄芩<small>各一两</small> 大枣<small>十枚</small>

右八味，㕮咀，以水五升，煮取一升六合。分四服，空心服，以快下为度。

治留饮，宿食不消，腹中积聚转下，**当归汤**方：

当归 人参 桂心 黄芩 甘草 芍药 芒硝<small>各二两</small> 大黄<small>四两</small> 生姜 泽泻<small>各三两</small>

右十味，㕮咀，以水一斗，煮取三升，分三服。

治痰饮，饮食不消，干呕，方：

泽泻 白术 杏仁 枳实<small>各一两</small> 茯苓 柴胡 生姜 半夏 芍药<small>各三两</small> 人参 旋复花 橘皮 细辛<small>各一两</small>

右十三味，㕮咀，以水九升，煮取二升七合。分三服，日三。

治胸中痰饮，肠中水鸣，食不消，呕吐水，方：

槟榔<small>十二枚</small> 生姜 杏仁 白术<small>各四两</small> 半夏<small>八两</small> 茯苓<small>五两</small> 橘皮<small>三两</small>

右七味，㕮咀，以水一斗，煮取三升，去滓，分三服。

治胸中积冷，心中嘈烦满汪汪，不下饮食，心胸应背痛，**吴茱萸汤**方：

吴茱萸<small>三两</small> 半夏<small>四两</small> 桂心 人参<small>各二两</small> 甘草<small>一两</small> 生姜<small>三两</small> 大枣<small>二十枚</small>

右七味，㕮咀，以水九升，煮取三升，去滓。分三服，日三。

治胸膈心腹中痰水冷气，心下汪洋嘈烦，或水鸣多唾，口中清水自出，胁肋急胀痛，不欲食，此皆胃气弱受冷故也，其脉喜沉弦细迟，悉主之，方：

旋复花 细辛 橘皮 桂心 人参 甘草 桔梗<small>各二两</small> 茯苓<small>四两</small> 生姜<small>五两</small> 芍药<small>三两</small> 半夏<small>五两</small>

右十一味，㕮咀，以水一斗，煮取三升，分三服。病先有时喜水下者，用白术三两，去旋复花。若欲得利者，加大黄二两。须微调者，用干地黄。

治冷热久澼实，不能饮食，心下虚满如水状，方：

前胡 生姜 茯苓 半夏各四两 甘草 枳实 白术各三两 桂心二两

右八味，㕮咀，以水八升，煮取三升。分三服。

前胡汤 治胸中久寒澼实，隔塞胸痛，气不通利，三焦冷热不调，食饮损少无味，或寒热身重，卧不欲起，方：

前胡三两 黄芩 麦门冬 吴茱萸各一两 生姜四两 大黄 防风各一两 人参 当归 甘草 半夏各二两 杏仁四十枚

右十二味，㕮咀，以水一斗，煮取三升，去滓，分三服。《深师方》云：若胁下满，加大枣十二枚。此利水亦佳。

旋复花汤 主胸膈痰结，唾如胶，不下食者，方：

旋复花 细辛 前胡 甘草 茯苓各二两 生姜八两 半夏一升 桂心四两 乌头三枚

右九味，㕮咀，以水九升，煮取三升，去滓，分三服。

姜椒汤 主胸中积聚痰饮，饮食减少，胃气不足，咳逆呕吐，方：

姜汁七分 蜀椒三合 半夏三两 桂心 附子 甘草各一两 橘皮 桔梗 茯苓各二两

右九味，㕮咀，以水九升，煮取二升半，去滓，纳姜汁，煮取二升。分三服，服三剂佳。若欲服大散、诸五石丸，必先服此汤及进黄耆丸佳。一方不用甘草。

姜附汤 主痰冷澼气，胸满短气，呕沫，头痛，饮食不消化，方：

生姜八两附子四两，生用，四破

右二味，㕮咀，以水八升，煮取二升。分四服。亦主卒风。

撩膈散 主心上结痰饮实，寒冷心闷，方：

瓜丁二十八枚 赤小豆二七枚 人参 甘草各一分

右四味，治下筛。酒服方寸匕，日二。亦治诸黄。

断膈汤 主胸中痰澼方：

恒山三两甘草 松萝各一两瓜蒂二十一枚

右四味，㕮咀，以水、酒各一升半，煮取一升半。分三服，后服渐减之。得快吐后，须服半夏汤。半夏汤方见前篇。

松萝汤 治胸中痰积热，皆除，方：

松萝二两 乌梅 栀子各十四枚 恒山三两 甘草一两

右五味，㕮咀，以酒三升，浸药一宿，平旦以水三升，煮取一升半，去滓。顿服之，亦可分二服。一服得快吐，即止。

杜蘅汤 主吐百病方：

杜蘅 松萝各三两 瓜丁三七枚

右三味，㕮咀，以酒一升五合渍二宿，去滓，分二服，若一服即吐者，止；未吐者更服，相去如行十里久，令药力尽，服一升稀糜即定。老小用之亦佳。

蜜煎 主寒热方：

恒山 甘草各一两

右二味，㕮咀，以水一斗，煮取二升，去滓，纳蜜五合。温服七合，吐即止；不吐更服七合。勿与冷水。一方用甘草半两服。

又方：

蜜二合 醋八合

右二味，调和，平旦顿服。须臾猥猥然欲吐，擿之。若意中不尽，明旦更服。无不大呕，安稳。

治卒头痛如破，非中冷，又非中风，其痛是胸膈中痰厥气上冲所致，名为厥头痛，吐之即瘥，方：

单煮茗作饮二三升许，适冷暖，饮二升，须臾擿即吐，吐毕又饮，如此数过。剧者须吐胆乃止。不损人，而渴则瘥。

葱白汤 治冷热膈痰，发时头痛，闷乱欲吐不得者，方：

葱白二七茎 乌头 甘草 真朱 恒山各半两 桃叶一把，一作枇杷叶

右六味，㕮咀，以水、酒各四升和，煮取三升，去滓纳朱，一服一升，吐即止。

大五饮丸 主五种饮：一曰留饮，停水在心下；二曰澼饮，水澼在两胁下；三曰淡饮，水在胃中；四曰溢饮，水溢在膈上、五脏间；五曰流饮，水在肠间，动摇有声。夫五饮者，由饮酒后及伤寒饮冷水过多所致。方：

远志 苦参 乌贼骨 藜芦 白术 甘遂 五味子 大黄 石膏 桔梗 半夏 紫

菀 前胡 芒硝 栝楼根 桂心 芫花 当归 人参 贝母 茯苓 芍药 大戟 葶苈
黄芩各一两 恒山 薯蓣 厚朴 细辛 附子各三分 巴豆三十枚 苁蓉一两 甘草三分

右三十三味，末之，蜜和丸梧子大。饮服三丸，日三，稍稍加之，以
知为度。

旋复花丸 治停痰游饮，结在两胁，腹胀满，羸瘦不能食，食不消化，
喜唾，干呕，大小便或涩或利，腹中动摇作水声，腹内热，口干，好饮水
浆，卒起头眩欲倒，胁下痛，方：

旋复花 桂心 枳实 人参各五分 干姜 芍药 白术各六分 茯苓 狼毒 乌头
礜石各八分 细辛 大黄 黄芩 葶苈 厚朴 吴茱萸 芫花 橘皮各四分 甘遂三分

右二十味，末之，蜜丸。酒服如梧子大五丸，日二，加之，以知为
度。《延年方》无白术、狼毒、乌头、礜石、细辛、黄芩、厚朴、吴茱萸、芫花、橘皮、甘
遂，有皂荚、附子各二分，蜀椒、防葵、杏仁各三两，干地黄四分。

中军候黑丸 主澼饮停结，满闷目暗，方。黑又作里。
芫花三两 巴豆八分 杏仁五分 桂心 桔梗各四分
右五味，末之，蜜丸。服如胡豆三丸，日一，稍增，得快下止。

顺流紫丸 主心腹积聚，两胁胀满，留饮痰癖，大小便不利，小腹切
痛，膈上塞，方：

石膏五分 代赭 乌贼骨 半夏各三分 桂心四分 巴豆七枚

右六味，末之，蜜丸。平旦服一丸如胡豆，加至二丸。《胡洽》有苁蓉、
藜芦、当归各三分。《范汪方》无石膏、半夏，有当归一分，茯苓三分，苁蓉二分，藜芦五
分。

治停痰澼饮，结在两胁，腹满羸瘦，不能饮食，食不消，喜唾，干
呕，大小便或涩或利，方：

旋复花 大黄 附子 茯苓 椒目 桂心 芫花 狼毒 干姜 芍药 枳实 细辛
各八两

右十二味，末之，蜜丸。饮下如梧子三丸，日三服，渐增之。

治风气膈上痰饮方：

不开口苦瓠，汤煮五沸，以物裹，熨心膈上。

结积留饮澼囊，胸满，饮食不消，灸通谷五十壮。

九虫第七

论曰：人腹中有尸虫，此物与人俱生，而为人大害。尸虫之形，状似大马尾，或如薄筋，依脾而居，乃有头尾，皆长三寸。又有九虫，一曰伏虫，长四分；二曰蛔虫，长一尺；三曰白虫，长一寸；四曰肉虫，状如烂杏；五曰肺虫，状如蚕；六曰胃虫，状如虾蟆；七曰弱虫，状如瓜瓣；八曰赤虫，状如生肉；九曰蛲虫，至细微，形如菜虫状。伏虫，则群虫之主也。蛔虫贯心则杀人。白虫相生，子孙转多，其母转大，长至四五丈，亦能杀人。肉虫令人烦满。肺虫令人咳嗽。胃虫令人呕吐，胃逆喜哕。弱虫又名膈虫，令人多唾。赤虫令人肠鸣。蛲虫居胴肠之间，多则为痔，剧则为癞，因人疮痍，即生诸痈、疽、癣、瘘、疥、龋。虫无所不为，人亦不必尽有，有亦不必尽多，或偏有，或偏无，类妇人常多。其虫凶恶，人之极患也，常以白蓑草沐浴佳，根叶皆可用，既是香草，且是尸虫所畏也。

论曰：凡欲服补药及治诸病，皆须去诸虫并痰饮宿澼，醒醒除尽，方可服补药，不尔，必不得药力。

治肝劳，生长虫在肝为病，恐畏不安，眼中赤，方：

鸡子五枚，去黄干漆四两蜡　吴茱萸　东行根皮各二两粳米粉半斤

右五味，捣茱萸皮为末，和药，铜器中煎，可丸如小豆大。宿勿食，旦饮服一百丸，小儿五十丸，虫当烂出。《集验方》无茱萸根，名鸡子丸。

治心劳热伤心，有长虫，名口蛊，长一尺，贯心为病，方：

雷丸　橘皮　石蚕　桃仁各五分，一作桃皮　狼牙六分　贯众二枚　僵蚕三七枚　吴茱萸根皮十分　芜荑　青葙　干漆各四分　乱发如鸡子大，烧

右十二味，末之，蜜丸，饮若酒空腹服如梧子七丸，加至二七丸，日二服。一方无石蚕。

治脾劳热，有白虫在脾中为病，令人好呕，茱萸根下虫方：

东引吴茱萸根大者一尺大麻子八升橘皮二两

右三味，㕮咀，以水煎服，临时量之，凡合，禁声，勿语道作药，虫当闻便不下，切忌之。

治肺劳热，生虫在肺为病，方：

狼牙_{三两} 东行桑根白皮_{切，一升} 东行吴茱萸根白皮_{五合}

右三味，㕮咀，以酒七升，煮取一升，平旦顿服之。

治肾劳热，四肢肿急，蛲虫如菜中虫，在肾中为病，方：

贯众_{三枚} 干漆_{二两} 吴茱萸_{五十枚} 杏仁_{四十枚} 芜荑 胡粉 槐皮_{各一两}

右七味，治下筛。平旦井花水服方寸匕，加至一匕半，以瘥止。

治蛲虫方：

以好盐末二两，苦酒半升，合铜器中煮数沸。宿不食，空心顿服之。

又方：

真朱_{二两} 乱发_{鸡子大，烧末}

右二味，治下筛，以苦酒调。旦起顿服之。《肘后》以治三虫。

薇芜丸 治少小有蛔虫，结在腹中，数发腹痛，微下白汁，吐闷，寒热，饮食不生肌，皮肉痿黄，四肢不相胜举，方：

薇芜 贯众 雷丸 山茱萸 天门冬 狼牙_{各八分} 萑芦 甘菊花_{各四分}

右八味，末之，蜜丸如大豆。三岁饮服五丸，五岁以上，以意加之，渐至十丸。加萑芦六分，名萑芦丸，治老小及妇人等万病，腹内冷热不通，急满痛，胸膈坚满，手足烦热，上气不得饮食，身体气肿，腰脚不遂，腹内状如水鸡鸣，妇人月经不调，无所不治。

治蛔虫方：

萑芦末，以饮臛和，服方寸匕，不觉加之。《备急》以治蛲虫。

治热患有蛔虫懊侬方：

萑芦_{十分} 干漆 扁竹_{各二分}

右三味，治下筛。米饮和一合服之，日三。

治蛔虫在胃中，渐渐羸人，方：

醇酒 白蜜 好漆_{各一升，《外台》作好盐}

右三味，纳铜器中，微火煎之，令可丸如桃核一枚，温酒中，宿勿食，旦服之，虫必下，未下更服。《外台》治蛲虫。

又方：

取楝实，淳苦酒中浸再宿，以绵裹，纳谷道中入三寸，一日易之。《集验方》用治长虫。

治蛔虫攻心腹痛方：

薏苡根二斤，剉之，以水七升，煮取三升。先食服之，虫即死出。

又方：

苦酒空腹服方寸匕鹤虱，佳。

又方：

七月七日采蒺藜子，阴干，烧灰。先食服方寸匕，日三，即瘥。

治寸白虫方：

榧子四十九枚，去皮。以月上旬旦空腹服七枚，七日服尽，虫消成水，永瘥。

又方：

吴茱萸细根一把，熟捣　大麻子三升，熬，捣末

右二味，以水三升，和搦取汁。旦顿服之，至巳时，与好食令饱，须臾虫出。不瘥，明旦更合服之，不瘥，三日服。《肘后》治三虫，以酒渍取汁服。

又方：

取吴茱萸北阴根，干去土，切一升，以酒一升浸一宿。平旦分二服。凡茱萸皆用细根，东引北阴者良，若如指以上大，不任用。

又方：

用石榴根如茱萸法，亦可水煮。

又方：

芜荑六分　狼牙四分　白蔹二分

右三味，治下筛，以苦酒二合和一宿。空腹服之。

又方：

研大麻取汁五升，分五服。亦治小儿蛔虫。

又方：

以好油麻二升，煎令熟，纳葱白三寸，葱白黑便熟，冷，顿服之。

又方：

熬饧令速速燥，作末，羊肉臛，以药方寸匕，纳臛中服。

又方：

桑根白皮切三升，以水七升，煮取二升。宿勿食，空腹顿服之。《肘后》云卒大行中见，是腹中已多虫故也，宜速理之。

又方：

胡麻一升 胡粉一两

右二味，为末。明旦空腹，以猪肉臛汁啖尽之，即瘥。

又方：

槟榔二七枚，治下筛，以水二升半，先煮其皮，取一升半，去滓纳末。频服，暖卧，虫出。出不尽，更合服，取瘥止。宿勿食，服之。

论曰：凡得伤寒及天行热病，腹中有热，又人食少肠胃空虚，三虫行作求食，蚀人五脏及下部。若齿龈无色，舌上尽白，甚者唇里有疮，四肢沉重，忽忽喜眠，当数看其上唇，内有疮，唾血，唇内如粟疮者，心内懊憹痛闷，此虫在上，蚀其五脏。下唇内生疮者，其人喜眠，此虫在下，蚀其下部，人不能知。可服此蚀虫药，不尔，蜃虫杀人。又曰：凡患湿蜃者，多是热病后，或久下不止，或有客热结在腹中，或易水土温凉气着，多生此病。亦有干蜃，不甚泄痢，而下部疮痒，不问干湿，久则杀人。凡湿得冷而苦痢，单煮黄连及艾叶、苦参之属，皆可用之。若病人齿龈无色，舌上白者，或喜眠，烦愦不知痛痒处，或下痢，急治下部。不晓此者，但攻其上，不以下部为意，下部生虫，虫蚀其肛，肛烂见五脏便死，烧艾于竹筒熏之。

治伤寒蜃病方：

取生鸡子，小头叩出白，入漆一合，熟和搅令极调，当沫出，更纳着壳中，仰吞之，食顷，或半日乃吐下虫。剧者再服，虫尽热除病愈。

治湿蜃方：

黄连 生姜各十两 艾叶八两 苦参四两

右四味，㕮咀，以水一斗，煮取三升。分三服。久者服三剂，良。

懊憹散 主湿蜃疮烂，杀虫除蜃方：

扁竹半两 藋芦 雷丸 青葙 女青 桃仁各三两

右六味，治下筛。粥汁服方寸匕，日三，加至二匕。亦酒服。

青葙散 主热病有䘌，下部生疮方：

青葙子一两 藋芦四两 狼牙三分 橘皮 扁竹各二两 甘草一分

右六味，治下筛，米饮和一合服之，日三，不知稍加之。《小品》无甘草。

治湿䘌，**姜蜜汤**方：

生姜汁五合白蜜三合黄连三两

右三味，以水二升，别煮黄连，取一升，去滓，纳姜、蜜更煎，取一升二合。五岁儿平旦空腹服四合，日二。

治䘌蚀下部，痒，谷道中生疮方：

阿胶 当归 青葙子各二两 艾叶一把

右四味，㕮咀，以水八升，煮取二升半，去滓，分三服。

治䘌，**杏仁汤**方：

杏仁五十枚 苦酒二升 盐一合

右三味，和煮，取五合，顿服之。小儿以意量服。

治蛲虫、蛔虫及痔、䘌虫食下部生疮，**桃皮汤**方：

桃皮 艾叶各一两 槐子三两 大枣三十枚

右四味，㕮咀，以水三升，煮取半升。顿服之，良。

猪胆苦酒汤 主热病有䘌，上下攻移杀人，方：

猪胆一具，苦酒半升，和之，火上煎令沸，三上三下药成，放温。空腹饮三满口，虫死便愈。

治温病，下部有疮，虫蚀人五脏，方：

雄黄 皂荚各一分 麝香 朱砂各二分

右四味，末之，蜜和捣万杵。初得病，酒服如梧子大一丸，日二。若下部有疮，取如梧子，末，纳下部，日二。

治下部生疮方：

浓煮桃皮煎如糖，以纳下部；口中有疮，含之。

治湿䘌方：

青黛二两 黄连 黄檗 丁香各一两 麝香二分

右五味，治下筛。以小枣大纳下部中，日一。重者枣大，和车脂二三合，灌下部中，日二。

治时气病䘌，下部生疮，**雄黄兑散**方：

雄黄半两 桃仁一两 青葙子 黄连 苦参各三两

右五味，末之，绵裹如枣核大，纳下部。亦可枣汁服方寸匕，日三。

治病䘌虫方：

烧马蹄作灰末，以猪脂合，敷绵绳上，以纳下部中，日四五度。

治大孔虫痒方：

蒸大枣，取膏，以水银和捻长三寸，以绵裹，宿纳大孔中，明旦虫皆出。水银损肠，宜慎之。

治虫蚀下部方：

胡粉 雄黄

右二味，各等分，末，著谷道中。亦治小儿。

治湿䘌方：

取生姜，刮去皮，断理切之，极熟，研取汁一升半，又以水一升半，合和相得。旦空腹服之，仍削生姜二枚如茧大，以楸叶、苦桃叶数重裹之，于煻灰火中烧之令极热，纳下部中，食顷。若湿盛者，频三旦作之，无有不瘥者。

治伤寒热病多睡，变成湿䘌，四肢烦疼，不得食，方：

羊桃十斤，切，捣令熟，暖汤三斗，淹浸之。日正午时入中坐一炊久，不过三度瘥。

治热病蛊毒，令人喜寐，不知痛处，面赤如醉，下利脓血，当数视其人下部，大小之孔稷稷然一云搜搜然赤，则䘌疮者也，剧因杀人，见人肝肺，服药不瘥，可熏之，方：

以泥作小罂，令受一升，竹筒一枚如指大，以竹筒一头横穿入罂腹中，一头入人谷道中，浅入，可取熟艾如鸡子大，著罂中燃之，于罂口吹烟，令入人腹，艾尽乃止。大人可益艾，小儿减之。羸者不得多，多亦害人。日再熏，不过三作，虫则死下断。亦可末烧雄黄，如此熏之。

备急千金要方卷第十九　肾脏

朝奉郎守太常少卿充秘阁校理判登闻检院上护军赐绯鱼袋臣林亿等校正

肾脏脉论第一

论曰：肾主精。肾者，生来精灵之本也，为后宫内官，则为女主。所以天之在我者德也，地之在我者气也，德流气薄而生者也。故生之来谓之精，精者，肾之藏也。耳者，肾之官，肾气通于耳，耳和则能闻五音矣。肾在窍为耳。然则肾气上通于耳，下通于阴也。左肾壬，右肾癸，循环玄宫，上出耳门，候闻四远，下回玉海，侠脊左右，与脐相当，经于上焦，荣于中焦，卫于下焦，外主骨，内主膀胱。肾重一斤一两，有两枚。神名灵灵，主藏精，号为精脏，随节应会，故云肾藏精，精舍志。在气为欠，在液为唾。肾气虚则厥逆，实则胀满，四肢正黑。虚则使人梦见舟船溺人，得其时梦伏水中，若有畏怖。肾气盛，则梦腰脊两解不相属；厥气客于肾，则梦临渊没居水中。

凡肾脏象水，与膀胱合为腑。其经足少阴，与太阳为表里。其脉沉，相于秋，王于冬。冬时万物之所藏，百虫伏蛰，阳气下陷，阴气上升，阳气中出，阴气冽为霜，遂不上升，化为霜雪，猛兽伏蛰，蜾虫匿藏。其脉为沉，沉为阴，在里，不可发汗，发汗则蜾虫出，见其霜雪。阴气在表，阳气在脏，慎不可下，下之者伤脾，脾土弱，即水气妄行。下之者，如鱼出水，蛾入汤。重客在里，慎不可熏，熏之逆客，其息则喘，无持客热，令口烂疮。阴脉且解，血散不通，正阳遂厥，阴不往从，客热狂入，内为结胸，脾气遂弱，清溲痢通。

冬脉如营，冬脉者，肾也，北方水也，万物之所以合藏也，故其气来沉以搏，故曰营，反此者病。何如而反？其气来如弹石者，此谓太过，病在外；其去如数者，此谓不及，病在中。太过则令人解㑊脊脉痛，而少气不欲言，不及则令人心悬如病饥，胁中清，脊中痛，少腹满，小便变赤黄。

肾脉来喘喘累累如勾，按之而坚，曰平。冬以胃气为本，肾脉来如引葛，按之益坚，曰肾病。肾脉来发如夺索，辟辟如弹石，曰肾死。

真肾脉至搏而绝，如以指弹石辟辟然，色黄黑不泽，毛折乃死。

冬胃微石曰平，石多胃少曰肾病，但石无胃曰死，石而有勾曰夏病，勾甚曰今病。凡人以水谷为本，故人绝水谷则死，脉无胃气亦死。所谓无胃气者，但得真脏脉，不得胃气也。所谓脉不得胃气者，肝不弦，肾不石也。

肾藏精，精舍志，盛怒不止则伤志，志伤则善忘其前言，腰脊痛，不可以俯仰屈伸，毛悴色夭，死于季夏。

足少阴气绝则骨枯。少阴者，冬脉也，伏行而濡滑骨髓者也。故骨不濡，则肉不能著骨也。骨肉不相亲，即肉濡而却。肉濡而却，故齿长而垢，发无泽，发无泽者，骨先死，戊笃己死，土胜水也。

肾死脏，浮之坚，按之乱如转丸，益下入尺中者死。

冬肾水王，其脉沉濡而滑曰平。反得微涩而短者，是肺之乘肾，母之归子，为虚邪，虽病易治。反得弦细而长者，是肝之乘肾，子之乘母，为实邪，虽病自愈。反得大而缓者，是脾之乘肾，土之克水，为贼邪，大逆，十死不治。反得浮大而洪者，是心之乘肾，火之凌水，为微邪，虽病即瘥。

左手关后尺中阴绝者，无肾脉也，苦足下热，两髀里急，精气竭少，劳倦所致，刺足太阳治阳。

左手关后尺中阴实者，肾实也，苦恍惚健忘，目视䀮䀮，耳聋怅怅善鸣，刺足少阴治阴。

右手关后尺中阴绝者，无肾脉也，苦足逆冷，上抢胸痛，梦入水见鬼，善魇寐，黑色物来掩人上，刺足太阳治阳。

右手关后尺中阴实者，肾实也，苦骨疼腰脊痛，内寒热，刺足少阴治阴。

肾脉沉细而紧，再至曰平，三至曰离经病，四至脱精，五至死，六至命尽，足少阴脉也。

肾脉急甚为骨痿癫疾；微急为奔豚，沉厥，足不收，不得前后。缓甚为折脊；微缓为洞下，洞下者，食不化，入咽还出。大甚为阴痿；微大为石水，起脐下，以至少腹肿垂垂然，上至胃脘，死不治。小甚为洞泄；微小为消瘅。滑甚为癃癫；微滑为骨痿，坐不能起，目无所见，视见黑花。涩甚为大痈；微涩为不月水，沉痔。

肾脉搏坚而长，其色黄而赤，当病折腰。其软而散者，当病少血。

黑脉之至也，上坚而大，有积气在少腹与阴，名曰肾痹，得之沐浴清水而卧。

扁鹊曰：肾有病则耳聋。肾在窍为耳，然则肾气上通于耳，五脏不和，则九窍不通，阴阳俱盛，不得相营，故曰关格。关格者，不得尽期而死也。

肾在声为呻，在变动为栗，在志为恐。恐伤肾，精气并于肾则恐。

藏主冬病，在藏者取之井。

病先发于肾，少腹腰脊痛，胫酸。一日之膀胱，背脊筋痛，小便闭；二日上之心，心痛；三日之小肠，胀；四日不已，死，冬大晨，夏晏晡。

病在肾，夜半慧，日乘四季甚，下晡静。

假令肾病，中央若食牛肉及诸土中物得之，不者，当以长夏时发，得病以戊己日也。

凡肾病之状，必腹大，胫肿痛，喘咳身重，寝汗出，憎风。虚即胸中痛，大腹小腹痛，清厥，意不乐，取其经足少阴、太阳血者。

肾脉沉之而大坚，浮之而大紧，苦手足骨肿，厥而阴不兴，腰脊痛，少腹肿，心下有水气，时胀闭，时泄。得之浴水中，身未干而合房内，及劳倦发之。

肾病其色黑，其气虚弱，吸吸少气，两耳苦聋，腰痛，时时失精，饮食减少，膝以下清，其脉沉滑而迟少，为可治，宜服内补散、建中汤、肾气丸、地黄煎。春当刺涌泉，秋刺复溜，冬刺阴谷，皆补之；夏刺然谷，季夏刺太溪，皆泻之。又当灸京门五十壮，背第十四椎百壮。

邪在肾，则骨痛阴痹。阴痹者，抚之而不得，腹胀腰痛，大便难，肩背颈项强痛，时眩，取之涌泉、昆仑，视有血者，尽取之。

有所用力举重，若入房过度，汗出如浴水，则伤肾。

肾中风阙。肾中寒阙。

肾水者，其人腹大脐肿，腰痛，不得溺，阴下湿如牛鼻头汗，其足逆寒，大便反坚。一云面反瘦。

肾胀者，腹满引背央央然，腰髀痹并痛。

肾著之病，其人身体重，腰中冷如水状，一作如水洗状。一作如坐水中，形如水状。反不渴，小便自利，食饮如故，是其证也。病属下焦，从身劳汗出，衣里冷湿，故久久得之。

肾著之为病，从腰以下冷，腰重如带五千钱。

诊得肾积，脉沉而急，苦脊与腰相引痛，饥则见，饱则减，少腹里急，口干咽肿伤烂，目𥇀𥇀，骨中寒，主髓厥，善忘，色黑也。

肾之积名曰奔豚，发于少腹，上至心下，如豚奔走之状，上下无时。久久不愈，病喘逆，骨痿少气。以夏丙丁日得之，何也？脾病传肾，肾当传心，心适以夏王，王者不受邪，肾复欲还脾，脾不肯受，因留结为积，故知奔豚，以夏得之。

肾病手足逆冷，面赤目黄，小便不禁，骨节烦疼，少腹结痛，气冲于心，其脉当沉细而滑，今反浮大，其色当黑而反黄，此是土之克水，为大逆，十死不治。

羽音人者，主肾声也。肾声呻，其音瑟，其志恐，其经足少阴。厥逆太阳则荣卫不通，阴阳翻祚，阳气内伏，阴气外升，升则寒，寒则虚，虚则厉风所伤，语音謇吃，不转偏枯，脚偏跛蹇。若在左则左肾伤，右则右肾伤。其偏枯风，体从鼻而分半边至脚缓弱不遂，口亦㖞，语声混浊，便利仰人，耳偏聋塞，腰背相引，甚则不可治，肾沥汤主之。方在第八卷中。又呻而好恚，恚而善忘，恍惚有所思，此为土克水，阳击阴，阴气伏而阳气起，起则热，热则实，实则怒，怒则忘，耳听无闻，四肢满急，小便赤黄，言音口动而不出，笑而看人。此为邪热伤肾，甚则不可治。若面黑黄，耳不应，亦可治。

肾病为疟者，令人凄凄然，腰脊痛宛转，大便难，目眴眴然，身掉不定，手足寒，恒山汤主之。方在第十卷中。若其人本来不吃，忽然謇吃而好嗔恚，反于常性，此肾已伤，虽未发觉，已是其候，见人未言而前，开口笑还，闭口不声，举手栅腹一作把眼，此肾病声之候也。虚实表里，浮沉清浊，宜以察之，逐以治之。

黑为肾，肾合骨，黑如乌羽者吉。肾主耳，耳是肾之余。其人水形，相比于上羽，黑色，大头，曲面，广颐，小肩，大腹，小手足，发行摇身，下尻长，背延延也，不敬畏，善欺殆，人戮死。耐秋冬，不耐春夏，春夏感而生病，主足少阴污污然。耳大小、高下、厚薄、偏圆，则肾应之。正黑色小理者，则肾小，小即安难伤；粗理者，则肾大，大则虚，虚则肾寒，耳聋或鸣，汗出，腰痛不得俯仰，易伤以邪。耳高者，则肾高，高则实，实则肾热，背急缀痛，耳脓血出，或生肉塞耳。耳后陷者，则肾下，下则腰尻痛，不可以俯仰，为狐疝。耳坚者，则肾坚，坚则肾不受病，不病腰痛。耳薄者，则肾脆，脆则伤热，热则耳吼闹，善病消瘅。耳好前居牙车者，则肾端正，端正则和利难伤。耳偏高者，则肾偏敧，偏敧则善腰尻偏痛。

凡人分部骨陷者，必死不免。侠膀胱并太阳为肾之部，骨当其处陷也。而脏气通于内外，部亦随而应之。沉浊为内，浮清为外。若色从外走内者，病从外生，部处起；若色从内出外者，病从内生，部处陷。内病前治阴，后治阳；外病前治阳，后治阴。阳主外，阴主内。

凡人生死休否，则脏神前变形于外。人肾前病，耳则为之焦枯；若肾前死，耳则为之黯黑焦癖。若天中等分墓色应之，必死不治。看应增损斟酌赊促，赊不出四百日内，促则旬日之间。肾病少愈而卒死，何以知之？曰：黄黑色靥点如拇指应耳，此必卒死。肾绝，四日死，何以知之？齿为暴黑，面为正黑，目中黄，腰中欲折，白汗出如流，面黑目青一作白，肾气内伤，病因留积，八日当亡，是死变也。面黄目黑不死，黑如炱死，吉

千金方

凶之色，天中等分，左右发色不正，此是阴阳官位，相法若不遭官事而应死也；其人面目带黄黑，连耳左右，年四十以上百日死；若偏在一边，最凶，必死；两边有，年上无，三年之内祸必至矣。

冬、水、肾脉、色黑，主足少阴脉也。少阴何以主肾？曰：肾者主阴，阴水也，皆生于肾，此脉名曰太冲，凡五十七穴，冬取其井荥。冬者水始治，肾方闭，阳气衰少，阴气坚盛，太阳气伏沉，阳脉乃去。故取井以下阴气逆，取荥以通《素问》作实阳气。其脉本在内踝下二寸，应舌下两脉，其脉根于涌泉。涌泉在脚心下，大拇指筋是。

其筋起于小指之下，入足心，并太阴之筋而斜走内踝之下，结于踵，与太阳之筋合而上结于内辅下，并太阴之筋而上循阴股，结于阴器，循脊内侠膂，上至项，结于枕骨，与太阳之筋合。

其脉起于小指之下，斜趋足心，出然骨之下，循内踝之后，别入跟中，以上腨内，出腘中内廉，上股内后廉，贯脊属肾，络膀胱。其直者，从肾上贯肝膈，入肺中，循喉咙，侠舌本。其支者，从肺出，络心，注胸中。合足太阳为表里。太阳本在跟以上五寸中，同会于手太阴。

其足少阴之别，名曰太钟，当踝后，绕跟，别走太阳。其别者，并经上走于心包，下贯腰脊。主肾生病，病实则膀胱热，热则闭癃，癃则阳病，阳脉反逆大于寸口再倍，其病则口热舌干，咽肿上气，嗌干及痛，烦心心痛，黄瘅肠澼，脊股内后廉痛，痿厥、嗜卧，足下热而痛，灸则强食而生灾，缓带被发，大杖重履而步。虚则膀胱寒，寒则腰痛，痛则阴脉反小于寸口，其病则饥而不欲食，面黑如炭色，咳唾则有血，喉鸣而喘，坐而欲起，目䀮䀮无所见，心悬若病饥状，气不足则善恐，心惕惕若人将捕之，是为骨厥。

冬三月者，主肾膀胱黑骨温病也，其源从太阳少阴相搏，蕴积三焦，上下拥塞，阴毒内行，脏腑受客邪之气，则病生矣。其病相反，若腑虚则为阴毒所伤，里热外寒，意欲守火而引饮，或腰中痛欲折；若脏实则阳温所损，胸胁切痛，类如刀刺，不得动转，热彭彭，若服冷药过瘥而便洞泻，故曰黑骨温病也。

扁鹊曰：灸脾肝肾三腧，主治丹金毒黑温之病，当依源为理，调脏理腑，清浊之病不生矣。

肾虚实第二

肾实热

左手尺中神门以后脉阴实者，足少阴经也。病苦舌燥咽肿，心烦嗌干，胸胁时痛，喘咳汗出，小腹胀满，腰背强急，体重骨热，小便赤黄，好怒好忘，足下热疼，四肢黑，耳聋，名曰肾实热也。《脉经》云：肾实热者，病苦膀胱胀闭，少腹与腰脊相引痛也。

右手尺中神门以后脉阴实者，足少阴经也，病苦痹，身热心痛，脊胁相引痛，足逆热烦，名曰肾实热也。

治肾实热，小腹胀满，四肢正黑，耳聋，梦腰脊离解及伏水等，气急，**泻肾汤**方：

芒硝三两大黄切，一升水密器中宿渍　茯苓　黄芩各三两　生地黄汁　菖蒲各五两　磁石八两，碎如雀头　玄参　细辛各四两　甘草二两

右十味，㕮咀，以水九升煮七味，取二升半，去滓，下大黄，纳药汁中更煮，减二三合，去大黄，纳地黄汁微煎一两沸，下芒硝，分三服。

治肾热，好怒好忘，耳听无闻，四肢满急，腰背转动强直，方：

柴胡　茯神《外台》作茯苓　黄芩　泽泻　升麻　杏仁各一两　磁石四两，碎　羚羊角一两　地黄　大青　芒硝各三两　淡竹叶切，一升

右十二味，㕮咀，以水一斗，煮取三升，去滓，下芒硝，分三服。

治肾热，小便黄赤不出，出如栀子汁，或如黄檗汁，每欲小便即茎头痛，方：

榆白皮切，一升　滑石八两，碎　子芩　通草　瞿麦各三两　石韦四两　冬葵子一升　车前草切，一升

右八味，㕮咀，以水二斗，先煮车前草，取一斗，去滓澄清，取九升，下诸药，煮取三升五合，去滓，分四服。

肾膀胱俱实

左手尺中神门以后脉阴阳俱实者，足少阴与太阳经俱实也，病苦脊强反折，戴眼，气上抢心，脊痛不能自反侧，名曰肾膀胱俱实也。

右手尺中神门以后脉阴阳俱实者，足少阴与太阳经俱实也。病苦癫疾，头重与目相引，痛厥欲走，反眼，大风多汗，名曰肾膀胱俱实也。

肾虚寒

左手尺中神门以后脉阴虚者，足少阴经也。病苦心中闷，下重足肿不可以按地，名曰肾虚寒也。

右手尺中神门以后脉阴虚者，足少阴经也。病苦足胫小弱，恶寒，脉代绝，时不至，足寒，上重下轻，行不可按地，小腹胀满，上抢胸痛引胁下，名曰肾虚寒也。

治肾气虚寒，阴痿，腰脊痛，身重缓弱，言音混浊，阳气顿绝，方：

生干地黄五升 苁蓉 白术 巴戟天 麦门冬 茯苓 甘草 牛膝 五味子 杜仲各八两 车前子 干姜各五两

右十二味，治下筛。食后酒服方寸匕，日三服。

治肾风虚寒，灸肾腧百壮。对脐两边，向后侠脊相去各一寸五分。

肾膀胱俱虚

左手尺中神门以后脉阴阳俱虚者，足少阴与太阳经俱虚也。病苦小便利，心痛背寒，时时少腹满，名曰肾膀胱俱虚也。

右手尺中神门以后脉阴阳俱虚者，足少阴与太阳经俱虚也。病苦心痛，若下重不自收，篡反出，时时苦洞泄，寒中泄，肾心俱痛，名曰肾膀胱俱虚也。

肾劳第三

论一首　方五首

论曰：凡肾劳病者，补肝气以益之，肝王则感于肾矣。人逆冬气，则足少阴不藏，肾气沉浊，顺之则生，逆之则死，顺之则治，逆之则乱，反顺为逆，是谓关格，病则生矣。

治肾劳实热，小腹胀满，小便黄赤，末有余沥，数而少，茎中痛，阴囊生疮，**栀子汤**方：

栀子仁　芍药　通草　石韦各三两　石膏五两　滑石八两子芩四两　生地黄　榆白皮　淡竹叶切, 各一升

右十味，㕮咀，以水一斗，煮取三升，去滓，分三服。

治肾劳热，阴囊生疮，**麻黄根粉**方：

麻黄根　石硫黄各三两米粉五合

右三味，治下筛，安絮如常用粉法搭疮上，粉湿更搭之。

治肾劳热，妄怒，腰脊不可俯仰屈伸，**煮散**方：

丹参　牛膝　葛根　杜仲　干地黄　甘草　猪苓各二两半　茯苓　远志　子芩各一两十八铢　石膏　五加皮各三两　羚羊角　生姜　橘皮各一两　淡竹叶鸡子大

右十六味，治下筛，为粗散，以水三升，煮两方寸匕，帛裹之，时时动。取八合为一服，日二服。

治虚劳，阴阳失度，伤筋损脉，嘘吸短气，漏溢泄下，小便赤黄，阴下湿痒，腰脊如折，颜色随—云堕落，方：

生地黄　萆薢　枣肉　桂心　杜仲　麦门冬各一斤

右六味，㕮咀，以酒一斗五升，渍三宿，出曝干，复渍，如此候酒尽取干，治下筛。食后酒服方寸匕，日三。

治肾劳虚冷，干枯，忧恚内伤，久坐湿地，则损肾，方：

秦艽　牛膝　芎䓖　防风　桂心　独活　茯苓各四两　杜仲　侧子各五两　石斛六两　丹参八两　干姜—作干地黄　麦门冬　地骨皮各三两　五加皮十两　薏苡仁—两　大麻子二升

右十七味，㕮咀，以酒四斗渍七日。服七合，日二服。

精极第四

论一首　方十九首　灸法十二首

论曰：凡精极者，通主五脏六腑之病候也。若五脏六腑衰，则形体

皆极，眼视而无明，齿焦而发落，身体重则肾水生，耳聋，行步不正。凡阳邪害五脏，阴邪损六腑，阳实则从阴引阳，阴虚则从阳引阴。若阳病者主高，高则实，实则热，眼视不明，齿焦发脱，腹中满，满则历节痛，痛则宜泻于内。若阴病者主下，下则虚，虚则寒，体重则肾水生，耳聋，行步不正，邪气入内，行于五脏则咳，咳则多涕唾，面肿，气逆。邪气逆于六腑，淫虚厥于五脏，故曰精极也。所以形不足温之以气，精不足补之以味。善治精者，先治肌肤筋脉，次治六腑，若邪至五脏，已半死矣。

扁鹊曰：五阴气俱绝不可治。绝则目系转，转则目精夺，为志先死，远至一日半日，非医所及矣。宜须精研，以表治里，以左治右，以右治左，以我知彼，疾皆瘥矣。

治精极实热，眼视无明，齿焦发落，形衰体痛，通身虚热，**竹叶黄芩汤方**：

竹叶切，二升 黄芩 茯苓各三两 甘草 麦门冬 大黄各二两 生地黄切，一升 生姜六两 芍药四两

右九味，㕮咀，以水九升，煮取三升，去滓，分三服。

治精极，五脏六腑俱损伤，虚热，遍身烦疼，骨中痏痛烦闷，方：

生地黄汁，二升 麦门冬汁 赤蜜各一升 竹沥一合 石膏八两 人参 芎劳 桂心 甘草 黄芩 麻黄各三两 当归四两

右十二味，㕮咀，以水七升，先煮八味，取二升，去滓，下地黄等汁，煮取四升。分四服，日三夜一。

治五劳六极，虚羸心惊，尪弱多魇忘，汤方：

茯苓四两 甘草 芍药 桂心 干姜各三两 大枣五枚 远志 人参各二两

右八味，㕮咀，以水八升，煮取三升，分三服。

治虚劳少精方：

鹿角末，白蜜和为丸，如梧子大。每服七丸，日三，十日大效。

又方：

浆水煮蒺藜子令熟，取汁洗阴，二十日知。

棘刺丸 治虚劳诸气不足，梦泄失精，方：

棘刺 干姜 菟丝子各二两天 门冬 乌头 小草 防葵 薯蓣 石龙芮 枸杞

子 巴戟天 萆薢 细辛 蒌蕤 石斛 厚朴 牛膝 桂心各一两

右十八味，末之，蜜丸如梧子大。酒服五丸，日三。《深师方》以蜜杂鸡子白各半和丸，若患风痿痹气，体不便，热烦满，少气，消渴，加蒌蕤、天门冬、菟丝子；身黄汗，小便赤黄不利，加石龙芮、枸杞子；关节腰背痛，加萆薢、牛膝；寒中气胀，时泄，数唾，吐呕，加厚朴、干姜、桂心；阴囊下湿，精少，小便余沥，加石斛，以意增之。《古今录验》以干地黄代干姜，以麦门冬代天门冬，以杜仲代薯蓣，以柏子仁代枸杞子，以苁蓉代蒌蕤，用治男子百病，小便过多，失精。

治梦中泄精，尿后余沥，及尿精，方：

人参 麦门冬 赤石脂 远志 续断 鹿茸各一两半 茯苓 龙齿 磁石 苁蓉各二两 丹参 韭子 柏子仁各一两六铢 干地黄三两

右十四味，末之，蜜丸如梧子。酒服二十丸，日再，稍加至三十丸。

治虚损小便白浊梦泄方：

韭子 菟丝子 车前子各一升 附子 芎䓖各二两 当归 矾石各一两 桂心一两

右八味，末之，蜜丸如梧子。酒服五丸，日三。

又方：

黄耆 人参 甘草 干姜 当归 龙骨 半夏 芍药各二两 大枣五十枚 韭子五合

右十味，末之，蜜丸如梧子。酒服五丸，日三服。

治小便失精，及梦泄精，**韭子散方**：

韭子 麦门冬各一升 菟丝子 车前子各二合 芎䓖三两 白龙骨三两

右六味，治下筛。酒服方寸匕，日三。不知稍增，甚者夜一服。《肘后》用泽泻一两半。

枣仁汤 治大虚劳，梦泄精，茎核微弱，血气枯竭，或醉饱伤于房室，惊惕惚悸，小腹里急，方：

枣核仁二合 人参二两 芍药 桂心各一两 黄耆 甘草 茯苓 白龙骨 牡蛎各二两 生姜二斤 半夏一升 泽泻一两

右十二味，㕮咀，以水九升，煮取四升。一服七合，日三。若不能食，小腹急，加桂心六两。

韭子丸 治房室过度，精泄自出不禁，腰背不得屈伸，食不生肌，两脚苦弱，方：

韭子一升甘草 桂心 紫石英 禹余粮 远志 山茱萸 当归 天雄 紫菀 薯蓣 天门冬 细辛 茯苓 菖蒲 僵蚕 人参 杜仲 白术 干姜 芎䓖 附子 石斛各一两半 苁蓉 黄耆 菟丝子 干地黄 蛇床子各二两 干漆四两 牛髓四两 大枣五十枚

右三十一味，末之，牛髓合白蜜、枣膏合捣三千杵。空腹服如梧子大十五丸，日再，可加至二十丸。

治梦泄失精方：

韭子一升，治下筛。酒服方寸匕，日再，立效。

治虚劳尿精方：

韭子二升 稻米三升

右二味，以水一斗七升，煮如粥，取汁六升，为三服。精溢同此。

又方：

石榴皮《外台》作柘白皮桑白皮切，各五合

右二味，以酒五升，煮取三升，分三服。

又方：

干胶三两，末之，以酒二升和。分温为三服，瘥止。一方用鹿角胶。

又方：

新韭子二升，十月霜后采者，好酒八合渍一宿，明旦日色好，童子向南捣一万杵。平旦温酒五合，服方寸匕，日二。

禁精汤 治失精羸瘦，酸削少气，目视不明，恶闻人声，方：

韭子二升 粳米一合

右二味，合于铜器中熬之，米黄黑，及热以好酒一升投之，绞取汁七升。每服一升，日三，尽二剂。

羊骨汤 治失精多睡，目眴眴，方：

羊骨一具 生地黄 白术各三斤 桂心八两麦门冬 人参 芍药 生姜 甘草各三两 茯苓四两 厚朴 阿胶 桑白皮各一两 大枣二十枚 饴糖半斤

右十五味，㕮咀，以水五斗，煮羊骨，取三斗汁，去骨煮药，取八升，汤成下胶饴，令烊。平旦服一升，后旦服一升。

虚劳尿精，灸第七椎两旁各三十壮。

又，灸第十椎两旁各三十壮。

又，灸第十九椎两旁各二七壮。

又，灸阳陵泉、阴陵泉各随年壮。

梦泄精，灸三阴交二七壮，梦断，神良。内踝上大脉并四指是。

丈夫梦失精，及男子小便浊难，灸肾腧百壮。

男子阴中疼痛，溺血，精出，灸列缺五十壮。

失精，五脏虚竭，灸屈骨端五十壮。阴上横骨中央宛曲如却月中央是也，此名横骨。

男子虚劳失精，阴上缩，茎中痛，灸大赫三十壮。穴在夹屈骨端三寸。

男子腰脊冷疼，溺多白浊，灸脾募百壮。

男子失精，膝胫疼痛冷，灸曲泉百壮。穴在膝内屈纹头。

男子虚劳失精，阴缩，灸中封五十壮。

骨极第五

论一首 方一首 灸法二首

论曰：骨极者，主肾也。肾应骨，骨与肾合。又曰：以冬遇病，为骨痹。骨痹不已，复感于邪，内舍于肾。耳鸣，见黑色，是其候也。若肾病则骨极，牙齿苦痛，手足痠疼，不能久立，屈伸不利，身痹脑髓酸。以冬壬癸日中邪伤风，为肾风，风历骨，故曰骨极。若气阴，阴则虚，虚则寒，寒则面肿垢黑，腰脊痛，不能久立，屈伸不利。其气衰则发堕齿槁，腰背相引而痛，痛甚则咳唾甚。若气阳，阳则实，实则热，热则面色始，隐曲膀胱不通，牙齿脑髓苦痛，手足酸削，耳鸣色黑，是骨极之至也。须精别阴阳，审其清浊，知其分部，视其喘息。善治病者，始于皮肤筋脉，即须治之，若入脏腑，则半死矣。

扁鹊云：骨绝不治，痠而切痛，伸缩不得，十日死。骨应足少阴，少阴气绝则骨枯，发无泽，骨先死矣。

治骨极，主肾热病，则膀胱不通，大小便闭塞，颜焦枯黑，耳鸣虚热，**三黄汤**方：

大黄切，别渍水一升 黄芩各三两 栀子十四枚 甘草一两 芒硝二两

右五味，㕮咀，以水四升，先煮三物，取一升五合，去滓，下大黄，又煮两沸，下芒硝，分三服。

腰背不便，筋挛痹缩，虚热，闭塞，灸第二十一椎两边相去各一寸五分，随年壮。

小便不利，小腹胀满，虚乏，灸小肠腧随年壮。

骨虚实第六

论一首　方六首　灸法一首

论曰：骨虚者，酸疼不安，好倦。骨实者，苦烦热。凡骨虚实之应，主于肾膀胱，若其腑脏有病，从骨生，热则应脏，寒则应腑。

治骨虚酸疼不安，好倦，主膀胱寒，**虎骨酒**方：

虎骨一具，通炙取黄焦汁尽，碎之如雀头大，酿米三石，曲四斗，水三石，如常酿酒法。所以加水、曲者，其骨消曲而饮水，所以加之也。酒熟封头五十日，开饮之。

治骨实苦，酸疼烦热，煎方：

葛根汁 生地黄汁 赤蜜各一升 麦门冬汁，五合

右四味，相合搅调，微火上煎之三四沸。分三服。

治骨髓中疼方：

芍药一斤 生干地黄五斤 虎骨四两

右三味，㕮咀，以清酒一斗渍三宿，曝干，复入酒中，如此取酒尽为度，捣筛。酒服方寸匕，日三。

治骨髓冷疼痛，方：

地黄一石取汁，酒二斗，相搅重煎。温服，日三。补髓。

治虚劳冷，骨节疼痛无力，方：

豉二升 地黄八斤

右二味，再遍蒸，曝干，为散。食后以酒一升，进二方寸匕，日再服之。亦治虚热。

又方：

天门冬为散，酒服方寸匕，日三。一百日瘥。

骨髓冷疼痛，灸上廉七十壮，三里下三寸是穴。

腰痛第七

论一首 方十八首 导引法一首 针灸法七首

论曰：凡腰痛有五，一曰少阴，少阴肾也，十月万物阳气皆衰，是以腰痛；二曰风痹，风寒着腰，是以腰痛；三曰肾虚，役用伤肾，是以腰痛；四曰臂腰，坠堕伤腰，是以腰痛；五曰取寒，眠地地气所伤，是以腰痛，痛不止，引牵腰脊痛。

治肾脉逆小于寸口，膀胱虚寒，腰痛，胸中动，通四时用之，**杜仲酒方**：

杜仲 干姜各四两，一云干地黄 萆薢 羌活 天雄 蜀椒 桂心 芎劳 防风 秦艽 乌头 细辛各三两 五加皮 石斛各五两 续断 栝楼根 地骨皮 桔梗 甘草各一两

右十九味，咬咀，以酒四斗，渍四宿。初服五合，加至七八合下，日再。通治五种腰痛。

又方：

桑寄生 牡丹皮 鹿茸 桂心

右四味，等分，治下筛。酒服方寸匕，日三。

又方：

单服鹿茸与角，亦愈。

治肾虚腰痛方：

牡丹皮二分 萆薢 桂心 白术各三分

右四味，治下筛。酒服方寸匕，日三。亦可作汤服，甚良。

又方：

牡丹皮 桂心各一两附子二分

右三味，治下筛。酒服一刀圭，日再。甚验。

肾著之为病，其人身体重，腰中冷如水洗状，不渴，小便自利，食欲如故，是其证也。从作劳汗出，衣里冷湿久久得之。腰以下冷痛，腹重如

带五千钱，**肾著汤**主之，方：

　　甘草二两　干姜三两　茯苓　白术各四两

　　右四味，㕮咀，以水五升，煮取三升。分三服，腰中即温。《古今录验》名甘草汤。

　　肾著散方：

　　桂心三两　白术　茯苓各四两　甘草　泽泻　牛膝　干姜各二两　杜仲三两

　　右八味，治下筛，为粗散。一服三方寸匕，酒一升，煮五六沸，去滓，顿服，日再。

　　治腰痛不得立方：

　　甘遂　桂心一作附子　杜仲　人参各二两

　　右四味，治下筛，以方寸匕纳羊肾中，炙之令熟，服之。

　　杜仲丸补之方：

　　杜仲二两　石斛二分　干地黄　干姜各三分

　　右四味，末之，蜜丸如梧子。酒服二十丸，日再。

　　治腰痛并冷痹，**丹参丸方：**

　　丹参　杜仲　牛膝　续断各三两　桂心　干姜各二两

　　右六味，末之，蜜丸如梧子。服二十丸，日再夜一。禁如药法。

　　治腰痛方：

　　萆薢　杜仲　枸杞根各一斤

　　右三味，㕮咀，好酒三斗渍之，纳罂中，密封头，于铜器中煮一日，服之，无节度，取醉。

　　腰背痛者，皆是肾气虚弱，卧冷湿当风所得也，不时速治，喜流入脚膝，或为偏枯，冷痹，缓弱疼重，若有腰痛挛脚重痹急，宜服独活寄生汤。方在第八卷中。

　　治腰脊苦痛不遂方：

　　大豆三斗，熬一斗，煮一斗，蒸一斗，酒六斗，瓮一口，蒸令极热，豆亦热，纳瓮中，封闭口，秋冬二七日，于瓮下作孔，出取，服五合，日夜二三服之。

　　又方：

地黄花末，酒服方寸匕，日三。

又方：

鹿角去上皮取白者，熬令黄，末之，酒服方寸匕，日三。特禁生鱼，余不禁。新者良，陈者不任服，角心中黄处亦不中服。大神良。

又方：

羊肾作末，酒服二方寸匕，日三。

又方：

三月三日收桃花，取一斗一升，井花水三斗，曲六升，米六斗，炊之一时酿熟，去糟。一服一升，日三服。若作食饮，用河水。禁如药法。大神良。

治丈夫腰脚冷，不随，不能行，方：

上醇酒三斗，水三斗，合著瓮中，温渍脚至膝，三日止。冷则瓮下常著灰火，勿使冷。手足烦者，小便三升，盆中温渍手足。

腰臀痛导引法：

正东坐，收手抱心，一人于前据蹑其两膝，一人后捧其头，徐牵令偃卧，头到地，三起三卧，止便瘥。

腰臀痛，宜针决膝腰勾画中青赤路脉，出血便瘥。

腰痛不得俯仰者，令患人正立，以竹柱地度至脐断竹，乃以度度背脊，灸竹上头处随年壮。灸讫，藏竹勿令人得知。

腰痛，灸脚跟上横纹中白肉际十壮，良。

又，灸足巨阳七壮，巨阳在外踝下。

又，灸腰目窌七壮，在尻上约左右是。

又，灸八窌及外踝上骨约中。

腰卒痛，灸穷骨上一寸七壮，左右一寸，各灸七壮。

补肾第八

论一首 方五十九首 灸法一首

论曰：补方通治五劳、六极、七伤虚损。五劳，五脏病。六极，六腑病。七伤，表里受病。五劳者，一曰志劳，二曰思劳，三曰忧劳，四曰心劳，五曰疲劳。六极者，一曰气极，二曰血极，三曰筋极，四曰骨极，五曰髓极，六曰精极。七伤者，一曰肝伤，善梦；二曰心伤，善忘；三曰脾伤，善饮；四曰肺伤，善痿；五曰肾伤，善唾；六曰骨伤，善饥；七曰脉伤，善嗽。凡远思强虑伤人，忧恚悲哀伤人，喜乐过度伤人，忿怒不解伤人，汲汲所愿伤人，戚戚所患伤人，寒暄失节伤人。故曰五劳、六极、七伤也。论伤甚众，且言其略，此方悉主之也。

建中汤 治五劳七伤，小腹急痛，膀胱虚满，手足逆冷，食饮苦吐酸痰呕逆，泄下，少气，目眩耳聋口焦，小便自利，方：

胶饴半斤 黄耆 干姜 当归各三两 大枣十五枚 附子一两 人参 半夏 橘皮 芍药 甘草各二两

右十一味，㕮咀，以水一斗，煮取三升半，汤成下胶饴烊沸，分四服。《深师》有桂心六两，生姜一斤，无橘皮、干姜。

建中汤 治虚损少气，腹胀内急，拘引小腹至冷不得屈伸，不能饮食，寒热头痛，手足逆冷，大小便难，或复下痢，口干，梦中泄精，或时吐逆，恍惚，面色枯瘁，又复微肿，百节疼酸，方：

人参 甘草 桂心 茯苓 当归各二两 黄耆 龙骨 麦门冬各三两 大枣三十枚 芍药四两 附子一两 生地黄一斤 生姜六两 厚朴一两 饴糖八两

右十五味，㕮咀，以水一斗二升，煮取四升，去滓，纳饴糖。服八合，日三夜一。咳者，加生姜一倍。

建中汤 治五劳七伤，虚羸不足，面目黧黑，手足疼痛，久立腰疼，起则目眩，腹中悬急，而有绝伤，外引四肢，方：

生姜 芍药 干地黄 甘草 芎䓖各五两 大枣三十枚

右六味，㕮咀，以水六升，渍一宿，明旦复以水五升合煮，取三升，分三服。药入四肢百脉，似醉状，是效。无生姜，酒渍干姜二两一宿用之。常行此方，神妙。

大建中汤 治虚劳寒澼，饮在胁下，决决有声，饮已如从一边下，决决然也，有头并冲皮起引两乳，内痛里急，善梦失精，气短，目䀮䀮，忽忽多忘方：

甘草二两 人参三两 半夏一升 生姜一斤 蜀椒二合 饴糖八两

右六味，㕮咀，以水一斗，煮取三升，去滓，纳糖消，服七合。里急拘引，加芍药、桂心各三两；手足厥，腰背冷，加附子一枚；劳者，加黄耆一两。

大建中汤 治五劳七伤，小腹急，脐下彭亨，两胁胀满，腰脊相引，鼻口干燥，目暗䀮䀮，愦愦不乐，胸中气急，逆不下食饮；茎中策策痛，小便黄赤，尿有余沥，梦与鬼神交通去精，惊恐虚乏，方：

饴糖半斤 黄耆 远志 当归《千金翼》无 泽泻各三两 芍药 人参 龙骨 甘草各二两 生姜八两 大枣二十枚

右十一味，㕮咀，以水一斗，煮取二升半，汤成纳糖令烊。一服八合，消息又一服。《深师》无饴糖、远志、泽泻、龙骨，有桂心六两，半夏一升，附子一枚。

凡男女因积劳虚损，或大病后不复常，苦四体沉滞，骨肉疼酸，吸吸少气，行动喘惙，或少腹拘急，腰背强痛，心中虚悸，咽干唇燥，面体少色，或饮食无味，阴阳废弱，悲忧惨戚，多卧少起。久者积年，轻者百日，渐致瘦削，五脏气竭，则难可复振，治之以**小建中汤**方：

甘草一两 桂心三两 芍药六两 生姜三两 大枣十二枚 胶饴一升

右六味，㕮咀，以水九升，煮取三升，去滓，纳胶饴。一服一升，日三。间三日，复作一剂，后可将诸丸散。仲景云：呕家不可服。《肘后》云：加黄耆、人参各二两为佳。若患痰满及溏泄，可除胶饴。《胡洽》方有半夏六两，黄耆三两。《古今录验》名芍药汤。

前胡建中汤 治大劳虚劣，寒热，呕逆；下焦虚热，小便赤痛；客热上熏，头痛日疼，骨肉痛，口干，方：

前胡二两 黄耆 芍药 当归 茯苓 桂心各二两 甘草一两 人参 半夏各六分 白糖六两 生姜八两

右十一味，㕮咀，以水一斗二升，煮取四升，去滓，纳糖，分四服。

治虚劳里急诸不足，**黄耆建中汤**方：

黄耆 桂心各三两 甘草二两 芍药六两 生姜三两 大枣十二枚 饴糖一升

右七味，㕮咀，以水一斗，煮取二升，去滓，纳饴令消。温服一升，日三。间日可作。呕者，倍生姜；腹满者，去枣，加茯苓四两。佳。仲景、《集验》、《古今录验》并同。《深师》治虚劳腹满，食少，小便多者，无饴糖，有人参二两，半夏二升。又治大虚不足，小腹里急劳，寒拘引脐，气上冲胸，短气，言语谬误，不能食，吸吸气乏闷乱。《必效方》治虚劳，下焦虚冷，不甚渴，小便数者，有人参、当归各二两，若失精，加龙骨、白蔹各一两。《古今录验》治虚劳里急，小腹急痛，气引胸胁痛，或心痛短气者，以干姜代生姜，加当归四两。

黄耆汤 治虚劳不足，四肢烦疼，不欲食，食即胀，汗出，方：

黄耆 芍药 桂心 麦门冬各三两 五味子 甘草 当归 细辛 人参各一两 大枣二十枚 前胡六两 茯苓四两 生姜 半夏各八两

右十四味，㕮咀，以水一斗四升，煮取三升。每服八合，日二服。《深师方》治虚乏，四肢沉重，或口干，吸吸少气，小便利，诸不足者，无麦门冬、五味子、细辛、前胡，有桑螵蛸一十枚，治丈夫虚劳风冷少损，或大病后未平复，而早牵劳腰背强直，脚中疼弱，补诸不足，无五味子、细辛，有远志、橘皮各二两，蜀椒一两，乌头三枚。《小品方》治虚劳少气，小便过多者，无五味子、细辛、人参、前胡、茯苓、半夏，有黄芩一两，地黄二两，以水九升，煮取三升。治虚劳，胸中客气，寒冷癖痞，宿食不消，吐噎，胁间水气，或流饮肠鸣，食不生肌肉，头痛上重下轻，目眩眩忽忽，去来躁热，卧不得安，小腹急，小便赤余沥，临事不起，阴下湿，或小便白浊，伤冷者，无麦门冬、五味子、当归、细辛、前胡、茯苓、半夏，有厚朴二两。《胡洽方》治五脏内伤者，无麦门冬、五味子、当归、细辛、前胡、茯苓，名大黄耆汤。《延年秘录》方主补虚损、强肾气者，无麦门冬、五味子、细辛、前胡，有防风、芎䓖各三两。

乐令黄耆汤 治虚劳少气，胸心痰冷，时惊惕，心中悸动，手脚逆冷，体常自汗，补诸不足，五脏六腑虚损，肠鸣风湿，荣卫不调百病，又治风里急，方：

黄耆 人参 橘皮 当归 桂心 细辛 前胡 芍药 甘草 茯苓 麦门冬各一两 生姜五两 半夏二两半 大枣二十枚

右十四味，㕮咀，以水二斗，煮取四升。一服五合，日三夜一服。《深师方》无橘皮、细辛、前胡、甘草、麦门冬，有乌头三两，蜀椒二两，远志二两。《胡洽》、《崔氏》方有蜀椒一两、乌头五枚。《崔氏》名乐令大黄耆汤。

治虚劳损羸乏，咳逆短气，四肢烦疼，腰背相引痛，耳鸣，面黧黯，骨间热，小便赤黄，心悸，目眩，诸虚乏，**肾沥汤**方：

羊肾一具桂心一两人参 泽泻 甘草 五味子 防风 芎劳 黄耆 地骨皮 当归各二两茯苓 玄参 芍药 生姜各四两磁石五两

右十六味，㕮咀，以水一斗五升，先煮肾取一斗，去肾入药，煎取三升，分三服。可常服之。《广济方》治虚劳百病者，无人参、甘草、芎劳、当归、芍药、生姜、玄参，有苁蓉三两，牛膝、五加皮各二两。《胡洽》治大虚伤损，梦寐惊悸，上气肩息，肾中风湿，小腹里急，引腰脊，四肢常苦寒冷，大小便涩利无常，或赤或白，足微肿，或昏僻善忘者，无泽泻、防风、黄耆、玄参、磁石、地骨皮，有黄芩一两，麦门冬、干地黄、远志各三两，大枣二十枚。《崔氏》治肾脏虚劳所伤，补益者，无芎劳、玄参、磁石、地骨，有黄芩、远志、各二两，干地黄三两，麦门冬四两，大枣二十枚。治五劳六极，八风十二痹，补诸不足者，无泽泻，甘草、五味子、防风、芍药、生姜、玄参、地骨，有附子、牡丹皮各一两，干地黄一两半，牡荆子、菖蒲、桑螵蛸各二两。《经心录》治肾气不足，耳无所闻者，无泽泻、甘草、五味子、防风、黄耆、芍药、生姜、玄参、地骨，有附子、牡丹皮、牡荆子各一两，干地黄三两，大枣十五枚，名羊肾汤。《近效方》除风下气，强腰脚，明耳目，除痰饮，理荣卫，永不染时疾诸风着，无当归、芍药、磁石，有独活、牛膝各一两半，麦门冬二两，丹参五两，为煮散，都分二十四贴，每贴入生姜一分，杏仁十四枚，水三升，煮取一升。

又方：

羖羊肾一具，切，去脂，以水一斗六升，煮取一斗三升大枣二十枚 桑白皮六两 黄耆 五味子 苁蓉 防风 秦艽 泽泻 巴戟天 人参 桂心 薯蓣 丹参 远志 茯苓 细辛 牛膝各三两 石斛 生姜各五两杜仲 磁石各八两

右二十二味，㕮咀，纳肾汁中，煮取三升。分三服，相去如人行五里，再服。

增损肾沥汤 治人虚不足，小便数，嘘吸焦燋引饮，膀胱满急。每年三伏中常服此三剂，于方中商量用之。

羊肾一具 人参 石斛 麦门冬 泽泻 干地黄 栝楼根 地骨皮各四两 远志 生姜 甘草 当归 桂心 五味子 桑白皮一作桑寄生 茯苓各二两 大枣三十枚

右十七味，㕮咀，以水一斗五升，先煮肾，取一斗二升，去肾纳药，煮取三升，去滓，分三服。《小品方》无石斛、栝楼、地骨、桑皮、茯苓，有芎劳、黄连、龙骨各二两，螵蛸二十枚。又治肾气不足，消渴引饮，小便过多，腰背疼痛者，无石斛、

栝楼、地骨、桑白皮、甘草，有芎䓖二两，黄芩、芍药各一两，桑螵蛸二十枚，鸡䏶胵黄皮一两。《崔氏》治脏损虚劳，李子豫增损者，无石斛、栝楼、地骨、桑白皮，有黄耆、黄芩、芍药、防风各二两。

治左胁气冲膈上满，头上有风如虫行，手中顽痹，鼻塞，脚转筋，伸缩不能，两目时肿痛，方：

猪肾一具 防风 芎䓖 橘皮 泽泻 桂心 石斛各一两 生姜 丹参 茯苓 通草 半夏各二两 干地黄三两

右十三味，㕮咀，以水一斗半，煮肾，减三升，去肾下药，煮取二升七合，去滓，分三服。

五补汤 治五脏内虚竭，短气，咳逆伤损，郁悒不足，下气通津液方：

桂心 甘草 五味子 人参各二两 麦门冬 小麦各一升 枸杞根白皮一斤 薤白一斤 生姜八两 粳米三合

右十味，㕮咀，以水一斗二升，煮取三升。每服一升，日三。口燥者，先煮竹叶一把，水减一升，去叶，纳诸药煮之。《千金翼》无生姜。

凝唾汤 治虚损短气，咽喉凝唾不出，如胶塞喉，方：

茯苓 人参各半两 前胡三两 甘草一两 大枣三十枚 麦门冬五两 干地黄 桂心 芍药各一两

右九味，㕮咀，以水九升，煮取三升，分温三服。一名茯苓汤。

补汤方：

防风 桂心各二两 车前子二两 五加皮三两 丹参 鹿茸 巴戟天 干地黄 枸杞皮各五两

右九味，㕮咀，以水八升，煮取三升，去滓，分三服。

人参汤 治男子五劳七伤，胸中逆满，害食，乏气，呕逆，两胁下胀，少腹急痛宛转欲死，调中平脏、理绝伤，方：

人参 麦门冬 当归 芍药 甘草 生姜 白糖各二两 前胡 茯苓 蜀椒 五味子 橘皮各一两 桂心二两 大枣十五枚 枳实三两

右十五味，㕮咀，取东流水一斗半，渍药半日，用三岁陈芦梢以煎之，取四升，纳糖，复上火煎令十沸。年二十以上，六十以下，一服一升；二十以下，六十以上，服七八合；虽年盛而久羸者，亦服七八合，日三夜一。不尔，药力不接，则不能救病也。要用劳水、陈芦，不则水强火盛猛，即药力不出也。贞观初有人久患羸瘦殆死，余处此方一剂则瘥，如汤沃雪，所以录记之。余方皆尔，不能一一具记。

内补散 治男子五劳六绝，其心伤者，令人善惊，妄怒无常；其脾伤者，令人腹满喜噫，食竟欲卧，面目萎黄；其肺伤者，令人少精，腰背痛，四肢厥逆；其肝伤者，令人少血面黑；其肾伤者，有积聚，少腹腰背满痹，咳唾，小便难。六绝之为病，皆起于大劳脉虚，外受风邪，内受寒热，令人手足疼痛，膝以下冷，腹中雷鸣，时时泄痢，或闭或痢，面目肿，心下愦愦不欲语，憎闻人声，方：

干地黄五分 巴戟天半两 甘草 麦门冬 人参 苁蓉 石斛 五味子 桂心 茯苓 附子各一两半 菟丝子 山茱萸各五分 远志半两 地麦五分

右十五味，治下筛。酒服方寸匕，日三，加至三匕。无所禁。

石斛散 治大风，四肢不收，不能自反复，两肩中疼痛，身重胫急筋肿，不可以行，时寒时热，足腨如似刀刺，身不能自任。此皆得之饮酒，中大风露，卧湿地，寒从下入，腰以下冷，不足无气，子精虚，众脉寒，阴下湿，茎消，令人不乐，恍惚时悲。此方除风、轻身、益气、明目、强阴，令人有子，补不足，方：

石斛十分 牛膝二分 附子 杜仲各四分 芍药 松脂 柏子仁 石龙芮 泽泻 萆薢 云母粉 防风 山茱萸 菟丝子 细辛 桂心各三分

右十六味，治下筛。酒服方寸匕，日再。阴不起，倍菟丝子、杜仲；腹中痛，倍芍药；膝中疼，倍牛膝；背痛，倍萆薢；腰中风，倍防风；少气，倍柏子仁；蹶不能行，倍泽泻：随病所在倍三分。亦可为丸，以枣膏丸如梧子，酒服七丸。

肾沥散 治虚劳百病方：

羖羊肾一具，阴干 茯苓一两半 五味子 甘草 桂心 巴戟天 石龙芮 牛膝 山茱萸 防风 干姜 细辛各一两 人参 石斛 丹参 苁蓉 钟乳粉 附子 菟丝子各五分 干地黄二两

右二十味，治下筛，令钟乳粉和搅，更筛令匀。平旦清酒服方寸匕，稍加至二匕，日再。

肾沥散 治男子五劳七伤，八风十二痹，无有冬夏，悲忧憔悴，凡是病皆须服之，方：

羊肾一具，阴干 厚朴 五味子 女萎 细辛 芍药 石斛 白蔹 茯苓 干漆 矾石 龙胆 桂心 芎䓖 苁蓉 蜀椒 白术 牡荆子 菊花 续断 远志 人参 黄耆 巴戟天 泽泻 萆薢 石龙芮 黄芩 山茱萸各一两 干姜 附子 防风 菖蒲 牛膝各一两半 桔梗二两半 薯蓣 秦艽各二两

右三十七味，治下筛。酒服方寸匕，日三。忌房室。

又方：

石龙芮 续断 桔梗 干姜 山茱萸 菖蒲 茯苓各二两 蜀椒 芍药 人参 龙胆 女萎 厚朴 细辛 巴戟天 萆薢 附子 石斛 黄耆 芎䓖 白蔹 乌头 天雄 桂心 肉苁蓉各一两半 秦艽 五味子 白术 礜石一作矾石 牡荆子 菊花 牛膝各一两 远志二两半 羊肾一具，阴干 薯蓣一两半 干漆三两

右三十六味，治下筛。酒服方寸匕，日三。此方比前方无泽泻、黄芩、防风，有乌头、天雄各一两半，余并同。

薯蓣散 补丈夫一切病不能具述，方：

薯蓣 牛膝 菟丝子各一两 苁蓉一两 巴戟天 杜仲 续断各一两，一方用远志五 味子二分 荆实一两，一方用枸杞子 山茱萸一分，一方用防风 茯苓一两，一方用茯神 蛇床仁二分

右十二味，治下筛。酒服方寸匕，日二夜一。惟禁醋、蒜，自外无忌。服后五夜知觉，十夜力生，十五夜力壮如盛年，二十夜力倍。若多忘加远志、茯苓，体涩加柏子仁。服三两剂益肌肉。亦可丸，一服三十丸，日二夜一。以头面身体暖为度。其药和平不热，调五脏，久服健力不可当，妇人服者，面生五色。

治五劳六极七伤虚损方：

苁蓉 续断 天雄 阳起石 白龙骨各七分 五味子 蛇床子 干地黄 牡蛎 桑寄生 天门冬 白石英各二两 车前子 地肤子 韭子 菟丝子各五合 地骨皮八分

右十七味，治下筛。酒服方寸匕，日三服。

补五劳方：

五月五日采五加茎，七月七日采叶，九月九日取根，治下筛。服方寸

匕，日三。长服去风劳，妙。

地黄散 主益气、调中、补绝，令人嗜食，除热方：

生地黄三十斤，细切曝干，取生者三十斤捣取汁，渍之，令相得，出曝干，复如是，九反曝，捣末。酒服方寸匕，食后服，勿令绝。

钟乳散 治五劳七伤，虚羸无气力，伤极，方：

钟乳六两，无问粗细，以白净无赤黄黑为上，铜铛中可盛三两斗，并取粟粗糠二合许纳铛中，煮五六沸，乃纳乳煮，水欲减，添之如故，一晬时出，以暖水净淘之，曝干，玉锤研，不作声止，重密绢水下澄取之用 铁精一两 鹿角一两，白者 蛇床仁三两 人参 磁石 桂心 僵蚕 白马茎别研硫黄别研石斛各一两

右十一味，末之，以枣膏和捣三千杵。酒服三十丸如梧子，日再。慎房及生冷、醋滑、鸡、猪、鱼、陈败。

寒食钟乳散 治伤损乏少气力，虚劳百病，令人丁强，饮食，去风冷。方在第十七卷气极篇中。

三石散 主风劳毒冷，百治不瘥，补虚方：

钟乳 紫石英 白石英各五分 人参 栝楼根 蜀椒 干姜 附子 牡蛎 桂心 杜仲 细辛 茯苓各十分 白术 桔梗 防风各五分

右十六味，治下筛。酒服方寸匕，日三。行十数步至五十步以上服此大佳，少年勿用之。自余补方通用老少，皆宜冬服之。《千金翼》名更生散，用赤石脂，不用紫石英、蜀椒、杜仲、茯苓、为十三味。

黄帝问五劳七伤于高阳负，高阳负曰：一曰阴衰，二曰精清，三曰精少，四曰阴消，五曰囊下湿，六曰腰一作胸胁苦痛，七曰膝厥痛冷不欲行，骨热，远视泪出，口干，腹中鸣，时有热，小便淋沥，茎中痛，或精自出。有病如此，所谓七伤。一曰志劳，二曰思劳，三曰心劳，四曰忧劳，五曰疲劳，此谓五劳。黄帝曰：何以治之？高阳负曰：**石韦丸**主之。方：

石韦 蛇床子 肉苁蓉 山茱萸 细辛 矾石 远志 茯苓 泽泻 柏子仁 菖蒲 杜仲 桔梗 天雄 牛膝 续断 薯蓣各二两 赤石脂 防风各三两

右十九味，末之，枣膏若蜜和丸。酒服如梧子三十丸，日三。七日愈，二十日百病除，长服良。《崔氏》无矾石、茯苓、泽泻、桔梗、薯蓣，有栝楼根二两半，云白水侯方。

五补丸 治肾气虚损，五劳七伤，腰脚酸疼，肢节苦痛，目暗眈眈，心中喜怒，恍惚不定，夜卧多梦，觉则口干，食不得味，心常不乐，多有恚怒，房室不举，心腹胀满，四体疼痹，口吐酸水，小腹冷气，尿有余沥，大便不利，方悉主之。久服延年不老，四时勿绝，一年万病除愈。方：

人参 五加皮 五味子 天雄 牛膝 防风 远志 石斛 薯蓣 狗脊各四分 苁蓉 干地黄各十二分 巴戟天六分 茯苓 菟丝子各五分 覆盆子 石龙芮各八分 萆薢 石楠 蛇床子 白术各二分 天门冬七分 杜仲六分 鹿茸十五分

右二十四味，末之，蜜丸如梧子。酒服十丸，日三。有风加天雄、芎劳、当归、黄耆、五加皮、石楠、茯神、独活、柏子仁、白术各三分；有气加厚朴、枳实、橘皮各三分；冷加干姜、桂心、吴茱萸、附子、细辛、蜀椒各三分；泄精加韭子、白龙骨、牡蛎、鹿茸各三分；泄痢加赤石脂、龙骨、黄连、乌梅肉各三分。春依方服，夏加地黄五分，黄芩三分，麦门冬四分，冷则去此，加干姜、桂心、蜀椒各三分，若不热不寒，亦不须增损，直尔服之。三剂以上，即觉庶事悉佳。慎醋、蒜、脍、陈臭、大冷、醉吐，自外百无所慎。稍加至三十丸，不得增，常以此为度。

治诸虚劳百损，**无比薯蓣丸**方：

薯蓣二两 苁蓉四两 五味子六两 菟丝子 杜仲各三两 牛膝 泽泻 干地黄 山茱萸 茯神一作茯苓 巴戟天 赤石脂各一两

右十二味，末之，蜜丸如梧子。食前以酒服二十丸至三十丸，日再。无所忌，惟禁醋蒜陈臭之物。服之七日后令人健，四体润泽，唇口赤，手足暖，面有光悦，消食，身体安和，音声清明，是其验也。十日后，长肌肉，其药通中入脑鼻，必酸疼，勿怪。若求大肥，加敦煌石膏二两；失性健忘，加远志一两；体少润泽，加柏子仁一两。《古今录验》有白马茎二两，共十六味，治丈夫五劳七伤，头痛目眩，手足逆冷，或烦热有时，或冷痹肩疼，腰髋不随，食虽多不生肌肉，或少食而胀满，体涩无光泽，阳气衰绝，阴气不行。此药能补十二经脉，起阴阳，通内制外，安魂定魄，开三焦，破积气，厚肠胃，销五痞邪气，除心内伏热，强筋练骨，轻身明目，除风去冷，无所不治，补益处广，常须服饵为佳，七十老人服之尚有非常力，况少者乎？

大薯蓣丸 主男子女人虚损伤绝，头目眩，骨节烦痛，饮食微少，羸瘦百病，方：

薯蓣　人参　泽泻　附子各八分，《古今录》作茯苓　黄芩　天门冬　当归各十分　桔梗　干姜　桂心各四分　干地黄十分　白术　芍药　白蔹《古今录》作防风　石膏　前胡各三分　干漆　杏仁　阿胶各二分　五味子十六分　大豆卷五分，《古今录》作黄耆　甘草二十分　大枣一百枚　大黄六分

右二十四味，末之，蜜和枣膏，捣三千杵，丸如梧子。酒服五丸，日三，渐增至十丸。张仲景无附子、黄芩、石膏、干漆、五味子、大黄，有神曲十分，芎劳、防风各六分，茯苓三分，丸如弹丸。每服一丸，以一百丸为剂。

肾气丸　治虚劳，肾气不足，腰痛阴寒，小便数，囊冷湿，尿有余沥，精自出，阴痿不起，忽忽悲喜，方：

干地黄八分苁蓉六分麦门冬　远志　防风　干姜　牛膝　地骨皮　萎蕤　薯蓣　石斛　细辛　细辛　甘草　附子　桂心　茯苓　山茱萸各四分　钟乳粉十分　羖羊肾一具

右十九味，末之，蜜丸。以酒服如梧子十五丸，日三，稍加至三十丸。《古今录验》无远志、防风、干姜、牛膝、地骨、萎蕤、甘草、钟乳，有狗脊一两，黄耆四两，人参三两，泽泻、干姜各二两，大枣一百枚。

肾气丸　主男子妇人劳损虚羸，伤寒冷乏少，无所不治，方：

石斛二两　紫菀　牛膝　白术各五分　麻仁一分　人参　当归　茯苓　芎劳　大豆卷　黄芩　甘草各六分　杏仁　蜀椒　防风　桂心　干地黄各四分　羊肾一具

右十八味，末之，蜜丸。酒服如梧子十丸，日再，渐增之。一方有苁蓉六分。

肾气丸　胜胡公肾气丸及五石丸方：

干地黄　茯苓　玄参各五两　山茱萸　薯蓣　桂心　芍药各四两　附子三两泽泻四两

右九味，末之，蜜丸。酒服如梧子二十丸，加至三十丸，以知为度。《千金翼》有牡丹皮四两，为十味。

八味肾气丸　治虚劳不足，大渴欲饮水，腰痛，小腹拘急，小便不利，方：

干地黄八两　山茱萸　薯蓣各四两　泽泻　牡丹皮　茯苓各三两　桂心　附子各

二两

右末之，蜜丸如梧子。酒下十五丸，日三，加至二十五丸。仲景云：常服去附子，加五味子。姚公云：加五味子三两，苁蓉四两。张文仲云：五味子、苁蓉各四两。《肘后方》云：地黄四两，附子、泽泻各一两，余各二两。

肾气丸 主肾气不足，羸瘦日剧，吸吸少气，体重，耳聋眼暗百病，方：

桂心四两 干地黄一斤 泽泻 薯蓣 茯苓各八两 牡丹皮六两 半夏二两

右七味，末之，蜜丸如梧子大。酒服十丸，日三。

黄耆丸 治五劳七伤诸虚不足，肾气虚损，目视眈眈，耳无所闻，方：

黄耆 干姜 当归 羌活一作白术 芎䓖 甘草 茯苓 细辛 桂心 乌头 附子 防风 人参 芍药 石斛 干地黄 苁蓉各二两 羊肾一具 枣膏五合

右十九味，末之，以枣膏与蜜为丸。酒服如梧子十五丸，日二，加至三十丸。一方无干姜、当归、羌活、芎䓖，只十四味。《古今录验》无羊肾，有羌活、钟乳、紫石英、石硫黄、赤石脂、白石脂、矾石各二分，名五石黄耆丸。

黄耆丸 疗虚劳方：

黄耆 鹿茸 茯苓 乌头 干姜各三分 桂心 芎䓖 干地黄各四分 白术 菟丝子 五味子 柏子仁 枸杞白皮各五分 当归四分 大枣三十枚

右十五味，末之，蜜丸如梧子。旦酒服十丸，夜十丸以知为度。禁如药法。

神化丸 主五劳七伤，气不足，阴下湿痒或生疮，小便数，有余沥，阴头冷疼，失精自出，少腹急，绕脐痛，膝重不能久立，目视漠漠，见风泪出，胫酸，精气衰微，卧不欲起，手足厥冷，调中利食，方：

苁蓉 牛膝 薯蓣各六分 山茱萸 续断 大黄各五分 远志 泽泻 天雄 人参 柏子仁 防风 石斛 杜仲 黄连 菟丝子 栝楼根 白术 甘草 礜石 当归各一两 桂心 石楠 干姜 萆薢 茯苓 蛇床子 细辛 赤石脂 菖蒲 芎䓖各二分

右三十一味，末之，蜜丸梧子大。酒服五丸，日三，加至二十丸。

三仁九子丸 主五劳七伤，补益方：

酸枣仁 柏子仁 薏苡仁 菟丝子 菊花子 枸杞子 蛇床子 五味子 菴䕡子 地肤子 乌麻子 牡荆子 干地黄 薯蓣 桂心各二两 苁蓉三两

右十六味，末之，蜜丸如梧子。酒服二十丸，日二夜一。

填骨丸 主五劳七伤，补五脏，除万病方：

石斛 人参 巴戟天 当归 牡蒙 石长生 石韦 白术 远志 苁蓉 紫菀 茯苓 干姜 天雄 蛇床子 柏子仁 五味子 牛膝 牡蛎 干地黄 附子 牡丹 甘草 薯蓣 阿胶各二两 蜀椒三两

右二十六味，末之，白蜜和丸如梧子大。酒服三丸，日三。

通明丸 主五劳七伤六极，强力行事举重，重病后骨髓未满房室，所食不消，胃气不平，方：

麦门冬三斤 干地黄 石韦各一斤 紫菀 甘草 阿胶 杜仲 五味子 肉苁蓉 远志 茯苓 天雄各半斤

右十二味，末之，蜜丸如梧子。食上饮若酒服十丸，日再，加至二十丸。

补虚益精大通丸 主五劳七伤百病方：

干地黄八两 天门冬 干姜 当归 石斛 肉苁蓉 白术 甘草 芍药 人参各六两 麻子仁半两 大黄 黄芩各五两 蜀椒三升 防风四两 紫菀五两 茯苓 杏仁各三两 白芷一两

右十九味，末之，白蜜枣膏丸如弹子。空腹服一丸，日三，日效。

赤石脂丸 主五劳七伤，每事不如意，男子诸疾，方：

赤石脂 山茱萸各七分 防风 远志 栝楼根 牛膝 杜仲 薯蓣各四分 蛇床仁六分 柏子仁 续断 天雄 菖蒲各五分 石韦二分 肉苁蓉二分

右十五味，末之，蜜枣膏和丸如梧子。空腹服五丸，日三，十日知。久服不老，加菟丝子四分佳。

鹿角丸 补益方：

鹿角 石斛 薯蓣 人参 防风 白马茎 干地黄 菟丝子 蛇床子各五分 杜仲 泽泻 山茱萸 赤石脂 干姜各四分 牛膝 五味子 巴戟天各六分 苁蓉七分 远志 石龙芮各三分 天雄二分

右二十一味，末之。酒服如梧子三十丸，日二。忌米醋。一方无干姜、五味子。

治五脏虚劳损伤，阴痿，阴下湿痒或生疮，茎中痛，小便余沥，四肢虚吸，阳气绝，阳脉伤，苁蓉补虚益气方：

苁蓉 薯蓣各五分 远志四分 蛇床子 菟丝子各六分 五味子 山茱萸各七分 天雄八分巴戟天十分

右九味，末之，蜜丸如梧子。酒服二十丸，日二服，加至二十五丸。

治五劳七伤六极，脏腑虚弱，食饮不下，颜色黧黯，八风所伤，干地黄补虚益气、能食、资颜色、长阳，方：

干地黄七分 蛇床子六分 远志十分茯苓七分 苁蓉十分五味子四分 麦门冬五分杜仲十分 阿胶八分 桂心五分 天雄七分 枣肉八分 甘草十分

右十三味，末之，蜜丸如梧子。酒下二十丸，日再，加至三十丸。常服尤佳。

治虚劳不起，囊下痒，汗出，小便淋沥，茎中数痛，尿时赤黄，甚者失精，剧苦溺血，目视脘脘，得风泪出，茎中冷，精气衰，两膝肿，不能久立，起则目眩，补虚方：

蛇床子 细辛 天雄 大黄 杜仲 柏子仁 菟丝子 茯苓 防风 萆薢 菖蒲泽泻各四两 栝楼根三分 桂心 苁蓉 薯蓣 山茱萸 蜀椒 石韦 白术各三分 远志牛膝各六分

右二十二味，末之，蜜丸如梧子。酒服十五丸，日再，渐加至五十丸。十五日身体轻，三十日聪明，五十日可御五女。

覆盆子丸 主五劳七伤羸瘦，补益令人充健方：

覆盆子十二分 苁蓉 巴戟天 白龙骨 五味子 鹿茸 茯苓 天雄 续断 薯蓣 白石英各十分 干地黄八分 菟丝子十二分 蛇床子五分 远志 干姜各六分

右十六味，末之，蜜丸如梧子。酒服十五丸，日再，细细加至三十丸。慎生冷、陈臭。《张文仲方》无龙骨、鹿茸、天雄、续断、石英，有石斛、白术、桂心、枸杞子、人参、柏子仁、泽泻各六分，牛膝四分，山茱萸五分，赤石脂、甘草各八分，细辛四分。

治五劳七伤，虚羸无气力，伤极，方：

菟丝子 五味子各二两蛇床子一两

右三味，末之，蜜丸如梧子。一服三丸，日三。禁如常法。

补益方：

干漆 柏子仁 山茱萸 酸枣仁_{各四分}

右四味，末之，蜜丸如梧子大。服二七丸，加至二十丸，日二。

曲囊丸 治风冷，补虚弱，亦主百病，方：

干地黄 蛇床子 薯蓣 牡蛎 天雄 远志 杜仲 鹿茸 五味子 桂心 鹿药草 石斛 车前子 菟丝子 雄鸡肝 肉苁蓉 未连蚕蛾

右十七味，各等分，欲和，任意捣末，蜜丸如小豆大。酒服三丸，加至七丸，日三夜一。禁如常法。须常有药气，大益人。服药十日以后，少少得强。

翟平世治五劳七伤方：

钟乳粉 萆薢_{各一分} 干姜_{三分，一作干地黄} 巴戟天 菟丝子 苁蓉_{各二分}

右六味，末之，蜜丸如梧子。酒服七丸，日三。服讫，行百步，服酒三合，更行三百步，胸中热定，即食干饭，牛、羊、兔肉任为羹，去肥腻，余不忌。

明目益精，长志倍力，久服长生耐老，方：

远志 茯苓 细辛 木兰 菟丝子 续断 人参 菖蒲 龙骨 当归 芎䓖 茯神

右十二味，各五分，末之，蜜丸如梧子。服七丸至十丸，日二夜一，满三年益智。

磁石酒 疗丈夫虚劳冷，骨中疼痛，阳气不足，阴下疥_{一作痛热}，方：

磁石 石斛 泽泻 防风_{各五两}杜仲 桂心_{各四两} 桑寄生 天雄 黄耆 天门冬_{各三两} 石楠_{二两} 狗脊_{八两}

右十二味，㕮咀，酒四斗浸之。服三合，渐加至五合，日再服。亦可单渍磁石服之。

石英煎 主男了女人五劳七伤，消枯羸瘦，风虚痫冷，少气力，无颜色，不能动作，口苦咽燥，眠中不安，恶梦惊惧百病，方：

紫石英 白石英_{各一斤，碎如米，以醇酒九升，铜器中微火煎取三升，以竹篦搅，勿住手，去滓澄清} 干地黄_{一斤}石斛_{五两} 柏子仁 远志_{各一两} 茯苓 人参 桂心 干姜 白术 五味子 苁蓉 甘草 天雄 白芷 细辛 芎䓖 黄耆 山茱萸 麦门冬 防风 薯蓣_{各二两} 白蜜_{三升} 酥_{一升} 桃仁_{三升}

右二十四味，治下筛，纳煎中，如不足，加酒取足为限，煎之令可丸，丸之。酒服三十丸，如梧子，日三，稍加至四十丸为度。无药者可单服煎。令人肥白充实。

麋角丸方：

取当年新角连脑顶者为上，看角根有斫痕处亦堪用，退角根下平者，是不堪。诸麋角丸方，凡有一百一十方，此特出众方之外，容成子羔服而羽化。夫造此药，取角五具，或四具、三具、两具、一具为一剂，先去尖一大寸，即各长七八寸，取势截断，量把镑得，即于长流水中以竹器盛悬，浸可十宿。如无长流水处，即于净盆中满着水浸，每夜易之，即将出，削去皱皮，以利镑镑取白处至心即止，以清粟米泔浸之，经两宿，初经一宿，即干握去旧水，置新绢上曝干，净择去恶物粗骨皮及镑不匀者，即以无灰美酒于大白瓷器中浸经两宿，其酒及器物随药多少，其药及酒俱入净釜中，初武火煮一食久后，即又着火微煎，如蟹目沸，以柳木篦长四尺、阔三指，徐搅之，困即易人，不得住，时时更添美酒，以成煎为度，煎之皆须平旦下手，不得经两宿，仍看屑消似稀胶，即以牛乳五大升，酥一斤，以次渐下后药：

秦艽　人参　甘草　肉苁蓉　槟榔　麋角一条，炙令黄为散，与诸药同制之通草菟丝子酒浸两宿，待干别捣之，各一两

右捣为散，如不要补，即不须此药共煎，又可一食时候，药似稠粥即止火，少时歇热气，即投诸药散相和，搅之相得，仍待少时渐稠堪作丸，即以新器中盛之，以众手一时丸之如梧子大，若不能众手丸，旋暖渐丸亦得，如粘手，著少酥涂手。其服法，空腹取三果浆以下之，如无三果浆，酒下亦得，初服三十丸，日加一丸，至五十丸为度，日二服。初服一百日内，忌房室，服经一月，腹内诸疾自相驱逐，有微痢勿怪，渐后多泄气，能食，明耳目，补心神，安脏腑，填骨髓，理腰脚，能久立，发白更黑，貌老还少。其患气者，加枳实、青木香，准前各一大两。若先曾服丹石等药，即以三黄丸食上压令宣泄。如饮酒、食面口干，鼻中气粗，眼涩，即以蜜浆饮之，即止。如不止，加以三黄丸使微利，诸如此，一度发动已后方始调畅。服至二百日，面皱自展，光泽。一年，齿落更生，强记，身轻若风，日行数百里。二年，常令人肥饱少食，七十以上却成后生。三年，

肠作筋髓，预见未明。四年，常饱不食，自见仙人。三十以下服之不辍，颜一定。其药合之时须净室中，不得令鸡、犬、女人、孝子等见。妇人服之亦佳。

五脏虚劳，小腹弦急胀热，灸肾俞五十壮，老小损之。若虚冷，可至百壮，横三间寸灸之。

备急千金要方卷第二十　膀胱腑

朝奉郎守太常少卿充秘阁校理判登闻检院上护军赐绯鱼袋臣林亿等校正

膀胱腑脉论第一

论曰：膀胱者，主肾也，耳中是其候也。肾合气于膀胱。膀胱者，津液之腑也，号水曹掾，名玉海。重九两二铢，左回迭积，上下纵广九寸，受津液九升九合，两边等，应二十四气。鼻空在外，膀胱漏泄。

黄帝曰：夫五脏各一名一形，肾乃独两，何也？岐伯曰：膀胱为腑有二处，肾亦二形，应腑有二处。脏名一，腑名二，故五脏六腑也。一说肾有左右，而膀胱无二。今用当以左肾合膀胱，右肾合三焦。

左手关后尺中阳绝者，无膀胱脉也。病苦逆冷，妇人月使不调，王月则闭，男子失精，尿有余沥，刺足少阴经治阴，在足内踝下动脉是也。

右手关后尺中阳绝者，无子户脉也。病苦足逆寒，绝产，带下无子，阴中寒，刺足少阴经治阴。

左手关后尺中阳实者，膀胱实也。病苦逆冷，胁下邪气相引痛，刺足太阳经治阳，在足小指外侧本节后陷中。

右手关后尺中阳实者，膀胱实也。病苦少腹满，腰痛，刺足太阳经治阳。

病先发于膀胱者，背膂筋痛，小便闭，五日之肾，少腹腰脊痛，胫酸；一日之小肠，胀；一日之脾，闭塞不通，身痛体重；二日不已，死，冬鸡鸣，夏下晡。一云日夕。

膀胱病者，少腹偏肿而痛，以手按之，则欲小便而不得，肩上热，若脉陷，及足小指外侧及胫踝后皆热。若脉陷，取委中。

膀胱胀者，少腹满而气癃。

肾前受病，传于膀胱。肾咳不已，咳则遗溺。

厥气客于膀胱，则梦游行。

肾应骨，密理厚皮者，三焦、膀胱厚；粗理薄皮者，三焦、膀胱薄；腠理疏者，三焦、膀胱缓；急皮而无毫毛者，三焦、膀胱急；毫毛美而粗者，三焦、膀胱直；稀毫毛者，三焦、膀胱结也。

扁鹊云：六腑有病彻面形，肾、膀胱与足少阴、太阳为表里，膀胱总通于五脏，所以五脏有疾即应膀胱，膀胱有疾即应胞囊。伤热则小便不通，膀胱急，尿苦黄赤；伤寒则小便数，清白，或发石水，根在膀胱，四肢小，其腹独大也。方在治水篇中。

骨绝不治，齿黄落，十日死。

足太阳之脉，起于目内眦，上额，交巅上。其支者，从巅至耳上角。其直者，从巅入络脑，还出别下项，循肩膊内，侠脊抵腰中，入循膂，络肾，属膀胱。其支者，从腰中下会于后阴，下贯臀，入腘中。其支者，从膊内左右别下贯胛—作髀，过髀枢，循髀外后廉，下合腘中，以下贯腨内，出外踝之后，循京骨，至小指外侧。是动则病冲头痛，目似脱，项似拔，脊痛，腰似折，髀不可以曲—作回，腘如结，腨如列，是为踝厥。是主筋所生病者，痔疟狂癫疾，头脑项痛，目黄，泪出，鼽衄，项背、腰尻、腘腨、脚皆痛，小指不用。盛者则人迎大再倍于寸口，虚者则人迎反小于口也。

膀胱虚实第二

脉四条　方六首　灸法一首

膀胱实热

左手尺中神门以后脉阳实者，足太阳经也。病苦逆满，腰中痛，不可俯仰，劳也，名曰膀胱实热也。

右手尺中神门以后脉阳实者，足太阳经也。病苦胞转不得小便，头眩痛，烦满，脊背强，名曰膀胱实热也。

治膀胱实热方：

石膏八两 栀子仁一作瓜子仁 茯苓 知母各三两蜜五合 生地黄 淡竹叶各切一升

右七味，㕮咀，以水七升，煮取二升，去滓下蜜，煮二沸，分三服。须利，加芒硝三两。

治膀胱热不已，舌干咽肿，方：

升麻 大青各三两 蔷薇根白皮 射干 生玄参 黄檗各四两 蜜七合

右七味，㕮咀，以水七升，煮取一升，去滓下蜜，煮二沸，细细含之。

膀胱虚冷

左手尺中神门以后脉阳虚者，足太阳经也。病苦脚中筋急，腹中痛引腰背，不可屈伸，转筋，恶风偏枯，腰痛，外踝后痛，名曰膀胱虚冷也。

右手尺中神门以后脉阳虚者，足太阳经也。病苦肌肉振动，脚中筋急，耳聋忽忽不闻，恶风飕飕作声，名曰膀胱虚冷也。

治膀胱虚冷，饥不欲饮食，面黑如炭，腰胁疼痛，方：

磁石六两黄耆 茯苓各三两 杜仲 五味子各四两 白术 白石英各五两

右七味，㕮咀，以水九升，煮取三升，分三服。

治膀胱冷，咳唾则有血，喉鸣喘息，方：

羊肾一具 人参 玄参 桂心 芎䓖 甘草各三两 茯苓四两地骨皮 生姜各五两 白术六两 黄耆三两

右十一味，㕮咀，以水一斗一升，先煮肾，减三升，去肾下药，煮取三升，去滓，分为三服。

龙骨丸 治膀胱肾冷，坐起欲倒，目䀮䀮，气不足，骨痿，方：

龙骨 柏子仁 甘草 防风 干地黄各五分 桂心 禹余粮 黄耆 茯苓 白石英各七分 人参 附子 羌活 五味子各六分 玄参 芎䓖 山茱萸各四分 磁石 杜仲 干姜各八分

右二十味，末之，蜜丸如梧子。空腹酒服三十丸，日二，加至四十丸。

治膀胱寒，小便数，漏精稠厚如米白泔，方：

赤雄鸡肠两具鸡胵胵两具干地黄三分桑螵蛸 牡蛎 龙骨 黄连各四分白石脂五分苁蓉六分赤石脂五分

右十味，治下筛，纳鸡肠及胵胵中缝塞，蒸之令熟，曝干，合捣为散，以酒和方寸匕，日三服。

治膀胱，灸之如肾虚法。

胞囊论第三

论一首　方十六首　灸法八首

论曰：胞囊者，肾、膀胱候也，贮津液并尿。若脏中热病者，胞涩小便不通，尿黄赤；若腑有寒病，则胞滑小便数而多白。若至夜则尿偏甚者，夜则内阴气生。故热则泻之，寒则补之，不寒不热，依经调之，则病不生矣。

凡尿不在胞中，为胞屈僻，津液不通，以葱叶除尖头，纳阴茎孔中，深三寸，微用口吹之，胞胀，津液大通，便愈。

治肾热应胞囊涩热，小便黄赤，苦不通，**榆皮通滑泄热煎方**：

榆白皮 葵子各一升车前子五升赤蜜一升滑石 通草各三两

右六味，㕮咀，以水三斗，煮取七升，去滓下蜜，更煎取三升，分三服。妇人难产，亦同此方。

治膀胱急热，小便黄赤，**滑石汤**方：

滑石八两子芩三两 榆白皮四两 车前子 冬葵子各一升

右五味，㕮咀，以水七升，煮取三升，分三服。

治虚劳尿白浊方：

榆白皮切二斤，水二斗，煮取五升，分五服。

又方：

捣干羊骨，末，服方寸匕，日二。

虚劳尿白浊，灸脾腧一百壮。

又，灸三焦腧百壮。

又，灸肾腧百壮。

又，灸章门百壮，在季肋端。

凡饱食讫忍小便，或饱食走马，或忍小便大走及入房，皆致胞转，脐下急满不通，治之方：

乱发急缠如两拳大，烧末，醋四合，和二方寸匕，服之讫，即炒熟黑豆叶蹲坐上。

治胞转方：

榆白皮一升 石韦一两 鬼箭三两 滑石四两 葵子 通草 甘草各一两

右七味，㕮咀，以水一斗，煮取三升，分三服。

治丈夫、妇人胞转，不得小便八九日，方：

滑石 寒水石各一斤 葵子一升

右三味，㕮咀，以水一斗，煮取五升，分三服。

治胞转小便不得，方：

葱白四七茎 阿胶一两 琥珀三两 车前子一升

右四味，㕮咀，以水一斗，煮取三升，分三服。

又方：

阿胶三两，水二升，煮取七合，顿服之。

又方：

豉五合，以水三升，煮数沸，顿服之。

又方：

麻子煮取汁，顿服之。

又方：

连枷关烧灰，水服之。

又方：

笔头灰水服之。

又方：

纳白鱼子茎孔中。

又方：

烧死蜣螂二枚，末，水服之。

又方：

酒和猪脂鸡子大，顿服之。

腰痛，小便不利，苦胞转，灸玉泉七壮，穴在关元下一寸。大人从心下度取八寸是玉泉穴，小儿斟酌以取之。

又，灸第十五椎五十壮。

又，灸脐下一寸。

又，灸脐下四寸，各随年壮。

三焦脉论第四

论曰：夫三焦者，一名三关也。上焦名三管反射，中焦名霍乱，下焦名走哺。合而为一，有名无形，主五脏六腑，往还神道，周身贯体，可闻不可见。和利精气，决通水道，息气肠胃之间，不可不知也。三焦名中清之腑，别号玉海，水道出属膀胱合者，虽合而不同。上中下三焦同号为孤腑，而荣出中焦，卫出上焦。荣者，络脉之气道也；卫者，经脉之气道也。其三焦形相厚薄大小，并同膀胱之形云。

三焦病者，腹胀气满，小腹尤坚，不得小便，窘急，溢则为水，留则为胀，候在足太阳之外大络，在太阳少阳之间，亦见于脉，取委阳。

小腹肿痛，不得小便，邪在三焦约，取太阳大络，视其结脉与厥阴小络结而血者，肿上及胃脘，取三里。

三焦胀者，气满于皮肤，壳壳而不坚疼。一云壳壳而坚。

久咳不已，传之三焦，咳而腹满，不欲饮食也。

手少阳之脉，起于小指次指之端，上出两指之间，循手表腕，出臂外两骨之间，上贯肘，循臑外上肩，而交出足少阳之后，入缺盆，交膻中，散络心包，下膈，遍属三焦。其支者，从膻中上出缺盆，上项，侠耳后直上，出耳上角，以屈下额至頔。其支者，从耳后入耳中，出走耳前，过客主人前，交频，至目锐眦。是动则病耳聋辉辉焞焞，嗌肿喉痹。是主气所生病者，汗出，目锐眦痛，颊肿，耳后、肩臑、肘臂外皆痛，小指次指不用。为此诸病，盛则泻之，虚则补之，热则疾之，寒则留之，陷下则灸之，不盛不虚，以经取之。盛者人迎大再倍于寸口，虚者人迎反小于寸口也。

三焦虚实第五

论三首　方十八首　灸法七首

论曰：夫上焦如雾雾者，霏霏起上也，其气起于胃上脘《难经》、《甲乙》、《巢源》作上口并咽以上，贯膈，布胸中，走腋，循足太阴之分而行，还注于手阳明，上至舌，下注足阳明。常与荣卫俱行于阳二十五度，行于阴二十五度，为一周，日夜五十周身，周而复始，大会于手太阴也。主手少阳心肺之病，内而不出，人有热，则饮食下胃，其气未定，汗则出，或出于面，或出于背，身中皆热，不循卫气之道而出者何？此外伤于风，内开腠理，毛蒸理泄，卫气走之，固不得循其道。此气慓悍滑疾，见开而出，故不得从其道，名曰漏气。其病则肘挛痛，食先吐而后下，其气不续，膈间厌闷，所以饮食先吐而后下也。寒则精神不守，泄下便利，语声不出，若实则上绝于心，若虚则引气于肺也。

治上焦饮食下胃，胃气未定，汗出面背，身中皆热，名曰漏气，通脉泻热，**泽泻汤**方：

泽泻　半夏　柴胡　生姜各三两　地骨皮五两　石膏八两　竹叶五合　莼心一升　茯苓　人参各二两　甘草　桂心各一两

右十二味，㕮咀，以水二斗，煮取六升，分五服。一云水一斗，煮取三升，分三服。

治上焦热，腹满而不欲食，或食先吐而后下，肘挛痛，**麦门冬理中汤**方：

麦门冬　生芦根　竹茹　廪米各一升生姜四两　白术五两　莼心五合　甘草　茯苓各二两　橘皮　人参　萎蕤各三两

右十二味，㕮咀，以水一斗五升，煮取三升，分三服。

胸中膈气，聚痛好吐，灸厥阴腧随年壮，穴在第四椎两边各相去一寸五分，灸随年壮。

治上焦虚寒，短气不续，语声不出，**黄耆理中汤**方：

黄耆 桂心各二两 丹参 杏仁各四两 桔梗 干姜 五味子 茯苓 甘草 芎䓖各三两

右十味，㕮咀，以水九升，煮取三升，分为三服。

治上焦冷，下痢，腹内不安，食好注下，**黄连丸**方：

黄连 乌梅肉各八两 桂心二两 干姜 附子 阿胶各四两 榉皮 芎䓖 黄檗各三两

右九味，末之，蜜丸如梧子大，饮下二十丸，加至三十丸。

治上焦闭塞，干呕，呕而不出，热少冷多，好吐白沫清涎，吞酸，**厚朴汤**方：

厚朴 茯苓 芎䓖 白术 玄参各四两 生姜八两 吴茱萸八合 桔梗 附子 人参 橘皮各三两

右十一味，㕮咀，以水二斗，煮取五升，分五服。

论曰：中焦如沤沤者，在胃中如沤也，其气起于胃中脘《难经》作中口，《甲乙》、《巢源》作胃口，在上焦之后。此受气者，主化水谷之味，泌糟粕，蒸津液，化为精微，上注于肺脉，乃化而为血，奉以生身，莫贵于此，故独得行于经隧，名曰营气，主足阳明。阳明之别号曰丰隆，在外踝上，去踝八寸，别走太阴，络诸经之脉，上下络太仓，主腐熟五谷，不吐不下。实则生热，热则闭塞不通，上下隔绝；虚则生寒，寒则腹痛，洞泄，便痢霍乱，主脾胃之病。夫血与气异形而同类，卫气是精，血气是神，故血与气异名同类焉。而脱血者无汗，此是神气；夺汗者无血，此是精气。故人有两死《删繁》作一死，而无两生，犹精神之气隔绝也。若虚则补于胃，实则泻于脾，调其中，和其源，万不遗一也。

治中焦实热闭塞，上下不通，隔绝关格，不吐不下，腹满膨膨，喘急，开关格，通隔绝，**大黄泻热汤**方：

蜀大黄切，以水一升浸 黄芩 泽泻 升麻 芒硝各三两 羚羊角 栀子各四两 生玄参八两 地黄汁一升

右九味，㕮咀，以水七升，煮取二升三合，下大黄，更煮两沸，去滓

下硝，分三服。

治中焦热，水谷下痢，**蓝青丸**方：

蓝青汁三升 黄连八两 黄檗四两 乌梅肉 白术 地榆 地肤子各二两 阿胶五两

右八味，末之，以蓝青汁和，微火煎，丸如杏仁大，饮服三丸，日二。七月七日合大良，当并手丸之。

治中焦寒，洞泄下痢，或因霍乱后，泻黄白无度，腹中虚痛，**黄连煎**方：

黄连 酸石榴皮 地榆 阿胶各四两 黄檗 当归 厚朴 干姜各三两

右八味，㕮咀，以水九升，煮取三升，去滓，下阿胶，更煎取烊，分三服。

四肢不可举动，多汗洞痢，灸大横随年壮，穴在侠脐两边各二寸五分。

论曰：下焦如渎渎者，如沟水决泄也，其气起于胃下脘，别回肠，注于膀胱而渗入焉，故水谷者常并居于胃中，成糟粕而俱下于大肠。主足太阳，灌渗津液，合膀胱，主出不主入，别于清浊，主肝肾之病候也。若实则大小便不通利，气逆不续，呕吐不禁，故曰走哺；若虚则大小便不止，津液气绝。人饮酒入胃，谷未熟而小便独先下者何？盖酒者，熟谷之液也，其气悍以滑，故后谷入而先谷出也。所以热则泻于肝，寒则补于肾也。

治下焦热，大小便不通，**柴胡通塞汤**方：

柴胡 黄芩 橘皮 泽泻 羚羊角各三两 生地黄一升 香豉一升，别盛 栀子四两 石膏六两 芒硝二两

右十味，㕮咀，以水一斗，煮取三升，去滓，纳芒硝，分三服。

治下焦热，或下痢脓血，烦闷恍惚，**赤石脂汤**方：

赤石脂八两 乌梅二十枚 栀子十四枚 白术 升麻各三两 廪米一升 干姜二两

右七味，㕮咀，以水一斗，煮米取熟，去米下药，煮取二升半，分为三服。

治下焦热，气逆不续，呕吐不禁，名曰走哺，**止呕人参汤**方：

人参 菱蕤 黄芩 知母 茯苓各三两 白术 橘皮 生芦根 栀子仁各四两 石膏八两

右十味，㕮咀，以水九升，煮取三升，去滓，分三服。

治下焦热毒痢，鱼脑杂痢赤血，脐下少腹绞痛不可忍，欲痢不出，**香豉汤**方：

香豉 薤白各一升 栀子 黄芩 地榆各四两 黄连 黄檗 白术 茜根各三两

右九味，㕮咀，以水九升，煮取三升，分三服。

膀胱三焦津液下，大小肠中寒热，赤白泄痢，及腰脊痛，小便不利，妇人带下，灸小肠腧五十壮。

治下焦虚冷，大小便洞泄不止，**黄檗止泄汤**方：

黄檗 人参 地榆 阿胶各三两 黄连五两 茯苓 榉皮各四两 艾叶一升

右八味，㕮咀，以水一斗，煮取三升，去滓，下胶消尽，分三服。

治下焦虚寒，津液不止，短气欲绝，**人参续气汤**方：

人参 橘皮 茯苓 乌梅 麦门冬 黄耆 干姜 芎䓖各三两 白术 厚朴各四两 桂心二两 吴茱萸三合

右十二味，㕮咀，以水一斗二升，煮取三升，分三服。

治下焦虚寒损，腹中瘀血，令人喜忘，不欲闻人语，胸中噎塞而短气，**茯苓丸**方：

茯苓 干地黄 当归各八分 甘草 人参 干姜各七分 杏仁五十枚 厚朴三分 桂心四分 黄耆六分 芎䓖五分

右十一味，末之，蜜丸如梧子。初服二十丸，加至三十丸为度，日二，清白饮下之。

治下焦虚寒损，或先见血后便转，此为近血，或利、不利，**伏龙肝汤**方：

伏龙肝五合，末 干地黄五两，一方用黄檗 阿胶三两 发灰二合 甘草 干姜 黄芩 地榆 牛膝各三两，一作牛蒡根

右九味，㕮咀，以水九升，煮取三升，去滓，下胶煮消，下发灰，分为三服。

治下焦虚寒损，或先便转后见血，此为远血，或利或不利，好因劳冷而发，宜**续断止血**方：

续断 当归 桂心各一两 干姜 干地黄各四两 甘草二两 蒲黄 阿胶各一两

右八味，㕮咀，以水九升，煮取三升半，去滓，下胶取烊，下蒲黄，分三服。

治三焦虚损，或上下发、泄吐唾血，皆从三焦起，或热损发，或因酒发，宜**当归汤**方：

当归 干姜 干地黄 柏枝皮 小蓟 羚羊角 阿胶各三两 芍药 白术各四两 黄芩 甘草各二两 蒲黄五合 青竹茹半升 伏龙肝一鸡子大 发灰一鸡子

右十五味，㕮咀，以水一斗二升，煮取三升半，去滓，下胶取烊，次下发灰及蒲黄，分三服。

五脏六腑，心腹满，腰背疼，饮食吐逆，寒热往来，小便不利，羸瘦少气，灸三焦腧随年壮。

腹疾腰痛，膀胱寒澼饮注下，灸下极腧随年壮。

三焦寒热，灸小肠腧随年壮。

三焦膀胱肾中热气，灸水道随年壮，穴在侠屈骨相去五寸。屈骨在脐下五寸屈骨端，水道侠两边各二寸半。

霍乱第六

论二首 证四条 方二十八首 灸法十八首

论曰：原夫霍乱之为病也，皆因食饮，非关鬼神，夫饱食肫脍，复餐乳酪，海陆百品，无所不啖，眠卧冷席，多饮寒浆，胃中诸食结而不消，阴阳二气拥而反戾，阳气欲升，阴气欲降，阴阳乖隔，变成吐痢，头痛如破，百节如解，遍体诸筋皆为回转，论时虽小，卒病之中最为可畏，虽临深履危，不足以喻之也。养生者，宜达其旨趣，庶可免于夭横矣。

凡霍乱，务在温和将息，若冷即遍体转筋。凡此病定，一日不食为佳，仍须三日少少吃粥，三日以后可恣意食息，七日勿杂食为佳，所以养脾气也。

大凡霍乱，皆中食脍酪，及饱食杂物过度，不能自裁，夜卧失覆，不善将息所致，以此殒命者众。人生禀命，以五脏为主。夫五脏者，即是五行，内为五行，外为五味，五行五味，更宜扶抑，所以春夏秋冬，逆理之食啖不可过度。凡饮食于五脏相克者，为病相生无他。经曰：春不食辛，夏无食咸，季夏无食酸，秋无食苦，冬无食甘。此不必全不食，但慎其太甚耳。谚曰百病从口生，盖不虚也。四时昏食，不得太饱，皆生病耳，从夏至秋分，忌食肥浓。然热月人自好冷食，更与肥浓，兼食果菜无节，极遂逐冷眠卧，冷水洗浴，五味更相克贼，虽欲无病，不可得也。所以病苦，人自作之，非关运也。《书》曰：非天夭人，人中自绝命。此之谓也。

凡诸霍乱，忌与米饮，胃中得米即吐不止，但与厚朴葛根饮，若冬瓜叶饮，沾渍咽喉而不可多与。若服汤时随服吐者，候吐定乃止。诊脉绝不通，以桂合葛根为饮。吐下心烦，内热汗不出，不转筋，脉急数者，可犀角合葛根为饮。吐下不止，发热心烦，欲饮水，可少饮米粉汁为佳。若不止，可与葛根荠苨饮服之。

问曰：病有霍乱者何？师曰：呕吐而利，此为霍乱。

问曰：病者发热头痛，身体疼痛，恶寒而复吐利，当属何病？师曰：当为霍乱，霍乱吐利，止而复发热也。伤寒其脉微涩，本是霍乱，今是伤寒，却四五日至阴经，上转入阴必利。本呕下利者，不可治也。霍乱吐多者，必转筋不渴，即脐上筑。霍乱而脐上筑者，为肾气动，当先治其筑，治中汤主之，去术加桂心。去术者，以术虚故也；加桂者，恐作奔豚也。霍乱而脐上筑，吐多者，若下多者，霍乱而惊悸，霍乱而渴，霍乱而腹中痛，呕而吐利，呕而利欲得水者，皆用治中汤主之。

治中汤 主霍乱吐下胀满，食不消，心腹痛，方：

人参 干姜 白术 甘草各三两

右四味，㕮咀，以水八升，煮取三升，分三服。不瘥，频服三两剂。远行防霍乱，依前作丸如梧子，服三十丸。如作散，服方寸匕，酒服亦得。若转筋者，加石膏三两。仲景云：若脐上筑者，肾气动也，去术加桂心四两；吐多者，去术加生姜三两；下多者，复用术；悸者，加茯苓二两；渴欲得水者，加术合前成四两半；腹中痛者，加人参合前成四两半；若寒者，加干姜合前成四两半；腹满者，去术加附子一枚。服汤后一食顷，服热粥一升，微自温，勿发揭衣被也。

吐利止而身体痛不休者，当消息和解其外，以桂枝汤小和之。方见伤寒中。

四顺汤 治霍乱转筋，肉冷汗出，呕哕者，方：

人参 干姜 甘草各三两 附子一两

右四味，㕮咀，以水六升，煮取二升，分三服。《范汪》云：利甚加龙骨二两妙。

四逆汤 主多寒手足厥冷，脉绝，方：

吴茱萸二升 生姜八两 当归 芍药 细辛 桂心各三两 大枣二十五枚 通草 甘草各二两

右九味，㕮咀，以水六升、酒六升，合煮取五升，分五服。旧方用枣三十枚，今以霍乱病法多痞，故除之。如退枣，入葛根二两佳。霍乱四逆，加半夏一合、附子小者一枚；恶寒乃与大附子。

吐下而汗出，小便复利，或下利清谷，里寒外热，脉微欲绝，或发热恶寒，四肢拘急，手足厥，**四逆汤**主之，方：

甘草二两 干姜一两半 附子一枚

右三味，㕮咀，以水三升，煮取一升二合，温分再服，强人可与大附子一枚、干姜至三两。《广济方》：若吐之后吸吸少气，及下而腹满者，加人参一两。

吐利已断，汗出而厥，四肢拘急不解，脉微欲绝，**通脉四逆汤**主之，方：

大附子一枚 甘草一两半 干姜三两，强人四两

右三味，㕮咀，以水三升，煮取一升二合，分二服，脉出即愈。若面色赤者，加葱白九茎；腹中痛者，去葱加芍药二两；呕逆，加生姜二两；咽痛，去芍药，加桔梗一两；利止脉不出者，去桔梗，加人参二两。皆与方相应乃服之。仲景用通脉四逆加猪胆汁汤。

霍乱吐利，已服理中、四顺，热不解者，以**竹叶汤**主之，方：

竹叶一握 生姜十累 白术三两 小麦一升 橘皮 当归 桂心各二两 甘草 人参 附子 芍药各一两

右十一味，㕮咀，以水一斗半，先煮竹叶、小麦，取八升，去滓下药，煮取三升，分三服。上气者，加吴茱萸半升，即瘥。理中、四顺皆大热，若有热，宜竹叶汤。《古今录验》无芍药。

治妇人霍乱，呕逆吐涎沫，医反下之，心下即痞，当先治其涎沫，可服小青龙汤。涎沫止，次治其痞，可服**甘草泻心汤**，方：

甘草四两 半夏半升 干姜 黄芩各三两 黄连一两 大枣十二枚

右六味，㕮咀，以水一斗，煮取六升，分六服。

治妇人霍乱呕吐，小青龙汤方。出第十八卷。

霍乱四逆，吐少呕多者，**附子粳米汤**主之，方：

中附子一枚 粳米五合 半夏半升 干姜 甘草各一两 大枣十枚

右六味，㕮咀，以水八升，煮药取米熟，去滓，分三服。仲景无干姜。

治年老羸劣，冷气恶心，食饮不化，心腹虚满，拘急短气，霍乱呕逆，四肢厥冷，心烦气闷，流汗，**扶老理中散**方：

麦门冬 干姜各六两 人参 白术 甘草各五两 附子 茯苓各三两

右七味，治下筛，以白汤三合，服方寸匕。常服，将蜜丸，酒服如梧子二十丸。

人参汤 主毒冷霍乱，吐利烦呕，转筋，肉冷汗出，手足指肿，喘息垂死，绝语音不出，百方不效，脉不通者，服此汤取瘥乃止，随吐续更服勿止，并灸之，方：

人参 附子 厚朴 茯苓 甘草 橘皮 当归 葛根 干姜 桂心各一两

右十味，㕮咀，以水七升，煮取二升半，分三服。

霍乱蛊毒，宿食不消，积冷，心腹烦满，鬼气，方：

极咸盐汤三升，热饮一升，刺口令吐宿食使尽，不吐更服，吐讫复饮，三吐乃住静止。此法大胜诸治，俗人以为田舍浅近法，鄙而不用，守死而已。凡有此病，即须先用之。

治霍乱方：

扁豆一升 香薷一升

右二味，以水六升，煮取二升，分服。单用亦得。

霍乱洞下不止者方：

艾一把，水三升，煮取一升，顿服之，良。

又方：

香葇一把，水四升，煮取一升，顿服之。青木香亦佳。

霍乱吐下腹痛方：

以桃叶，冬用皮，煎汁服一升，立止。

霍乱引饮，饮辄干呕方：

生姜五两，咬咀，以水五升，煮取二升半，分二服。高良姜大佳。

治霍乱，**杜若丸**，久将远行防备方：

杜若 藿香 白术 橘皮 干姜 木香 人参 厚朴 瞿麦 桂心 薄荷 女萎 茴香 吴茱萸 鸡舌香

右十五味，等分，末之，蜜丸如梧子，酒下二十丸。

治霍乱，使百年不发，丸方：

虎掌 薇衔_{各二两} 枳实 附子 人参 槟榔 干姜_{各三两} 厚朴_{六两} 皂荚_{三寸} 白术_{五两}

右十味，末之，蜜丸如梧子，酒下二十丸，日三。武德中，有德行尼名净明，患此已久，或一月一发，或一月再发，发即至死，时在朝太医蒋、许、甘、巢之徒亦不能识，余以霍乱治之，处此方得愈，故疏而记之。

凡先服石人，因霍乱吐下，服诸热药吐下得止，因即变虚，心烦，手足热，口干燥，欲得水，呕逆遂闷，脉急数者，及时行热病后毒未尽，因霍乱吐下，仍发热，心胸欲裂者，以此解之，方：

茅苣 人参 厚朴 知母 栝楼根 茯苓 犀角 蓝子 枳实 桔梗 橘皮 葛根 黄芩 甘草_{各一两}

右十四味，咬咀，以水一斗，煮取三升，分三服。

中热霍乱，暴利心烦，脉数，欲得冷水者方：

新汲井水，顿服一升，立愈。先患胃口冷者，勿服之。

治霍乱，医所不治方：

童女月经衣合血烧末，酒服方寸匕，秘之，百方不瘥者用之。

治霍乱转筋方：

蓼一把，去两头，以水二升，煮取一升，顿服之。一方作梨叶。

又方：

烧故木梳灰，末之，酒服一枚小者，永瘥。

又方：

车毂中脂涂足心下，瘥。

治霍乱转筋入腹，不可奈何者，方：

极咸作盐汤，于槽中暖渍之。

又方：

以醋煮青布揾之，冷复易之。

治转筋不止者方：

若男子，以手挽其阴牵之；女子，挽其乳近左右边。

论曰：凡霍乱灸之，或时虽未立瘥，终无死忧，不可逆灸。或但先腹痛，或先下后吐，当随病状灸之。

若先心痛及先吐者，灸巨阙七壮，在心下一寸，不效，更灸如前数。

若先腹痛者，灸太仓二七壮，穴在心厌下四寸，脐上一夫，不止，更灸如前数。

若先下利者，灸谷门二七壮，在脐旁二寸，男左女右，一名大肠募，不瘥，更灸如前数。

若吐下不禁，两手阴阳脉俱疾数者，灸心蔽骨下三寸，又灸脐下三寸，各六七十壮。

若下不止者，灸大都七壮，在足大指本节后内侧白肉际。

若泄利所伤，烦欲死者，灸慈宫二十七壮，在横骨两边各二寸半，横骨在脐下横门骨是。

若干呕者，灸间使各七壮，在手腕后三寸两筋间，不瘥更灸如前数。

若呕哕者，灸心主各七壮，在掌腕上约中，吐不止更灸如前数。

若手足逆冷，灸三阴交各七壮，在足内踝直上三寸廉骨际，未瘥更灸如前数。

转筋在两臂及胸中者，灸手掌白肉际七壮，又灸膻中、中府、巨阙、胃管、尺泽，并治筋拘头足，皆愈。

走哺转筋，灸踵踝白肉际各三七壮，又灸小腹下横骨中央随年壮。

转筋四厥，灸两乳根黑白际各一壮。

转筋，灸涌泉六七壮，在足心下当拇指大筋上，又灸足大指下约中一壮。

转筋不止，灸足踵聚筋上白肉际七壮，立愈。

转筋入腹，痛欲死，四人持手足，灸脐上一寸十四壮，自不动，勿复持之。又灸股里大筋去阴一寸。

霍乱转筋，令病人合面正卧，申两手着身，以绳横量两肘尖头，依绳下侠脊骨两边相去各一寸半，灸一百壮，无不瘥。《肘后》云：此华佗法。

霍乱已死，有暖气者，灸承筋，取绳量围足从指至跟匝，捻取等折一半以度，令一头至跟踏地处，引綖上至度头即是穴，灸七壮，起死人。又以盐纳脐中，灸二七壮。

杂补第七

论一首　方三十首

论曰：彭祖云：使人丁壮不老，房室不劳损气力，颜色不衰者，莫过麋角。其法：刮之为末十两，用生附子一枚合之，酒服方寸匕，日三，大良。亦可熬令微黄，单服之，亦令人不老，然迟缓不及附子者。又以雀卵和为丸，弥佳，服之二十日大有效。

琥珀散 主虚劳百病，除阴痿精清，力不足，大小便不利，如淋状，脑门受寒，气结在关元，强行阴阳，精少余沥，腰脊痛，四肢重，咽干口燥，食无常味，乏气力，远视眈眈，惊悸不安，五脏虚劳，上气喘闷，方：

琥珀研，一升　松子　柏子　荏子各三升　芜菁子　胡麻子　车前子　蛇床子　菟丝子　枸杞子　菴䕡子　麦门冬各一升　橘皮　松脂　牡蛎　肉苁蓉各四两　桂心　石韦　石斛　滑石　茯苓　芎劳　人参　杜蘅　续断　远志　当归　牛膝　牡丹各三两　通草十四分

右三十味，各治下筛，合捣二千杵，盛以韦囊，先食服方寸匕，日三夜一，用牛羊乳汁煎令熟。长服令人志性强，轻体益气，消谷能食，耐寒暑，百病除愈，可御十女不劳损，令精实如膏，服后七十日可得行房。久服老而更少，发白更黑，齿落重生。

苁蓉散 主轻身益气，强骨，补髓不足，能使阴气强盛，方：

肉苁蓉一斤 生地黄三十斤，取汁 慎火草二升，切 楮子二升 干漆二升 甘草一斤 远志 五味子各一斤

右八味，以地黄汁浸一宿，出曝干，复渍令汁尽，为散。酒服方寸匕，空腹服，日三。三十日力倍常，可御十女。

秃鸡散方：

蛇床子 菟丝子 远志 防风 巴戟 五味子 杜仲 苁蓉各二两

右八味，治下筛。酒下方寸匕，日二，常服勿绝。无室勿服。

治五劳七伤，阴痿不起，衰损，**天雄散**方：

天雄 五味子 远志各一两 苁蓉十分 蛇床子 菟丝子各六两

右六味，治下筛。以酒下方寸匕，日三，常服勿止。

治阴下湿痒，生疮，失精阴痿，方：

牡蒙 菟丝子 柏子仁 蛇床子 苁蓉各二两

右五味，治下筛。以酒下方寸匕，日三，以知为度。

治阴痿精薄而冷方：

苁蓉 钟乳 蛇床子 远志 续断 薯蓣 鹿茸各三两

右七味，治下筛。酒下方寸匕，日二服。欲多房室，倍蛇床；欲坚，倍远志；欲大，倍鹿茸；欲多精，倍钟乳。

治五劳七伤，庶事衰恶，方：

薯蓣 巴戟天 天雄 蛇床子各二分 雄蚕蛾十枚 石斛 五味子 苁蓉各三分 菟丝子 牛膝 远志各二分

右十一味，治下筛。以酒服方寸匕，日三。

石硫黄散 极益房，补虚损，方：

石硫黄 白石英 鹿茸 远志 天雄 僵蚕 女萎 蛇床子 五味子 白马茎 菟丝子各等分

右十一味，治下筛。酒服方寸匕，日三，无房禁服。

又方：

萝摩六两 五味子 酸枣仁 柏子仁 枸杞根皮 干地黄各三两

右六味，治下筛，酒服方寸匕，日三。

又方：

车前子茎叶根，治下筛，服方寸匕，强阴益精。

常饵补方：

苁蓉 石斛 干姜各八两 远志 菟丝子 续断各五两 枸杞子一斤 天雄三两 干地黄十两

右九味，治下筛。酒服方寸匕，日二服。不忌，服药十日，候茎头紫色，乃可行房。

治男子阴气衰，腰背痛，苦寒，茎消少精，小便余沥出，失精，囊下湿痒，虚乏，令人充实，肌肤肥悦，方：

巴戟天 菟丝子 杜仲 桑螵蛸 石斛

右五味，等分，治下筛。酒服方寸匕，日一，常服佳。

又方：

薯蓣 丹参 山茱萸 巴戟 人参各五分 蛇床子 五味子各四分 分桂心二分 干地黄七分

右十一味，治下筛。酒服方寸匕，日二夜一服。

又方：

五味子 蛇床子各二两 续断 牛膝各三两 苁蓉 车前子各四两

右六味，治下筛。酒服方寸匕，日二。

治男子羸瘦短气，五脏痿损，腰痛，不能房室，益气补虚**杜仲散**方：

杜仲 蛇床子 五味子 干地黄各六分 木防己五分 菟丝子十分 苁蓉八分巴戟天七分 远志八分

右九味，治下筛。食前酒服方寸匕，日三，长服不绝佳。

治阳气不足，阴囊湿痒，尿有余沥，漏泄虚损，云为不起，苁蓉补虚益阳方：

苁蓉 续断各八分 蛇床子九分 天雄 五味子 薯蓣各七分 远志六分 干地黄 巴戟天各五分

右九味，治下筛。酒服方寸匕，日三。凡病皆由醉饱之后并疲极而合阴阳，致成此病也。

白马茎丸 主空房独怒，见敌不兴，口干汗出，失精，囊下湿痒，尿有余沥，卵偏大引疼，膝冷胫酸，目中眈眈，少腹急，腰脊强，男子百病，方：

白马茎 赤石脂 石韦 天雄 远志 山茱萸 菖蒲 蛇床子 薯蓣 杜仲 肉苁蓉 柏子仁 石斛 续断 牛膝 栝楼根 细辛 防风各八分

右十八味，末之，白蜜丸如梧子大。酒服四丸，日再服，七日知，一月日百病愈，加至二十丸。

治阴痿方：

雄鸡肝一具 鲤鱼胆四枚

右二味，阴干百日，末之，雀卵和，吞小豆大一丸。

又方：

菟丝子一升 雄鸡肝二具，阴干百日

右二味，末之，雀卵和丸，服如小豆一丸，日三。

又方：

干漆 白术 甘草 菟丝子 巴戟天 五味子 苁蓉 牛膝 桂心各三两 石南 石龙芮各一两 干地黄四两

右十二味，末之，蜜和丸如梧桐子，酒服二十丸，日三。

治阳不起方：

原蚕蛾未连者一升，阴干，去头足毛羽，末之，白蜜丸如梧子，夜卧服一丸，可行十室，菖蒲酒止之。

又方：

蛇床子 菟丝子 杜仲各五分 五味子四分 苁蓉八分

右五味，末之，蜜丸如梧子，酒服十四丸，日二夜一。

又方：

磁石五斤，研，清酒三斗，渍二七日，一服三合，日三夜一。

又方：

常服天门冬亦佳。

又方：

五味子一斤新好者，治下筛，酒服方寸匕，日三，稍加至三匕。无所慎，忌食猪、鱼、大蒜、大醋，服一斤尽，即得力，百日以上可御十女，服药常令相续不绝，四时勿废，功能自知。

又方：

菟丝子 五味子 蛇床子各等分

右三味，末之，蜜丸如梧子。饮服三丸，日二。

壮阳道方：

蛇床子末，三两 菟丝汁，二合

右二味，相和涂，日五遍。

冷暖适性方：

苁蓉 远志各三分 附子一分 蛇床子三分

右四味，末之，以唾和丸如梧子，安茎头内玉泉中。

一行当百思想不忘方：

蛇床子三分 天雄 远志各二分 桂心一分 无食子一枚

右五味，末之，唾丸如梧子，涂茎头内玉泉中，稍时遍体热。

阴痿不起方：

蜂房灰夜卧敷阴上，即热起，无妇不得敷之。

备急千金要方卷第二十一　　消渴 淋闭 尿血 水肿

朝奉郎守太常少卿充秘阁校理判登闻检院上护军赐绯鱼袋臣林亿等校正

消渴第一

论六首　方五十三首　灸法六首

论曰：凡积久饮酒，未有不成消渴，然则大寒凝海而酒不冻，明其酒性酷热，物无以加。脯炙盐咸，此味酒客耽嗜，不离其口，三觞之后，制不由己，饮啖无度，咀嚼鲊酱，不择酸咸，积年长夜，酣兴不解，遂使三焦猛热，五脏干燥。木石犹且焦枯，在人何能不渴。治之愈否，属在病者。若能如方节慎，旬月而瘳；不自爱惜，死不旋踵。方书医药，实多有效，其如不慎者何？其所慎者有三：一饮酒，二房室，三咸食及面。能慎此者，虽不服药而自可无他；不知此者，纵有金丹亦不可救，深思慎之。

又曰：消渴之人愈与未愈，常须思虑有大痈，何者？消渴之人，必于大骨节间发痈疽而卒，所以戒之在大痈也，当预备痈药以防之。

有人病渴利始发于春，经一夏，服栝楼豉汁得其力，渴渐瘥，然小便犹数甚，昼夜二十余行，常至三四升，极瘥不减二升也，转久便止，渐食肥腻，日就羸瘦，喉咽唇口焦燥，吸吸少气，不得多语，心烦热，两脚酸，食乃兼倍于常，故不为气力者，然此病皆由虚热所为耳。治法，栝楼汁可长将服以除热，牛乳杏酪善于补，此法最有益。

治消渴，除肠胃热实，方：

麦门冬 茯苓 黄连 石膏 萎蕤_{各八分}人参 龙胆 黄芩_{各六分}升麻_{四分}枳实_{五分}枸杞子_{《外台》用地骨皮}栝楼根 生姜_{屑，各十分}

右十三味，末之，蜜丸如梧子大。以茅根、粟米汁服十丸，日二。若渴则与此饮至足。大麻亦得。饮方如左：

茅根_{切，一升} 粟米_{三合}

右二味，以水六升煮，取米熟，用下前药。

又方：

栝楼根 生姜_{各五两} 生麦门冬_{用汁} 芦根_{切，各二升} 茅根_{切，三升}

右五味，㕮咀，以水一斗，煮取三升，分三服。

治胃腑实热，引饮常渴，泄热止渴，**茯神汤**方：

茯神_{二两，《外台》作茯苓} 栝楼根 生麦门冬_{各五两} 生地黄_{六两}萎蕤_{四两} 小麦_{二升} 淡竹叶_{切，三升}大枣_{二十枚} 知母_{四两}

右九味，㕮咀，以水三斗，煮小麦、竹叶，取九升，去滓下药，煮取四升，分四服。服不问早晚，但渴即进，非但正治胃渴，通治渴患，热即主之。

猪肚丸 治消渴方：

猪肚_{一枚，治如食法} 黄连 粱米_{各五两} 栝楼根 茯神_{各四两} 知母_{三两} 麦门冬_{二两}

右七味，为末，纳猪肚中缝塞，安甑中蒸之极烂，接热及药木臼中，捣可丸，若强，与蜜和之，丸如梧子。饮服三十丸，日二，加至五十丸，随渴即服之。

又方：

栝楼根 麦门冬 铅丹_{各八分} 茯神_{一作茯苓} 甘草_{各六分}

右五味，治下筛。以浆水服方寸匕，日三服。《外台》无茯神。

又方：

黄耆 茯神 栝楼根 甘草 麦门冬_{各三两} 干地黄_{五两}

右六味，㕮咀，以水八升，煮取二升半，去滓。分三服，日进一剂，服十剂佳。

治消渴，**浮萍丸**方：

干浮萍 栝楼根等分

右二味，末之，以人乳汁和丸如梧子。空腹饮服二十丸，日三。三年病者三日愈，治虚热大佳。

治消渴日饮一石水者，方：

栝楼根三两 铅丹二两 葛根三两 附子一两

右四味，末之，蜜丸如梧子。饮服十丸，日三，渴则服之。春夏减附子。

治渴，**黄连丸**方：

黄连一斤 生地黄一斤，张文仲云十斤

右二味，绞地黄取汁，浸黄连，出曝之燥，复纳之，令汁尽干之，捣末，蜜丸如梧子。服二十丸，日三，食前后无在。亦可为散，以酒服方寸匕。

栝楼粉 治大渴秘方：

深掘大栝楼根，厚削皮至白处止，以寸切之，水浸一日一夜，易水，经五日取出，烂捣碎，研之，以绢袋滤之，如出粉法，干之，水服方寸匕，日三四。亦可作粉粥乳酪中食之，不限多少，取瘥止。

治渴方：

栝楼粉和鸡子曝干，更杵为末，水服方寸匕，日三。丸服亦得。

又方：

水和栝楼散，服方寸匕。亦可蜜丸，服三十丸如梧子大。

又方：

取七家井索近桶口结，烧作灰，井花水服之，不过三服必瘥。

又方：

取豉渍汁，任性多少饮之。

又方：

浓煮竹根取汁饮之，以瘥止。

又方：

以青粱米煮取汁饮之，以瘥止。

论曰：寻夫内消之为病，当由热中所作也。小便多于所饮，令人虚极短气。夫内消者，食物消作小便也，而又不渴。正观十年，梓州刺史李文博，先服白石英久，忽然房道强盛，经月余渐患渴，经数日，小便大利，日夜百行以来，百方治之，渐以增剧，四体羸惙，不能起止，精神恍惚，口舌焦干而卒。此病虽稀，甚可畏也。利时脉沉细微弱，服枸杞汤即效，但不能长愈。服铅丹散亦即减，其间将服除热宣补丸。

枸杞汤方：

枸杞枝叶—斤栝楼根 石膏 黄连 甘草各三两

右五味，㕮咀，以水一斗，煮取三升。分五服，日三夜二。剧者多合，渴即饮之。

铅丹散 主消渴，止小便数兼消中，方：

铅丹 胡粉各二分 栝楼根 甘草各十分 泽泻 石膏 赤石脂 白石脂各五分，《肘后》作贝母

右八味，治下筛。水服方寸匕，日三，壮人一匕半。一年病者一日愈，二年病者二日愈。渴甚者夜二服，腹痛者减之。丸服亦佳，一服十丸。伤多令人腹痛。张文仲云：腹中痛者，宜浆水汁下之。《备急方》云：不宜酒下，用麦汁下之。《古今录验》方云：服此药了，经三两日，宜烂煮羊肝肚，空腹服之，或作羹亦得，宜伤淡食之，候小便得咸，更即宜服苁蓉丸兼煮散将息。苁蓉丸及煮散方，出《外台》第十一卷中。

茯神丸方：

茯神 黄耆 栝楼根 麦门冬 人参 甘草 黄连 知母各三两 干地黄 石膏各六两 菟丝子三合 苁蓉四两

右十二味，末之，以牛胆三合，和蜜丸如梧子，以茅根汤服三十丸，日二服，渐加至五十丸。《集验》名宣补丸，治肾消渴，小便数者。

口含酸枣丸 治口干燥内消，方：

酸枣—升五合醋安石榴子五合，干子葛根 覆盆子各三两乌梅五十枚麦门冬四两茯苓 栝楼根各三两半桂心—两六铢石蜜四两半

右十味，末之，蜜丸。含如酸枣许，不限昼夜，以口中津液为度，尽复更合，无忌。

消中日夜尿七八升方：

鹿角炙令焦，末，以酒服五分匕，日二，渐加至方寸匕。

又方：

沤麻汁服一升佳。

又方：

葵根如五升盆大两束《外台》云五大斤，以水五斗，煮取三斗，宿不食，平旦一服三升。

论曰：强中之病者，茎长兴盛，不交精液自出也。消渴之后，即作痈疽，皆由石热。凡如此等，宜服猪肾荠苨汤，制肾中石热也。又宜服白鸭通汤。方见下解石毒篇。

猪肾荠苨汤方：

猪肾一具 大豆一升 荠苨 石膏各三两 人参 茯神一作茯苓 磁石绵裹 知母 葛根 黄芩 栝楼根 甘草各二两

右十二味，㕮咀，以水一斗五升，先煮猪肾、大豆，取一斗，去滓下药，煮取三升，分三服，渴乃饮之。下焦热者，夜辄合一剂，病势渐歇即止。

增损肾沥汤 治肾气不足，消渴，小便多，腰痛，方：

羊肾一具 远志 人参 泽泻 干地黄 桂心 当归 茯苓 龙骨 黄芩 甘草 芎䓖各二两 生姜六两 五味子五合 大枣二十枚 麦门冬一升

右十六味，㕮咀，以水一斗五升煮羊肾，取一斗二升，下药，取三升，分三服。

治下焦虚热注脾胃，从脾注肺，好渴利，方：

小麦 地骨白皮各一升 竹叶切，三升 麦门冬 茯苓各四两 甘草三两 生姜 栝楼根各五两 大枣三十枚

右九味，㕮咀，先以水三斗煮小麦，取一斗，去滓澄清，取八升，去上沫，取七升，煮药取三升，分三服。

治渴利虚热，引饮不止，消热止渴，方：

竹叶切，二升 地骨皮 生地黄切，各一升 石膏八两 茯神一作茯苓 萎蕤 知母 生姜各四两 生麦门冬一升半 栝楼根八两

右十味，㕮咀，以水一斗二升，下大枣三十枚并药，煮取四升，分

四服。

治面黄、手足黄，咽中干燥，短气，脉如连珠，除热、止渴利、补养，**地黄丸**方：

生地黄汁 生栝楼根汁，各二升 牛羊脂三升 白蜜四升 黄连一斤，末之

右五味，合煎令可丸。饮服如梧子大五丸，日二，加至二十丸。若苦冷而渴，渴瘥即别服温药也。

治渴，小便数方：

贝母六分，一作知母 栝楼根 茯苓各四两 铅丹一分 鸡膍胵中黄皮十四枚

右五味，治下筛。饮服方寸匕，日三。瘥后常服甚佳。去铅丹，以蜜丸之，长服勿绝，以麦饮服。

治渴利方：

生栝楼根三十斤，切，以水一石，煮取一斗半，去滓，以牛脂五合，煎取水尽，以温酒先食服如鸡子大，日三服。

治渴小便利，复非淋，方：

榆白皮二斤，切，以水一斗，煮取五升，一服三合，日三。

又方：

小豆藿一把，捣取汁，顿服三升。

又方：

蔷薇根水煎服之佳。《肘后》治睡中遗尿。

又方：

三年重鹊巢烧末，以饮服之。《肘后》治睡中遗尿。

又方：

桃胶如弹丸，含之咽津。

又方：

蜡如鸡子大，以醋一升，煮之二沸，适寒温顿服之。

论曰：凡人生放恣者众，盛壮之时，不自慎惜，快情纵欲，极意房中，稍至年长，肾气虚竭，百病滋生。又年少惧不能房，多服石散，真气既尽，石气孤立，惟有虚耗，唇口干焦，精液自泄；或小便赤黄，大便干实；或渴而且利，日夜一石；或渴而不利；或不渴而利，所食之物皆作小

便。此皆由房室不节之所致也。

凡平人夏月喜渴者，由心王也，心王便汗，汗则肾中虚燥，故渴而小便少也；冬月不汗，故小便多而数也，此为平人之证也。名为消渴，但小便利而不饮水者，肾实也。经云肾实则消。消者，不渴而利是也。所以服石之人，于小便利者，石性归肾，肾得石则实，实则能消水浆，故利。利多则不得润养五脏，脏衰则生诸病。张仲景云：热结中焦则为坚，热结下焦则为溺血，亦令人淋闭不通，明知不必悉患小便利，信矣。内有热者则喜渴，除热则止，渴兼虚者，须除热补虚则瘥矣。

治不渴而小便大利，遂至于死者，方：

牡蛎五两，以患人尿三升，煎取二升，分再服，神验。

治小便不禁，多，日便一二斗或如血色，方：

麦门冬 干地黄各八两 干姜四两 蒺藜子 续断 桂心各二两 甘草一两

右七味，㕮咀，以水一斗，煮取二升五合，分三服。《古今录验》云：治消肾、脚瘦细、数小便。

九房散 主小便多或不禁方：

菟丝子 黄连 蒲黄各三两 硝石一两 肉苁蓉二两

右五味，治下筛，并鸡肶胫中黄皮三两，同为散。饮服方寸匕，日三，如人行十里更服之。《千金翼》有五味子三两，每服腹空进之。

又方：

鹿茸二寸 踯躅 韭子各一升 桂心一尺 附子大者三枚 泽泻三两

右六味，治下筛。浆服五分匕，日三，加至一匕。

黄耆汤 治消中，虚劳少气，小便数，方：

黄耆 芍药 生姜 桂心 当归 甘草各二两 麦门冬 干地黄 黄芩各一两 大枣三十枚

右十味，㕮咀，以水一斗，煮取三升。分三服，日三。

棘刺丸 治男子百病，小便过多，失精，方：

棘刺 石龙芮 巴戟天各二两 麦门冬 朴 菟丝子 萆薢《外台》作草鞋 柏子仁 萎蕤 小草 细辛 杜仲 牛膝 苁蓉 石斛 桂心 防葵 干地黄各一两 乌头三两

右十九味，末之，蜜和更捣五六千杵。以饮服如梧子十丸，日三，加至三十丸，以知为度。

治尿数而多方：

羊肺一具作羹，纳少羊肉和盐豉，如食法，任性食，不过三具。

治消渴阴脉绝，胃反而吐食方：

茯苓八两泽泻四两白术 生姜桂心各三两甘草一两

右六味，㕮咀，以水一斗，煮小麦三升，取三升，去麦下药，煮取二升半，服八合，日再服。

又方：

取屋上瓦三十年者，碎如雀脑三升，东流水二石，煮取二斗，纳药如左：

生白术 干地黄 生姜各八两 橘皮 人参 甘草 黄耆 远志各三两 桂心 当归 芍药各二两 大枣三十枚

右十二味，㕮咀，纳瓦汁中，煮取三升，分四服。单饮瓦汁亦佳。

治热病后虚热渴，四肢烦疼，方：

葛根一斤人参 甘草各一两竹叶一把

右四味，㕮咀，以水一斗五升，煮取五升，渴即饮之，日三夜二。

治虚劳渴无不效，**骨填煎**方：

茯苓 菟丝子 山茱萸 当归 牛膝 附子 五味子 巴戟天 麦门冬 石膏各三两 石韦 人参 桂心 苁蓉各四两，《外台》作远志大豆卷一升天门冬五两

右十六味，为末，次取生地黄、栝楼根各十斤，捣绞取汁，于微火上煎之，减半，便作数份，纳药，并下白蜜二斤、牛髓半斤，微火煎之，令如糜，食如鸡子黄大，日三服。亦可饮服之。

治虚热四肢羸乏，渴热不止，消渴，补虚，**茯神煮散**方：

茯神 苁蓉 萎蕤各四两生石斛 黄连各八两栝楼根 丹参各五两甘草 五味子 知母 人参 当归各三两 麦蘖三升，《外台》作小麦

右十三味，治下筛。以三方寸匕，水三升，煮取一升，以绢袋盛煮之，日二服，一煮为一服。

治虚劳，口中苦渴，骨节烦热或寒，**枸杞汤**方：

枸杞根白皮切，五升麦门冬三升小麦二升

右三味，以水二斗，煮麦熟药成，去滓。每服一升，日再。

巴郡太守奏**三黄丸** 治男子五劳七伤，消渴，不生肌肉，妇人带下，手足寒热者，方：

春三月黄芩四两　大黄三两　黄连四两

夏三月黄芩六两　大黄一两　黄连七两

秋三月黄芩六两　大黄二两　黄连三两

冬三月黄芩三两　大黄五两　黄连二两

右三味，随时和捣，以蜜为丸如大豆。饮服五丸，日三，不知稍加至七丸，取下而已。服一月病愈，久服走逐奔马，常试有验。一本云夏三月不服。

治热渴，头痛壮热，及妇人血气上冲，闷不堪，方：

茅根切二升，三捣，取汁令尽，渴即饮之。

治岭南山瘴，风热毒气入肾中，变寒热脚弱，虚满而渴，方：

黄连不限多少生栝楼根汁　生地黄汁 羊乳汁

右四味，以三汁和黄连末为丸，空腹饮服三十丸如梧子大，渐加至四十丸，日三。重病五日瘥，小病三日瘥。无羊乳，牛乳、人乳亦得。若药苦难服，即煮小麦粥饮服之，亦得，主虚热大佳。张文仲名黄连丸，一名羊乳丸。

阿胶汤 治虚热，小便利而多，服石散人虚热，当风取冷，患脚气，喜发动，兼渴消肾，脉细弱，服此汤立减，方：

阿胶二挺干姜二两麻子一升远志四两附子一枚

右五味，㕮咀，以水七升，煮取二升半，去滓，纳胶令烊，分三服。

说云：小便利多白，日夜数十行至一石，五日频服良。

论曰：凡消渴病经百日以上者，不得灸刺，灸刺则于疮上漏脓水不歇，遂致痈疽，羸瘦而死。亦忌有所误伤，但作针许大疮，所饮之水，皆于疮中变成脓水而出。若水出不止者，必死，慎之慎之。初得患者，可如方灸刺之佳。

消渴咽喉干。灸胃管下腧三穴各百壮，穴在背第八椎下，横三寸间寸灸之。

消渴口干不可忍者，灸小肠腧百壮，横三间寸灸之。

消渴咳逆，灸手厥阴随年壮。

消渴咽喉干，灸胸堂五十壮，又灸足太阳五十壮。

消渴口干烦闷，灸足厥阴百壮，又灸阳池五十壮。

消渴小便数，灸两手小指头，及足两小指头，并灸项椎佳。又灸当脊梁中央解间一处，与腰目上灸两处，凡三处。又灸背上脾腧下四寸，当侠脊梁灸之，两处。凡诸灸皆当随年壮。又灸肾腧二处，又灸腰目，在肾腧下三寸，亦侠脊骨两旁各一寸半左右，以指按取。关元一处，又两旁各二寸二处。阴市二处，在膝上当伏兔上行三寸，临膝取之，或三二列灸相去一寸名曰肾系者。《黄帝经》云伏兔下一寸。曲泉、阴谷、阴陵泉、复溜，此诸穴断小行最佳，不损阳气，亦云止遗溺也。太溪、中封、然谷、太白、大都、跌阳、行间、大敦、隐白、涌泉，凡此诸穴，各一百壮。腹背两脚凡四十七处，其肾腧、腰目、关元、水道，此可灸三十壮，五日一报之，各得一百五十壮佳。涌泉一处，可灸十壮。大敦、隐白、行间，此处可灸三壮。余者悉七壮，皆五日一报之，满三灸可止也。若发如此，灸诸阴而不愈，宜灸诸阳。诸阳在脚表，并灸肺腧、募，按流注孔穴，壮数如灸阴家法。

小便数而少且难，用力辄失精者，令其人舒两手，合掌，并两大指令齐，急逼之令两爪甲相近，以一炷灸两爪甲本肉际，肉际方后自然有角，令炷当角中小侵入爪上，此两指共用一炷也。亦灸脚大指，与手同法，各三炷而已。经三日又灸之。

淋闭第二

论一首　证二条　方五十三首　灸法十五首

论曰：热结中焦则为坚，热结下焦则为溺血，令人淋闭不通。此多是虚损之人服大散，下焦客热所为。亦有自然下焦热者，但自少可善候之。

凡气淋之为病，溺难涩，常有余沥；石淋之为病，茎中痛，溺不得卒出，治之如气淋也；膏淋之为病，尿似膏自出，治之如气淋也；劳淋之为病，劳倦即发，痛引气冲下，治与气淋同；热淋之为病，热即发，甚则尿血，余如气淋方。

凡人候鼻头色黄，法小便难也。

治下焦结热，小便赤黄不利，数起出少，茎痛，或血出，温病后余热，及霍乱后当风取热，过度饮酒房劳，及行步冒热，冷饮逐热，热结下焦，及散石热动关格，小腹坚，胞胀如斗，诸有此淋，皆悉治之，立验，**地肤子汤**方：

地肤子三两知母 黄芩 猪苓 瞿麦 枳实一作松实升麻 通草 葵子 海藻各二两

右十味，㕮咀，以水一斗，煮取三升，分三服。大小便皆闭者，加大黄三两；女人房劳，肾中有热，小便难不利，小腹满痛，脉沉细者，加猪肾一具。《崔氏》云：若加肾，可用水一斗半，先煮肾，取一斗汁，然后纳药煎之。《小品方》不用枳实。

治百种淋，寒淋、热淋、劳淋，小便涩，胞中满，腹急痛，方：

通草 石韦 王不留行 甘草各二两滑石 瞿麦 白术 芍药 冬葵子各三两

右九味，㕮咀，以水一斗，煎取三升，分五服。《古今录验》有当归二两，治下筛，以麦粥清服方寸匕，日三。

又方：

栝楼根 滑石 石韦各二两

右三味，治下筛。大麦饮服方寸匕，日三。

治诸种淋方：

葵根八两 大麻根五两 甘草一两 石首鱼 头石三两 通草二两 茅根三两 贝子五合

右七味，㕮咀，以水一斗二升，煮取五升，分五服，日三夜二。亦主石淋。

又方：

细白沙三升，熬令极热，以酒三升，淋取汁，服一合。

又方：

榆皮一斤 车前子 冬瓜子各一升 鲤鱼齿 桃胶 通草 地脉各二两 瞿麦四两

右八味，㕮咀，以水一斗，煮取三升，分三服，日三。

治淋痛方：

滑石四两 贝子七枚，烧碎 茯苓 白术 通草 芍药各二两

右六味，治下筛。酒服方寸匕，日二，十日瘥。

又方：

葵子五合 茯苓 白术 当归各二两

右四味，㕮咀，以水七升，煮取二升，分三服，日三。

又方：

猪脂，酒服三合，日三，小儿服一合，腊月者。

治小便不利，茎中疼痛，小腹急痛方：

通草 茯苓各三两 葶苈二两

右三味，治下筛。以水服方寸匕，日三服。

又方：

蒲黄 滑石等分

右二味，治下筛。酒服方寸匕，日三服。

治小便不通利，膀胱胀，水气流肿方：

水上浮萍曝干，末，服方寸匕，日三服。

治小便不通方：

滑石三两 葵子 榆白皮各一两

右三味，治下筛，煮麻子汁一升半，取一升，以散二方寸匕和，分二服，即通。

又方：

水四升，洗甑带取汁，煮葵子，取二升半，分三服。

又方：

胡燕屎、豉各一合，和捣，丸如梧子，服三丸，日三服。

又方：

发去垢烧末一升，葵子一升，以饮服方寸匕，日三服。

又方：

石首鱼头石末，水服方寸匕，日三。

又方：

石槽塞灰土，井华水服之，日三。

又方：

鲤鱼齿烧灰，末，酒服方寸匕，日三。

又方：

服车前子末方寸匕，日三，百日止。

治卒不得小便方：

车前草一把桑白皮半两

右二味，㕮咀，以水三升，煎取一升，顿服之。

又方：

吞鸡子白，立瘥。葛氏云吞黄。

治妇人卒不得小便方：

杏仁二七枚，熬末，服之立下。

又方：

紫菀末，井华水服三指撮，立通，血出四五度服之。

治黄疸后小便淋沥方：

猪肾一具，切 茯苓一斤 瞿麦六两 车前根切，三升 黄芩三两 泽泻 地肤子各四两 椒目三合，绵裹

右八味，㕮咀，以水二斗煮车前，取一斗六升，去滓下肾，煮取一斗三升，去肾下药，煮取三升，分三服。

治气淋方：

水三升煮船底苔如鸭子大，取二升，顿服。

又方：

水三升，煮豉一升，一沸去滓，纳盐一合，顿服。亦可单煮豉汁服。

又方：

水一斗，煮比轮钱三百文，取三升，温服之。

又方：

捣葵子末，汤服方寸匕。

又方：

空腹单茹蜀葵一满口止。

又方：

熬盐热熨少腹，冷复易，亦治小便血。《肘后方》治小便不通。

又方：

脐中著盐，灸之三壮。葛氏云治小便不通。

气淋，灸关元五十壮。又灸侠玉泉相去一寸半三十壮。

治石淋方：

车前子二升，绢袋盛，水九升，煮取三升，顿服之，石即出，先经宿不得食。《备急方》云治热淋。

又方：

取浮石使满一手，下筛，以水三升、醋一升，煮取二升，澄清，服一升，不过三服石出。亦治嗽，淳酒煮之。

又方：

桃胶枣许大，夏以三合冷水，冬以三合汤，和一服，日三，当下石子如豆卵，石尽止。亦治小便出血。

石淋，脐下三十六种病，不得小便，灸关元三十壮。又灸气门三十壮。

石淋，小便不得，灸水泉三十壮，足大敦是也。

治膏淋方：

捣葎草汁二升，醋二合和，空腹顿服之，当尿小豆汁也。又浓煮汁饮，亦治淋沥。苏澄用疗尿血。

治五劳七伤，八风十二痹，结以为淋，劳结为血淋，热结为肉淋，小便不通，茎中痛及小腹痛不可忍者，方：

滑石 王不留行 冬葵子 桂心 通草 车前子各二分 甘遂一分 石韦四分

右八味，治下筛。服方寸匕，以麻子饮五合和服，日三，尿沙石出也。一方加榆白皮三分。

劳淋，灸足太阴百壮，在内踝上三寸，三报之。

治热淋方：

葵根一升，冬用子，夏用苗，切 大枣二七枚

右二味，以水三升，煮取一升二合，分二服。热加黄芩一两，出难加滑石二两末，血者加茜根三两，痛者加芍药二两。加药，水亦加之。

又方：

白茅根切四斤，以水一斗五升，煮取五升。服一升，日三夜二。

又方：

常煮冬葵根作饮服之。

治血淋，小便碜痛方：

鸡苏二两 滑石五两 生地黄半斤 小蓟根一两 竹叶一把 通草五两

右六味，㕮咀，以水九升，煎取三升，去滓，分温三服，不利。

治血淋，**石韦散**方：

石韦 当归 蒲黄 芍药各等分

右四味，治下筛。酒服方寸匕，日三服。

又方：

以水五升，煮生大麻根十枚，取二升，顿服之。亦治小便出血。

又方：

以水四升，煮大豆叶一把，取二升，顿服之。

又方：

以水三升，煮葵子一升取汁，日三服。亦治虚劳尿血。

血淋，灸丹田随年壮。又灸复溜五十壮，一云随年壮。

五淋不得小便，灸悬泉十四壮，穴在内踝前一寸斜行小脉上，是中封之别名。

五淋，灸大敦三十壮。

卒淋，灸外踝尖七壮。

淋病不得小便，阴上痛，灸足太冲五十壮。

淋病，九部诸疾，灸足太阳五十壮。

腹中满，小便数数起，灸玉泉下一寸名尿胞，一名屈骨端，灸二七壮，小儿以意减之。

治遗尿，小便涩方：

牡蛎 鹿茸各四两 桑耳三两 阿胶二两

右四味，㕮咀，以水七升，煮取二升。分二服，日二。《古今录验》云无桑耳。

又方：

防己 葵子 防风各一两

右三味，㕮咀，以水五升，煮取二升半，分三服。散服亦佳。

遗溺，灸遗道，侠玉泉五寸，随年壮；又灸阳陵泉随年壮；又灸足阳明随年壮。

遗溺失禁，出不自知，灸阴陵泉随年壮。

治小便失禁方：

以水三升煮鸡肠，取一升，分三服。

小便失禁，灸大敦七壮。又灸行间七壮。

治失禁不觉尿方：

豆酱汁和灶突墨如豆大，纳尿孔中。《范汪方》治胞转，亦治小儿。

治尿床方：

取羊肚系盛水令满，线缚两头，熟煮即开，取中水顿服之，立瘥。

又方：

取鸡肶胵一具并肠，烧末，酒服，男雌女雄。

又方：

取羊胞盛水满中，炭火烧之尽，肉空腹食之，不过四五顿瘥。

又方：

以新炊热饭一盏，泻尿床处拌之，收与食之，勿令知，良。

尿床，垂两手两髀上，尽指头上有陷处，灸七壮。

又，灸脐下横纹七壮。

尿血第三

方十三首

治房损伤中尿血方：

牡蛎 车前子 桂心 黄芩等分

右四味，治下筛。以饮服方寸匕，稍加至二匕，日三服。

治小便血方：

生地黄八两柏叶一把黄芩 阿胶各二两

右四味，㕮咀，以水八升，煮取三升，去滓下胶，分三服。一方加甘草二两。

又方：

蒲黄 白芷 荆实 菟丝子 干地黄 芎䓖 葵子 当归 茯苓 酸枣各等分，《小品》作败酱

右十味，末之，蜜丸。服如梧子，饮送五丸，日三，稍加至十丸。

治溺血方：

戎盐六分 甘草 蒲黄 鹿角胶 芍药各二两 矾石三两大枣十枚

右七味，㕮咀，以水九升，煮取二升，分三服。

又方：

胡麻三升，捣细末，以东流水二升渍一宿，平旦绞去滓，煮两沸，顿服之。

治小便去血方：

龙骨细末之，温水服方寸匕，日五六服。张文仲云酒服。

又方：

捣荆叶取汁，酒服二合。

又方：

酒三升，煮蜀当归四两，取一升，顿服之。

治小便出血方：

煮车前根、叶、子，多饮之为佳。

又方：

刮滑石末，水和敷，绕少腹及绕阴际佳。葛氏云治小便不通。

又方：

豉二升、酒四升，煮取一升，顿服。

又方：

酒服乱发灰。苏澄用水服。

又方：

酒服葵茎灰方寸匕，日三。

水肿第四

论一首　证八条　方四十九首　灸法二首

论曰：大凡水病难治，瘥后特须慎于口味。又复病水人多嗜食不廉，所以此病难愈也。代有医者，随逐时情，意在财物，不本性命，病人欲食肉，于贵胜之处劝令食羊头蹄肉，如此者，未见有一愈者。又此病百脉之中气水俱实，治者皆欲令泻之使虚，羊头蹄极补，那得瘥愈？所以治水药多用葶苈子等诸药。《本草》云：葶苈久服令人大虚。故水病非久虚，不得绝其根本。又有蛊胀，但腹满不肿，水胀，胀而四肢面目俱肿大。有医者不善诊候，治蛊以水药，治水以蛊药，或但见胀满，皆以水药，如此者，仲景所云愚医杀之。今录慎忌如左。其治蛊方俱在杂方篇，第二十四卷中。

丧孝　产乳　音乐　房室　喧戏　一切鱼　一切肉　生冷　醋滑　蒜　粘食米豆油腻

右以前并禁不得食之，及不得用心，其不禁者，并具本方之下。其房室等，犹三年慎之，永不复重发。不尔者，瘥而更发，重发不可更治也。古方有十水丸，历验多利大便而不利小便，所以不能述录也。

黄帝问岐伯曰：水与肤胀、鼓胀、肠覃、石瘕何以别之？岐伯曰：水之始起也，目果上微肿《灵枢》、《太素》作微拥，如新卧起之状，颈脉动，时咳，阴股间寒，足胫肿，腹仍大，其水已成也。以手按其腹，随手而起，如裹水之状，此其候也。

肤胀何以候之？肤胀者，寒气客于皮肤之间，壳壳然而坚《太素》、《外台》作不坚，腹大，身尽肿，皮厚，按其腹，陷《太素》作胁而不起，腹色不变，此其候也。

鼓胀如何？鼓胀者，腹胀，身肿大，大与肤胀等，其色苍黄，腹脉起，此其候也。

肠覃何如？肠覃者，寒气客于肠外，与胃《太素》作卫气相薄，正气不得荣。因有所系，瘕而内著，恶气乃起，息肉乃生，始也如鸡卵，稍以益大，至其成也，若怀子之状，久者离岁月，按之即坚，推之则移，月事时下，此其候也。

石瘕如何？石瘕者，生于胞中，寒气客于子门，子宫闭塞，气不得通，恶血当泻不泻，衃以留止，日以益大，状如怀子，月事不以时下，皆生于女子，可导而下之。

曰：肤胀、鼓胀可刺耶？曰：先泻其腹之血络，后调其经，刺去其血脉。

师曰：病有风水、有皮水、有正水、有石水、有黄汗。风水，其脉自浮，外证骨节疼痛，其人恶风；皮水，其脉亦浮，外证浮肿，按之没指，不恶风，其腹如鼓《要略》、《巢源》作如鼓，不满不渴，当发其汗；正水，其脉沉迟，外证自喘；石水，其脉自沉，外证腹满《脉经》作痛，不喘；黄汗，其脉沉迟，身体发热，胸满，四肢头面并肿，久不愈，必致痈脓。

心水者，其人身体重—作肿而少气，不得卧，烦而躁，其人阴大肿；肝水者，其人腹大，不能自转侧，而胁下腹中痛，时时津液微生，小便续通；脾水者，其人腹大，四肢苦重，津液不生，但苦少气，小便难也；肺水者，其人身体肿，而小便难，时时鸭溏；肾水者，其人腹大，脐肿腰痛，不得溺，阴下湿如牛鼻上汗，足为逆冷，其面反瘦。

师曰：治水者，腰以下肿当利小便，腰以上肿当发汗，即愈。

问曰：有病下利后渴饮水，小便不利，腹满因肿，何故？师云：此法当病水，若小便自利及汗出者，自当愈—作满月当愈。

凡水病之初，先两目上肿起如老蚕色，侠颈脉动，股里冷，胫中满，按之没指，腹内转侧有声，此其候也。不即治之，须臾身体稍肿，腹中尽胀，按之随手起，水为已成，犹可治也。此病皆从虚损。

大病或下利后，妇人产后饮水不即消，三焦决漏，小便不利，仍相结，渐渐生聚，遂流诸经络故也。

水有十种，不可治者有五：第一，唇黑伤肝；第二，缺盆平伤心；第三，脐出伤脾；第四，背平伤肺；第五，足下平满伤肾。此五伤，必不可治。

凡水病，忌腹上出水，出水者月死，大忌之。

中军候黑丸 治胆玄水，先从头面至脚肿，头眩痛，身虚热，名曰玄水，体肿，大小便涩，宜此方。方出第十八卷中。

治小肠水，少腹满，暴肿，口苦干燥，方：

巴豆三十枚，和皮㕮咀，水五升，煮取三升，绵纳汁中，拭肿上，随手减矣，日五六拭，莫近目及阴。《集验》治身体暴肿如吹。

治大肠水，乍虚乍实，上下来去方：

赤小豆五升桑白皮切，二升鲤鱼重四斤白术八两

右四味，㕮咀，以水三斗，煮取鱼烂，去鱼食取尽，并取汁四升许细细饮下。鱼勿用盐。

又方：

羊肉一斤当陆切，一升

右二味，以水二斗，煮令当陆烂，去滓，下肉为臛，葱、豉、醋事事如臛法。《肘后》云治卒肿满，身面洪大。

治膀胱石水，四肢瘦，腹肿，方：

桑白皮 榖白皮 泽漆叶各三升大豆五升防己 射干 白术各四两

右七味，㕮咀，以水一斗五升，煮取六升，去滓，纳好酒三升，更煮取五升，每日二服，夜一服，余者明日更服。《集验》无泽漆、防己、射干，只四味。

又方：

桑白皮六两射干 黄芩 茯苓 白术各四两泽泻三两防己二两泽漆切，一升大豆三升

右九味，㕮咀，以水五斗，煮大豆，取三斗，去豆澄清，取汁一斗，下药，煮取三升，空腹分三服。

治胃水，四肢肿，腹满，方：

猪肾一具 茯苓四两防己 橘皮 玄参 黄芩 杏仁 泽泻一作泽漆 桑白皮各二两猪苓 白术各三两 大豆三升

右十二味，㕮咀，以水一斗八升，煮肾、桑白皮、大豆、泽泻取一

斗，澄清，去滓纳药，煮取三升，分三服。若咳，加五味子三两，凡服三剂，间五日一剂，常用有效。

有人患气虚损久不瘥，遂成水肿，如此者众，诸皮中浮水攻面目，身体从腰以上肿，皆以此汤发汗悉愈，方：

麻黄四两 甘草二两

右二味，㕮咀，以水五升煮麻黄，再沸去沫，纳甘草，取三升，分三服，取汗愈，慎风冷等。

治面肿，小便涩，心腹胀满，方：

茯苓 杏仁各八分 橘皮 防己 葶苈各五分 苏子三合

右六味，末之，蜜丸如小豆，以桑白皮汤送十丸，日二，加至三十丸。

治面目手足有微肿，常不能好者方：

楮叶切二升，以水四升，煮取三升，去滓，煮米作粥，食如常，作勿绝。冬则预取叶干之，准法作粥，周年永瘥，慎生冷一切食物。

治大腹水肿，气息不通，命在旦夕者，方：

牛黄二分 昆布 海藻各十分 牵牛子 桂心各八分 葶苈子六分 椒目三分

右七味，末之，别捣葶苈如膏，合和丸之如梧子，饮服十丸，日二，稍加，小便利为度，大良。正观九年，汉阳王患水，医所不治，余处此方，日夜尿一二斗，五六日即瘥。瘥后有他犯，因而殂矣。计此即是神方。《崔氏》云蜜和为丸，蜜汤服。

有人患水肿，腹大，四肢细，腹坚如石，小劳苦足胫肿，小饮食便气急，此终身疾，不可强治，徒服利下药，极而不瘥，宜服此药，将以微除风湿，利小便，消水谷，岁久服之，乃可得力耳，瘥后可长服之，方：

丹参 鬼箭羽 白术 独活各五两 秦艽 猪苓各三两 知母 海藻 茯苓 桂心各二两

右十味，㕮咀，以酒三斗，浸五日，服五合，日三，任性量力渐加之。

治水肿，利小便，酒客虚热，当风饮冷水，腹肿，阴胀满方：

当陆四两 甘遂一两 芒硝 吴茱萸 芫花各二两

右五味，末之，蜜丸，服如梧子，饮服三丸，日三。一方有大黄、莞花各二两，无茱萸，加麝香、猪苓各一两。

治久水，腹肚如大鼓者方：

乌豆一斗，熬令香，勿令大熟，去皮，为细末，筛下，饧粥皆得服之，初服一合，稍加之。若服初多后即嫌臭，服尽则更造，取瘥止，不得食肥腻，渴则饮羹汁，慎酒、肉、猪、鸡、鱼、生冷、醋滑、房室，得食浆粥、牛羊兔鹿肉。此据大饥渴得食之，可忍亦勿食也。此病难治，虽诸大药丸散汤膏，当时虽瘥，过后发，惟此大豆散瘥后不发，终身服之，终身不发矣。其所禁之食，常须少啖，莫恣意咸物诸杂食等。

又方：

葶苈末二十匕 苍耳子灰二十匕

右二味，调和，水服之，日二。

又方：

椒目水沉者，取熬之，捣如膏，酒服方寸匕。

又方：

水煮马兜铃服之。

治水气肿，鼓胀，小便不利，方：

葶苈子一升 殺羊肺一具，青羊亦佳

右二味，先洗羊肺，汤微渫之，薄切，曝干，作末；以三年大醋，渍葶苈子一晬时，出熬令变色，熟捣如泥；和肺末，蜜和捣三千杵，作丸。食后一食久，以麦门冬饮服如梧子四丸，日三，以喉中干、口粘、浪语为候，数日小便大利佳。山连疗韦司业得瘥，司业侄云表所送，云数用神验。

麦门冬饮方：

麦门冬二十五个 米二十五粒

右二味，以水一升，和煮米熟，去滓，以下前丸药，每服即作之。

徐王煮散 治水肿，服辄利小便，方：

防己 羌活 人参 丹参 牛膝 牛角䚡 升麻 防风 秦艽 榖皮 紫菀 杏仁 生姜屑附子 石斛各三两 橘皮一两 桑白皮六两白术 泽泻 茯苓 猪苓 黄连 郁

李仁各一两

右二十三味，治下筛，为粗散，以水一升五合，煮三寸匕，取一升，顿服，日再。不能者，但一服。二三月以前可服，主利多而小便涩者，用之大验。

褚澄汉防己煮散 治水肿上气方：

汉防己 泽漆叶 石韦 泽泻各三两 白术 丹参 赤茯苓 橘皮 桑根 白皮 通草各三两 郁李仁五合 生姜十两

右十二味，治下筛，为粗散，以水一升半，煮散三方寸匕，取八合，去滓。顿服，日三，取小便利为度。

治水肿，**茯苓丸**，甄权为安康公处者方：

茯苓 白术 椒目各四分 木防己 葶苈 泽泻各五分 甘遂十一分 赤小豆 前胡 芫花 桂心各二分 芒硝七分，别研

右十二味，末之，蜜和，蜜汤服如梧子五丸，日一，稍加，以知为度。

治水肿利小便方：

大黄 白术一作葶苈 木防己各等分

右三味，末之，蜜丸。饮下如梧子十丸，利小便为度，不知加之。

又方：

葶苈四两，生用 桂心一两

右二味，末之，蜜丸。饮下梧子大七丸，日二，以知为度。

又方：

牵牛子末之，水服方寸匕，日一，以小便利为度。

又方：

郁李仁末 面各一升

右二味，和作饼子七枚，烧熟。空腹热食四枚，不知更加一枚，不知加至七枚。

又方：

水银三两，三日三夜煮 葶苈子 椒目各一升 衣鱼二十枚 水萍 瓜蒂 滑石各一两 芒硝三两

右八味，捣葶苈令细，下水银更捣，令不见水银止，别捣椒目令细，捣瓜蒂、水萍，下筛，合和余药，以蜜和，更捣三万杵成丸。初服一丸如梧子，次服二丸，次服三丸，次服四丸，次服五丸，次服六丸，至七日，还从一丸起，次服二丸，如是，每至六丸，还从一丸起。始服药，当咽喉上有历子肿起，颊车肿满，齿龈皆肿，唾碎血出，勿怪也，不经三五日即消，所苦皆瘥，亦止服药。若下多，停药以止利，药至五下止。病未瘥更服，病瘥止。此治诸体肉肥厚，按之不陷，甚者臂粗，著衣袖不受，及十种大水医不治者，悉主之，神良。《深师》、《集验》、《陶氏》、《古今录验》无衣鱼、水萍、瓜蒂、滑石。

泽漆汤 治水气，通身洪肿，四肢无力，或从消渴，或从黄疸、支饮，内虚不足，荣卫不通，气不消化，实皮肤中，喘息不安，腹中响响胀满，眼不得视，方：

泽漆根十两 鲤鱼五斤 赤小豆二升 生姜八两 茯苓三两 人参 麦门冬 甘草各二两

右八味，㕮咀，以水一斗七升，先煮鱼及豆，减七升，去之纳药，煮取四升半，一服三合，日三，人弱服二合。再服，气下喘止，可至四合，晬时小便利，肿气减，或小溏下。若小便大利，还从一合始，大利便止。若无鲤鱼，鲖鱼亦可用。若水甚不得卧，卧不得转侧，加泽漆一斤；渴加栝楼根二两；咳嗽加紫菀二两、细辛一两、款冬花一合、桂三两，增鱼汁二升。《胡洽》无小豆、麦门冬，有泽泻五两、杏仁一两。《古今录验》无小豆，治水在五脏，令人咳逆喘上气，腹大响响，两脚肿，目下有卧蚕状，微渴，不得安卧，气奔短气，有顷乃复，小便难，少而数，肺病，胸满隐痛，宜利小便，水气迫肿，翕翕寒热。

猪苓散 主虚满，通身肿，利三焦，通水道，方：

猪苓 葶苈 人参 玄参 五味子 防风 泽泻 桂心 狼毒 椒目 白术 干姜 大戟 甘草各二两 苁蓉二两半 女曲三合 赤小豆二合

右十七味，治下筛。酒服方寸匕，日三夜一，老小一钱匕，以小便利为度。

治水气通身洪肿，百药治之不瘥，待死者，方：

大麻子一石，皆取新肥者佳 赤小豆一石，不得一粒杂右二味，皆以新精者，净拣择，以水淘洗，曝干，蒸麻子使熟，更曝令干，贮于净器中。欲服取五升麻子熬令黄香，惟须缓火，勿令焦，极细作末，以水五升搦取汁令尽，净密器贮之。明旦欲服，今夜以小豆一升净淘浸之，至旦干漉去水，以新水煮豆，未及好熟，即漉出令干，纳麻子汁中，煮令大烂熟为佳，空腹恣意食之，日三服，当小心闷，少时即止，五日后小便数或赤，而唾粘、口干，不足怪之。服讫，常须微行，未得即卧。十日后针灸三里、绝骨下气，不尔气不泄尽。服药后五日逆不可下者，取大鲤鱼一头先死者，去鳞尾等，以汤脱去滑，净洗、开肚、去脏，以上件麻汁和小豆，完煮令熟作羹，葱、豉、橘皮、生姜、紫苏调和食之，始终一切断盐。渴即饮麻汁，秋冬暖饮，春夏冷饮。常食不得至饱，止得免饥而已。慎房室、瞋恚、大语、高声、酒面、油醋、生冷、菜茹、一切鱼肉、盐酱、五辛。治十十瘥，神验。并治一切气病，服者皆瘥，凡作一月日服之。麻子熟时多收，新瓷贮，拟施人也。

又方：

吴茱萸 荜拔 昆布 杏仁 葶苈各等分

右五味，末之，蜜丸如梧子，气急服五丸，勿令饱食，食讫饱闷气急，服之即散。

苦瓠丸 主大水，头面遍身大肿、胀满方：

苦瓠白穰实，捻如大豆，以面裹，煮一沸，空腹吞七枚，至午当出水一升，三四日水自出不止，大瘦乃瘥。三年内慎口味也。苦瓠须好，无瘢鼹，细理，研净者，不尔有毒不堪用。《崔氏》用子作馄饨，服二七枚，若恐虚者，牛乳服之，如此隔日作服，渐加至三七枚，以小便利为度，小便若太多，即一二日停。

治水通身肿方：

煎猪椒枝叶如饧，空腹服一匕，日三。痒，以汁洗之。

又方：

苦瓠膜二分 葶苈子五分

右二味，合捣为丸，服如小豆大五丸，日三。

又方：

煎人尿令可丸，服如小豆大，日三。

又方：

葶苈 桃仁各等分

右二味，皆熬，合捣为丸服之，利小便。一方用杏仁。

又方：

大枣肉七枚，苦瓠膜如枣核大，捣丸，一服三丸，如十五里又服三丸，水出更服一丸，即止。

又方：

葶苈子生捣，醋和服之，以小便数为度。

又方：

烧姜石令赤，纳黑牛尿中令热，服一升，日一。

又方：

单服牛尿大良。凡病水，服无不瘥，服法先从少起，得下为度。

水通身肿，灸足第二指上一寸，随年壮。又，灸两手大指缝头七壮。

麻黄煎 主风水，通身肿欲裂，利小便，方：

麻黄 茯苓各四两 防风 泽漆 白术各五两 杏仁 大戟 清酒各一升 黄耆 猪苓各三两 泽泻四两 独活八两 大豆二升，水七升，煮取一升

右十三味，㕮咀，以豆汁、酒及水一斗，合煮，取六升，分六七服，一日一夜令尽，当小便极利为度。

大豆汤 治风水，通身大肿，眼合不得开，短气欲绝，方：

大豆 杏仁 清酒各一升 麻黄 防风 木防己 猪苓各四两 泽泻 黄耆 乌头各三两 生姜七两 半夏六两 茯苓 白术各五两 甘遂 甘草各二两

右十六味，㕮咀，以水一斗四升煮豆，取一斗，去之，纳药及酒合煮，取七升。分七服，日四夜三，得小便快利为度，肿消停药，不必尽剂。若不利小便者，加生大戟一升、葶苈二两，无不快利，万不失一。《深师方》无猪苓、泽泻、乌头、半夏、甘遂。

治风水肿方：

大豆三升 桑白皮五升，以水二斗，煮取一斗，去滓，纳后药：

茯苓 白术各五两 防风 橘皮 半夏 生姜各四两 当归 防己 麻黄 猪苓各三两 大戟一两 葵子一升 鳖甲三两

右十三味，㕮咀，纳前汁中，煮取五升。一服八合，日三服，每服相去如人行十里久。

麻子汤 治遍身流肿方：

麻子五升 当陆一斤 防风三两 附子一两 赤小豆三升

右五味，㕮咀，先捣麻子令熟，以水三斗煮麻子，取一斗三升，去滓，纳药及豆，煮取四升，去滓，食豆饮汁。

治男子、女人新久肿，得暴恶风入腹，妇人新产上圊，风入脏，腹中如马鞭者，嘘吸短气咳嗽，**大豆煎**方：

大豆一斗，净择，以水五斗，煮取一斗五升，澄清，纳釜中，以一斗半美酒纳中更煎，取九升，宿勿食，旦服三升，温覆取汗，两食顷当下，去风气肿减，慎风冷，十日平复也。除日合服之，若急不可待，逐急合服。肿不尽，加之，肿瘥更服三升。若醒醒瘥，勿服之。亦可任性饮之，常使酒气相接。《肘后》云：肿瘥后渴，慎勿多饮。

又方：

楮皮枝叶一大束，切，煮取汁，随多少酿酒，但服醉为佳，不过三四日肿减，瘥后可常服之。一方用猪椒皮枝叶。

又方：

鲤鱼长一尺五寸，以尿渍令没一宿，平旦以木从口中贯至尾，微火炙令微熟，去皮，宿勿食，空腹顿服之。不能者分再服，勿与盐。

凡肿病，须百方内外攻之，不可一概，摩膏主表方：

生当陆一斤 猪膏一斤，煎可得二升

右二味，和煎令黄，去滓，以摩肿。亦可服少许，并涂，以纸覆之，燥辄敷之，不过三日瘥。

治妇人短气虚赢，遍身浮肿，皮肤急，人所稀见，**麝香散**方：

麝香三铢 雄黄六铢 芫花 甘遂各二分

右四味，治下筛。酒服钱五匕，老小以意增减。亦可为丸，强人小豆大，服七丸。《小品》无雄黄。《深师》以蜜丸如大豆，服二丸，日三，治三焦决漏，水在胸外，名曰水病，腹独大，在腹表用大麝香丸。《华佗方》、《肘后》有人参二分，为丸服。

虚劳浮肿，灸太冲百壮，又灸肾腧。

备急千金要方卷第二十二　疔肿 痈疽

朝奉郎守太常少卿充秘阁校理判登闻检院上护军赐绯鱼袋臣林亿等校正

疔肿第一

论一首　证十五条　方二十九首　灸法一首

论曰：夫禀形之类，须存摄养，将息失度，百病萌生。故四时代谢，阴阳递兴。此之二气更相击怒，当是时也，必有暴气。夫暴气者，每月之中必有。卒然大风、大雾、大寒、大热，若不时避，人忽遇之，此皆入人四体，顿折皮肤，流注经脉，遂使腠理拥隔，荣卫结滞，阴阳之气不得宣泻，变成痈疽、疔毒、恶疮诸肿。至于疔肿，若不预识，令人死不逮辰。若著讫乃欲求方，其人已入木矣。所以养生之士，须早识此方，凡是疮痍，无所逃矣。

凡疗疔肿，皆刺中心至痛，又刺四边十余下令血出，去血敷药，药气得入针孔中佳。若不达疮里，疗不得力。

又其肿好著口中颊边舌上，看之赤黑如珠子，磣痛应心是也。是秋冬寒毒久结皮中，变作此疾。不即疗之，日夜根长，流入诸脉数道，如箭入身，捉人不得动摇。若不慎口味房室，死不旋踵。经五六日不瘥，眼中见火光，心神昏，口干心烦即死也。

一曰麻子疔，其状肉上起头，大如黍米，色稍黑，四边微赤，多痒。忌食麻子，及衣麻布并入麻田中行。

二曰石疔，其状皮肉相连，色乌黑如黑豆，甚硬，刺之不入，肉内阴阴微疼。忌瓦砾、砖石之属。

三曰雄疔，其状疱头黑黡，四畔仰，疮疱浆起，有水出色黄，大如钱孔，形高。忌房事。

四曰雌疔，其状疮头稍黄，向里黡，亦似灸疮，四畔疱浆起，心凹色赤，大如钱孔。忌房事。

五曰火疔，其状如汤火烧灼，疮头黑黡，四边有疱浆，又如赤粟米。忌火灸烁。

六曰烂疔，其状色稍黑，有白斑，疮中溃溃有脓水流出，疮形大小如匙面。忌沸热食、烂臭物。

七曰三十六疔，其状头黑浮起，形如黑豆，四畔起大赤色。今日生一，明日生二，至三日生三乃至十。若满三十六，药所不能治。如未满三十六者，可治。俗名黑疱。忌嗔怒，蓄积愁恨。

八曰蛇眼疔，其状疮头黑，皮上浮，生形如小豆，状似蛇眼，大体硬。忌恶眼人看之，并嫉妒人见，及毒药。

九曰盐肤疔，其状大如匙面，四边皆赤，有黑粟粒起。忌咸食。

十曰水洗疔，其状大如钱形，或如钱孔大，疮头白，里黑黡，汁出中硬。忌饮浆水、水洗、渡河。

十一曰刀镰疔，其状疮阔狭如薤叶大，长一寸，左侧肉黑如烧烁。忌刺及刀镰切割，铁刃所伤，可以药治。

十二曰浮沤疔，其状疮体曲圆，少许不合，长而狭如薤叶大，内黄外黑，黑处刺不痛，内黄处刺之则痛。

十三曰牛拘疔，其状肉疱起，掐不破。

右十三种疮，初起必先痒后痛，先寒后热，热定则寒，多四肢沉重，头痛，心惊眼花。若大重者则呕逆，呕逆者难治。其麻子疔一种，始末惟痒，所录忌者，不得犯触，犯触者即难疗。其浮沤疔、牛拘疔两种，无所禁忌，纵不疗，亦不能杀人，其状寒热与诸疗同，皆以此方疗之，万不失一。欲知犯触，但脊强、疮痛极甚不可忍者，是犯之状也。

治十三种疗方：

用枸杞。其药有四名：春名天精，夏名枸杞，秋名却老，冬名地骨。春三月上建日采叶，夏三月上建日采枝，秋三月上建日采子，冬三月上建日采根。凡四时初逢建日，取枝、叶、子、根等四味，并曝干。若得五月五日午时合和大良。如不得依法采者，但得一种亦得。用绯缯一片以裹药，取匣为限，乱发鸡子大，牛黄梧子大，反钩棘针二十七枚末，赤小豆七粒末，先于绯上薄布乱发，以牛黄末等布发上，即卷绯缯作团，以发作绳十字缚之，熨斗中急火熬之令沸，沸定后自干。即刮取捣作末，绢筛，以一方寸匕，取枸杞四味合捣，绢筛取二匕，和合前一匕，共为三匕，令相得，又分为二份，早朝空腹酒服一份，日三。

治凡是疗肿皆用之，此名齐州荣姥方：

白姜石一斤，软黄者 牡蛎九两，烂者 枸杞根皮二两 钟乳二两 白石英一两 桔梗一两半

右六味，各捣，绢筛之，合和令调，先取伏龙肝九升末之，以清酒一斗二升，搅令浑浑然，澄取清二升，和药捻作饼子，大六分，厚二分；其浊滓仍置盆中，布饼子于笼上，以一张纸藉盆上，以泥酒气蒸之，仍数搅令气散发，经半日药饼子干，乃纳瓦坩中，一重纸一重药遍布，勿令相著，密以泥封三七日，干以纸袋贮之，干处举之。用法：以针刺疮中心，深至疮根，并刺四畔令血出，以刀刮取药如大豆许，纳疮上。若病重困，日夜三四度著，其轻者一二度著。重者二日根始烂出，轻者半日、一日烂出。当看疮浮起，是根出之候。若根出已烂者，勿停药，仍着之。药甚安稳，令生肌易。其病在口咽及胸腹中者，必外有肿异相也，寒热不快，疑是此病，即以饮或清水和药如二杏仁许，服之，日夜三四服，自然消烂。或以物剔吐，根出即瘥，若根不出亦瘥，当看精神自觉醒悟。合药以五月五日为上时，七月七日次，九月九日、腊月腊日并可合。若急须药，他日亦得，要不及良日也。合药时须清净烧香，不得触秽，毋令孝子、不具足人、产妇、六畜鸡犬等见之。凡有此

病，忌房室、猪、鸡、鱼、牛、生韭、蒜、葱、芸薹、胡荽、酒、醋、面、葵等。若犯诸忌而发动者，取枸杞根汤和药服，并如后方。其二方本是一家，智者评论，以后方最是真本。

赵婍方：

姜石二十五两 牡蛎十两，《崔氏》七两 枸杞根皮四两 茯苓三两

右四味，各捣筛，合和。先取新枸杞根合皮，切六升，水一斗半，煎取五升，去滓，纳狗屎《崔氏》云尿二升，搅令调，澄取清和前药，熟捣，捻作饼子，阴干。病者以两刃针当头直刺疮，痛彻拔出针，刮取药末塞疮孔中，拔针出即纳药，勿令歇气，并遍封疮头上，即胀起，针挑根出。重者半日以上即出，或已消烂，挑根不出亦自瘥，勿忧之。其病在内者，外当有肿相应，并皆恶寒发热。疑有疮者，以水半盏，刮取药如桐子大五枚，和服之，日夜三度服，即自消也。若须根出，服药经一日，以鸡羽剔吐，即随吐根出。若不出根，亦自消烂。在外者，亦日夜三度敷药，根出后常敷勿住，即生肉易瘥。若犯诸忌而发动者，取枸杞根合皮骨切三升，以水五升，煎取二升，去滓，研药末一钱匕，和枸杞汁一盏服之，日二三服，并单饮枸杞汁两盏弥佳。又以枸杞汁搅白狗屎，取汁服之更良。合讫即用，不必待干。所言白狗屎，是狗食骨，其屎色如石灰，直言狗白屎也。如预造，取五月五日、七月七日、九月九日、腊月腊日造者尤良，神验。或有人忽患喉中痛，乍寒乍热者，即是其病，当急以此药疗之。无故而痛，恶寒发热者，亦是此病，但依前服之立瘥。前后二方同是一法，用一同，亦主痈疽甚效。

治疗肿病，忌见麻勃，见之即死者方：

胡麻 烛烬 针沙各等分

右三味，末之，以醋和敷之。

又方：

针刺四边及中心，涂雄黄末，立可愈，神验。一云涂黄土。

又方：

马齿菜二分 石灰三分

右二味，捣，以鸡子白和敷之。

又方：

鼠新垄土，和小儿尿敷之。

又方：

铁衣末，和人乳汁敷之，立可。

又方：

以小豆花为末，敷之瘥。

又方：

以人屎尖敷之，立瘥。

又方：

以四神丹一枚，当头上安，经宿即根出矣。方在第十二卷中。

治一切疔肿方：

苍耳根、茎、苗、子，但取一色烧为灰，醋泔淀和如泥涂上，干即易之。不过十度即拔根出，神良。余以正观四年，忽口角上生疔肿，造甘子振母为贴药，经十日不瘥，余以此药涂之得愈。以后常作此药以救人，无有不瘥者，故特论之，以传后嗣也。疔肿方殆有千首，皆不及此方，齐州荣姥方亦不胜，此物造次易得也。

又方：

取铁浆，每饮一升，立瘥。

又方：

面和腊月猪脂封上，立瘥。

又方：

蒺藜子一升，烧为灰，酽醋和封上，经宿便瘥。或针破头封上，更佳。

又方：

皂荚子取仁作末敷之，五日内瘥。

正观初，衢州徐使君访得治疔肿人玉山韩光方：

艾蒿一担，烧作灰，于竹筒中淋取汁，以一二合和石灰如面浆，以针刺疮中至痛，即点之，点三遍，其根自拔，亦大神验。正观中治得三十余人瘥，故录之。

鱼脐疔疮似新火针疮，四边赤，中央黑色，可针刺之。若不大痛即杀人，治之方：

以腊月鱼头灰和发灰等分，以鸡溏屎和敷上。此疮见之甚可而能杀人。《外台》不用发灰，以鸡子清和涂。

又方：

以寒食饧敷之良。又硬者，烧灰涂贴即瘥。

治鱼脐疮，其头白似肿，痛不可忍者方：

先以针刺疮上四畔作孔，捣白苣取汁，滴著疮孔内。

又方：

敷水獭屎，大良。

治赤根疔方：

熬白粉令黑，蜜和敷之良。

又方：

以新坌鼠壤，水和涂之，热则易之。

又方：

捣马牙齿末，腊月猪脂和敷之，拔根出。亦烧灰用。

犯疔疮方：

芜菁根　铁生衣

右二味，各等分，和捣，以大针刺作孔，复削芜菁根如针大，以前铁生衣涂上，刺孔中，又涂所捣者封上，仍以方寸匕绯帛涂贴上。有脓出易之，须臾拔根出，立瘥。忌油腻、生冷、醋滑、五辛、陈臭粘食。

又方：

刺疮头及四畔，令汁极出，捣生栗黄敷上，以面围之，勿令黄出，从旦至午根拔出矣。

又方：

以面围疮如前法，以针乱刺疮，铜器煮醋令沸，泻著面围中，令容一盏。冷则易之，三度即拔根出。

又方：

取蛇蜕皮如鸡子大，以水四升，煮三四沸，去滓顿服，立瘥。

又方：

烧蛇蜕皮灰，以鸡子清和涂之瘥。

又方：

取苍耳苗，捣取汁一二升饮之，滓敷上，立瘥。

疔肿，灸掌后横纹后五指，男左女右，七壮即瘥。已用得效。疔肿灸法虽多，然此一法甚验，出于意表也。

痈疽第二

脉七条　论一首　方八十七首　禁法二首　灸法三首

脉数，身无热，即内有痈。

诸浮数脉当发热，而反洗洗恶寒，若有痛处，当结为痈。

脉微而迟必发热，脉弱而数此为振寒，当发痈肿。

脉浮而数，身体无热，其形嘿嘿，胃中微燥，不知痛处，其人当发痈肿。

脉滑而数，滑则为实，数则为热，滑即为荣，数即为卫，荣卫相逢，即结为痈。热之所过，即为痈脓。身体有痛处，时时苦，有疮。

问曰：寸口脉微而涩，法当亡血若汗出，设不汗者，当云何？答曰：若身有疮，被刀器所伤，亡血故也。

趺阳脉滑而数，法当下重。少阴脉滑而数，妇人阴中生疮。

论曰：夫痈疽初发至微，人皆不以为急。此实奇患，惟宜速治。若疗稍迟，乃即病成，以此致祸者不一。但发背，外皮薄为痈，外皮厚为疽，宜急治之。

凡痈疽始发，或似小疖，或复大痛，或复小痛，或发如米粒大白脓子，此皆微候，宜善察之。见有小异，即须大惊忙，急须攻之及断口味，速服诸汤，下去热毒。若无医药处，即灸当头百壮。其大重者，灸四面及中央二三百壮，数灸不必多也，复薄冷药。种种救疗，必速瘥也。

凡用药贴法，皆当疮头处，其药开孔，令泄热气。亦当头以火针针入四分，即瘥。

凡痈、疽、瘤、石痈、结筋、瘰疬，皆不可就针角。针角者，少有不及祸也。

凡痈无问大小，亦觉即取胶如手掌大，暖水浸令软纳纳然，称大小，当头上开一孔如钱孔大，贴肿上令相当，须臾干急。若未有脓者，即定不长。已作脓者，当自出。若以锋针当孔上刺至脓，大好，至瘥乃洗去胶。

凡肿根广一寸以下名疖，一寸以上名小痈，如豆粒大者名疱子。皆始作，急服五香连翘汤下之，数剂取瘥乃止。

凡痈高而光大者，不大热，其肉正平无尖而紫者，不须攻之，但以竹叶黄耆汤伸其气耳。肉正平，为无脓也。痈卒痛，以八味黄耆散敷之，大痈七日，小痈五日。其自有坚强者，宁生破。发乳若热，手不可得近者，先内服王不留行散，外摩发背膏。若背生破无苦，在乳宜令极熟。候手按之随手即起者，疮熟也，须针之。针法要得著脓，以意消息，胸背不过一寸。斟量不得脓，即与食肉膏散著兑头，纳痈口中。如体气热歇，即服木占斯散。五日后，痈欲著痂者，即服排脓内塞散。

凡痈破之后，便绵惙欲死，内寒外热文阙。肿自有似痈而非者，当以手按肿上，无所连，乃是风毒耳，勿针之，宜服升麻汤，外摩膏破痈口，当令上留三分，近下一分针之，务极令热，热便不痛。破后败坏不瘥者，作猪蹄汤洗之，日二，夏用二日，冬用六七日，用汤半剂亦可。夫痈坏后有恶肉者，宜猪蹄汤洗去秽，次敷食肉膏散。恶肉尽后，敷生肉膏散及摩四边，令好肉速生。当断绝房室，忌风冷，勿自劳烦。待筋脉平复，乃可任意耳。缘新肉易伤，伤则里溃，溃则重发，发即难救也，慎之慎之，白痂最忌。

凡诸暴肿，一一不同，无问近远，皆服五香连翘汤，刺去血，小豆末敷之，其间数数以针刺去血。若失疗已溃烂者，犹服五香汤及漏芦汤下之，随热多少，依方用之，外以升麻汤揾洗熨之，方在丹毒篇。摩升麻膏方在丹毒篇。若生息肉者，以白蔄茹散敷之，青黑肉去尽，即停之。好肉生，敷升麻膏。如肌不生，敷一物黄耆散。若敷白蔄茹，青黑恶肉不尽者，可以漆头蔄茹散半钱，和三钱白蔄茹散，稍稍敷之。其散各取当色，单捣筛之，直尔成散用之。此数法，《集验》用治缓疽。

或身中忽有痛处，如似打扑之状，名曰气痛。痛不可忍，游走不住，发作有时，痛则小热，痛定则寒。此皆由冬时受温气，至春暴寒，风来折之，不成温病，乃作气痛。宜先服五香连翘汤，摩丹参膏，又以白酒煎杨柳皮，及暖熨之。有赤气点点者，即刺出血也。其五香连翘汤及小竹沥汤可服数剂，勿以一剂未差便住，以谓无效，即祸至矣。中间将白薇散佳。又有气肿痛，其状如痈，肿无头，虚肿色不变，但皮急痛不得手近，亦须服此五香汤，次白针泻之，次与蒺藜散敷之。

胸中痛，短气者，当入暗室中，以手中指捺左眼，视若见光者，胸中有结痈；若不见光者，是瘭疽内发出也。

经云：气宿于经络中，血气俱涩不行，拥结为痈疽也。不言热之所作，其后成痈。又阳气凑集，寒化为热，热盛则肉腐为脓也。由人体有热，被寒冷搏之，而脉凝结不行，热气拥结成痈疽。方有灸法，亦有温治法，以其中冷未成热之时；其用冷药贴薄之，治热已成，以消热令不成脓也。赤色肿有尖头者，藜芦膏敷之。一云醋和蚌蛤灰涂，干则易之。

余平生数病痈疽，得效者皆即记之。考其病源，多是药气所作，或有上世服石，遂令子孙多有此疾。食中尤不宜食面及酒、蒜，又慎温床厚被，能慎之者，可得终身无它。此皆躬自验之，故特论之也。

五香连翘汤 凡一切恶核、瘰疬、痈疽、恶肿患皆主之，方：

青木香 沉香 熏陆香 丁香 麝香 射干 升麻 独活 寄生 连翘 通草各二两大黄三两

右十二味，㕮咀，以水九升，煮取四升，纳竹沥二升更煮，取三升，分三服，取快利。《肘后》方有紫葛、甘草，无通草，治恶肉、恶脉、恶核、风结肿气痛。《要籍喻义》有黄芪、甘草、芒硝各六分。《千金翼》云：未瘥，中间常服佳。与小儿篇方相重，小有异处。

治痈疽发背，**黄芪竹叶汤方**：

黄芪 甘草 麦门冬 黄芩 芍药各三两当归 人参 石膏 芎劳 半夏各二两生姜五两生地黄八两大枣三十枚淡竹叶一握

右十四味，㕮咀，以水一斗二升，先煮竹叶，取一斗，去滓纳药，煮取三升。分四服，相去如人行三十里间食，日三夜一。

八味黄耆散 敷之方：

黄耆 芎䓖 大黄 黄连 芍药 莽草 黄芩 栀子仁各等分

右治下筛，鸡子白和如泥，涂故帛上，随肿大小敷之，干则易之。若已开口，封疮上，须开头令歇气。

王不留行散 治痈肿不能溃，困苦无聊赖方：

王不留行子三合，《千金翼》作一升龙骨二两野葛皮半分当归二两干姜 桂心各一两栝楼根六分

右七味，治下筛。食讫，温酒服方寸匕，日三，以四肢习习为度，不知稍加之，令人安稳，不觉脓自溃，即著疮痂平复，神良。此浩仲堪方。隋济阇黎所名为神散，痈肿即消，极安稳。《千金翼》云：治痈疽及诸杂肿已溃，皆服之。

内补散 治痈疽发背，妇人乳痈，诸疖，未溃者便消，不消者令速溃疾愈方：

木占斯 人参 干姜一云干地黄 桂心 细辛 厚朴 败酱 防风 桔梗 栝楼根甘草各一两

右十一味，治下筛。酒服方寸匕，药入咽觉流入疮中。若痈疽灸之不能发坏者，可服之。疮未坏者去败酱，已发脓者纳败酱。服药日七八服，夜二三服，以多为善。若病在下，当脓血出，此为肠痈也。诸病在里，惟服此药，即觉其力，痛者即不痛。长服治诸疮及疽痔。疮已溃便早愈，医人不知用此药。发背无有治者，惟服此耳。若始觉背上有不好而渴者，即勤服之，若药力行，觉渴止，便消散。若虽已坏，但日夜服之勿住也，服之肿自消散，不觉去时，欲长服者，当去败酱。妇人乳痈，宜速服之。一方无桂心。一名木占斯散，主痈肿坚结，若已坏者速愈，未坏者使不成痈便消。张文仲无桂心，刘涓子云此是华佗方。

治大疮热退，脓血不止，疮中肉虚疼痛，**排脓内塞散方**：

防风 茯苓 白芷 桔梗 远志 甘草 人参 芎䓖 当归 黄耆各一两桂心二分 附子二枚 厚朴二两 赤小豆五合，酒浸煞之

右十四味，治下筛。酒服方寸匕，日三夜一。

治痈疽发背，**猪蹄汤方**：

猪蹄一具，治如食法 黄耆 黄连 芍药各三两 黄芩二两 蔷薇根 狼牙根各八两

右七味，㕮咀，以水三斗，煮猪蹄令熟，澄清取二斗，下诸药，煮取一斗，去滓，洗疮一食顷，以帛拭干，贴生肉膏，日二。如痛，加当归、甘草各二两。

治痈疽发十指，或起膀胱，及发背后生恶肉者方：

猪蹄一具，治如食法 当归 大黄 芎䓖 芍药 黄芩 独活 莽草各一两

右八味，㕮咀，以水三斗煮猪蹄，取八升，去之，纳诸药，煮取四升，去滓，以渍疮两食顷，洗之，拭令干，敷麝香膏。

治痈疽及发背诸恶疮，去恶肉，**麝香膏**方：

麝香 雄黄 矾石 茼茹各一两，一作真朱

右四味，治下筛，以猪膏调如泥涂之，恶肉尽止，却敷生肉膏。

食恶肉膏方：

大黄 芎䓖 莽草 真朱 雌黄 附子生用，各一两 白蔹 矾石 黄芩 茼茹各二两 雄黄半两

右十一味，㕮咀，以猪脂一升半，煎六沸，去滓，纳茼茹、石末，搅调敷疮中，恶肉尽乃止。

治痈肿恶肉不尽者方：

蒴藋灰一作藋灰 石灰《肘后》作白炭灰

右二味，各淋取汁，合煎如膏，膏成敷之，食恶肉，亦去黑子。此药过十日后不中用。

又方：

生地黄汁煎如胶，作饼子贴之，日四五度。

食恶肉散方：

硫黄 马齿矾 漆头 茼茹 丹砂 麝香 雄黄 雌黄 白矾各二分

右八味，治下筛，以粉之，吮食恶肉。《千金翼》薄贴篇无白矾、雌黄，有藜芦，云亦膏和敷之，又处疗痈疽篇无丹砂。《广济方》疗痈肿脓溃，疮中有紫肉破不消，以此散兑头纳蚀之。

又方：

茼茹 矾石 雄黄 硫黄各二分

右四味，治下筛，纳疮中，恶肉尽即止，不得过好肉也。

治痈疽发背坏后，**生肉膏方**：

生地黄一斤辛夷二两独活 当归 大黄 黄耆 芎䓖 白芷 芍药 黄芩 续断各一两薤白五两

右十二味，㕮咀，以腊月猪脂四升煎，取白芷黄下之，去滓，敷之立瘥。

生肉膏 治痈疽发背溃后，令生肉方：

甘草 当归 白芷 苁蓉 蜀椒 细辛各二两乌喙六分，生用蛇衔一两薤白二十茎干地黄三两

右十味，㕮咀，以醋半升渍一宿，猪膏二斤煎令沸，三上三下膏成，涂之立瘥。

蛇衔生肉膏 主痈疽、金疮败坏方：

蛇衔 当归各六分干地黄三两黄连 黄耆 黄芩 大黄 续断 蜀椒 芍药 白及 芎䓖 莽草 白芷 附子 甘草 细辛各一两薤白一把

右十八味，㕮咀，醋渍再宿，腊月猪脂七升，煎三上三下，醋尽下之，去滓，敷之。日三夜一。《崔氏》有大戟、独活各一两，无地黄、黄连、黄耆、续断、白及、芎䓖、白芷、甘草。

五香汤 主热毒气，卒肿痛，结作核，或似痈疖而非，使人头痛，寒热气急者，数日不除杀人方：

青木香 藿香 沉香 丁香 熏陆香各一两

右五味，㕮咀，以水五升，煮取二升，分三服。不瘥更服之，并以滓薄肿上。《千金翼》以麝香代藿香。

漏芦汤方：

漏芦 白及 黄芩 麻黄 白薇 枳实 升麻 芍药 甘草各二两大黄二两

右十味，㕮咀，以水一斗，煮取三升，分三服，快下之。无药处，单用大黄下之良。《肘后》云治痈疽、丹疹、毒肿、恶肉。《千金翼》无白薇。《刘涓子》无芍药，有连翘，治时行热毒，变作赤色痈疽、丹疹、毒肿及眼赤痛生瘴翳，若热盛者，可加芒硝二两。《经心录》无白薇，有知母、犀角、芒硝各二两。此方与小儿篇方相重，分两服法异。

丹参膏方：

丹参 蒴藋 莽草 蜀椒 踯躅各二两秦艽 独活 白及 牛膝 菊花 乌头 防己各一两

右十二味，㕮咀，以醋二升浸一宿，夏半日，如急要，便煎之。猪脂四升，煎令醋气歇，慢火煎之，去滓，用敷患上，日五六度。《肘后》用防风，不用防己，治恶肉、恶核、瘰疬、风结诸肿，云此膏亦可服。

治气痛，**小竹沥汤方：**

淡竹沥一升射干 杏仁 独活 枳实 白术 防己 防风 秦艽 芍药 甘草 茵芋 茯苓 黄芩 麻黄各二两

右十五味，㕮咀，以水九升，煮取半，下沥，煮取三升，分四服。

白薇散方：

白薇 防风 射干 白术各六分 当归 防己 青木香 天门冬 乌头 枳实 独活 山茱萸 葳蕤各四分 麻黄五分 柴胡 白芷各三分 莽草 蜀椒各一分 秦艽五分

右十九味，治下筛。以浆水服方寸匕，日三，加至二匕。

治气肿痛，**蒺藜散方：**

蒺藜子一升，熬令黄，为末，以麻油和之如泥，炒令焦黑，以敷故熟布上，如肿大小，勿开孔贴之。无蒺藜，用小豆末和鸡子如前，干易之，甚妙。

治赤色肿有尖头者，**藜芦膏方：**

藜芦二分黄连 矾石 雄黄 松脂 黄芩各八分

右六味，末之，猪脂二升二合煎令烊，调和以敷上，病癣、头疮极效，又治浅疮，经年抓搔成痒孔者。

瞿麦散 治痈，排脓、止痛、利小便方：

瞿麦一两芍药 桂心 赤小豆酒浸，熬芎䓖 黄耆 当归 白蔹 麦门冬各二两

右九味，治下筛。先食，酒下方寸匕，日三。《千金翼》用细辛、薏苡仁、白芷，不用桂心、麦门冬、白蔹，治诸痈溃及未溃，疮中疼痛，脓血不绝，不可忍者。

薏苡仁散 治痈肿，令自溃长肉方：

薏苡仁 桂心 白蔹 当归 苁蓉 干姜各二两

右六味，治下筛。先食，温酒服方寸匕，日三夜再。

痈疽溃后脓太多，虚热，**黄耆茯苓汤**方：

黄耆 麦门冬各三两芎藭 茯苓 桂心各二两生姜四两五味子四合大枣二十枚

右八味，㕮咀，以水一斗半，煮取四升，分六服。《千金翼》有远志、当归、人参各二两，甘草六两。

内消散 治凡是痈疽皆宜服此方：

赤小豆一升，醋浸熬人参 甘草 瞿麦 当归 猪苓 黄芩各二两白蔹 黄耆薏苡仁各三两防风一两升麻四两

右十二味，治下筛。以酒服方寸匕，日三夜一，长服取瘥。

治痈疽脓血内漏，诸漏坏败，男发背女乳房，及五痔，**猬皮散**方：

猬皮一具蜂房一具地榆 附子 桂心 当归 续断各五分干姜 蜀椒 藁本各四分厚朴六分

右十一味，治下筛。空腹以酒服方寸匕，日三，取瘥。加斑蝥七枚，益良。

凡患肿，皆因宿热所致，须服冷药，瘥后有患冷利不止者方：

赤石脂 人参 龙骨 甘草 干姜各二两 附子一枚

右六味，㕮咀，以水八升，煮取二升半。分三服，每服八合。

栀子汤 主表里俱热，三焦不实，身体生疮，及发痈疖，大小便不利，方：

栀子仁二七枚 芒硝二两 黄芩 甘草 知母各三两 大黄四两

右六味，㕮咀，以水五升，煮减半，下大黄，取一升八合，去滓，纳芒硝，分三服。

五利汤 主年四十已还，强壮，常大患热，发痈疽无定处，大小便不通，方：

大黄三两 栀子仁五两 升麻 黄芩各二两 芒硝一两

右五味，㕮咀，以水五升，煮取二升四合，去滓，下芒硝。分四服，快利即止。《刘涓子》名大黄汤。

干地黄丸 壮热人长将服之，终身不患痈疽，令人肥悦耐劳苦，方：

干地黄五两 芍药 甘草 桂心 黄耆 黄芩 远志各二两 石斛 当归 大黄各三两人参 巴戟天 栝楼根各一两 苁蓉 天门冬各四两

右十五味，末之，蜜丸。酒服如梧子大十丸，日三，加至二十丸。

干地黄丸 主虚热，消疮疖方：

干地黄四两 大黄六分 芍药 茯苓 王不留行 甘草 远志 麦门冬 人参 升麻 黄芩各三两 桂心六两

右十二味，末之，蜜和。酒服如梧子十丸，日三，加至二十丸。长服令人肥健。一方有枳实三两。《外台》无甘草、远志、麦门冬、人参、升麻、黄芩。

干地黄丸 主虚劳客热，数发痈肿疮疖，经年不除，方：

干地黄四两 天门冬五两 黄耆 黄芩 大黄 黄连 泽泻 细辛各三两 甘草 桂心 芍药 茯苓 干漆各二两 人参一两

右十四味，末之，蜜丸。酒服如梧子大十丸，日三夜一，加至二十丸。久服延年，终身不发痈疽。凡方中用大黄，薄切，五升米下蒸熟，曝干用之。热多，倍大黄。《要籍喻义》无泽泻。

地黄煎 补虚除热，散乳石、去痈疖痔疾，悉宜服之，方：

生地黄随多少，三捣三压，取汁令尽，铜器中汤上煮，勿盖，令泄气，得减半出之，布绞去粗碎结浊滓秽，更煎之令如饧。酒服如弹丸许，日三，勿加之。百日，痈疽永不发。

枸杞煎 主虚劳，轻身益气，令人有力，一切痈疽永不发，方：

枸杞三十斤，剉。叶生至未落可用茎，叶落至未生可用根。以水一石，煮取五斗，去滓淀。将滓更入釜，与水依前，煮取五斗，并前为一斛，澄之去淀，釜中煎之，取二斗许。更入小铜锅子煎，令连连如饧止，或器盛，重汤煮更好。每日早朝服一合半，日再。初服一合，渐渐加之。

主风湿体痛，不能饮食，兼痈疽后补虚羸，方：

蔷薇根 枸杞根各一百斤 生地黄 食蜜各十斤

右四味，㕮咀，以水煮二根令味浓，取二斛，去淀，纳地黄煮令烂，绞去滓，微火煎令如粥，纳蜜，耗令相得，每食后服如弹丸许。

揭肿方：

大黄 黄芩 白蔹 芒硝各三分

右四味，㕮咀，以水六升，煮取三升汁，故帛四重纳汁中，以揭肿上，干即易之，无度数，昼夜为之。

治痈疽始作，肿赤焮热，长甚速，方：

青木香 犀角 大黄 升麻 黄芩 栀子仁 黄连 甘草 芒硝 射干 黄檗 紫檀香 羚羊角 白蔹各二分地黄汁五合麝香二分，研入

右十六味，㕮咀，以水五升，煮取二升，小冷，故帛两重纳汤中，搨肿上，干易之，日夜数百度。

治颈项及胸背有大肿赤发，即封令不成脓，方：

生干地黄半斤香豉半斤朴硝五两

右三味，合捣，令地黄烂熟，敷肿上，厚二分，日三四易，至瘥止。此兼治一切肿。

治痈肿痛烦闷方：

生楸叶十重贴之，以帛包令缓急得所，日二易。止痛兼消肿，蚀脓甚良，胜于众物。如冬月先收干者，用时盐润之，亦可薄削楸皮用之。

治痈始觉肿，令消方：

大黄 通草 葶苈 莽草各等分

右四味，为末，以水和敷上，干则易之。

又方：

以茛菪末三指撮，水和服之，日三，神良。

治痈方：

芫花为末，胶和如粥敷之。

治痈疽发腹背阴匿处，通身有数十痈者，方：

取干牛粪烧灰，下筛，以鸡子白调涂之，干复易。

若已结脓，使聚长者方：

栝楼根末之，苦酒和敷上，燥复易。赤小豆亦佳。

治大人小儿痈肿方：

生猪脑敷纸上贴之，干则易，日三四度。

又方：

芥子末，汤和敷纸上贴之。《千金翼》以猪胆和涂之。

又方：

白姜石末，蒜和捣敷上瘥。

又方：

马鞭草捣敷上，即头出。

大人小儿痈肿，灸两足大拇指歧中，立瘥，仍随病左右。

治疖子方：

凡疖无头者，吞葵子一枚，不得多服。

又方：

烧葛蔓灰封上自消，牛粪灰封之亦佳。

又方：

鼠粘根叶贴之。

又方：

水和雀屎敷之。

又方：

生椒末釜下土

右二味，等分，醋和涂之。《千金翼》有曲末，为三味。

又方：

狗头骨 芸薹子

右二味，等分，末之，醋和敷上。

治痈有脓令溃方：

鸡羽三七枚，烧末，服之即溃。

又方：

人乳和面敷上，比晓脓血出并尽，不用近手。

又方：

箔经绳烧末，腊月猪脂和敷下畔即溃，不须针灸。

治痈肿发背初作，及经十日以上，肿赤焮热毒气盛，日夜疼痛，百药不效方：

鰕鸡子一枚 新出狗屎如鸡子大

右二味，搅调和，微火熬令稀稠得所，捻作饼子。可肿头坚处贴之，以纸贴上，以帛抹之，时时看之，觉饼子热即易，勿令转动及歇气，经一宿定。如多日患者，三日贴之，一日一易，瘥止。此方秽恶，不可施之贵胜。然其愈疾，一切诸方皆不可及。自外诸方，还复备员设仪注而已，觉者当晓斯方，亦备诸急尔。

乌麻膏 主诸漏恶疮，一十三般疗肿，五色游肿，痈疽毒热，狐刺蛇毒，狂犬虫狼六畜所伤不可识者，二十年漏，金疮中风，皆以此膏贴之，恶脓尽即瘥，止痛生肌，一贴不换药，惟一日一度拭去膏上脓再贴之，以至瘥乃止，方：

生乌麻油一斤 黄丹四两 蜡四分，皆大两大升

右三味，以腊日前一日从午，纳油铜器中，微火煎之，至明旦看油减一分，下黄丹消尽，下蜡令沫消，药成，至午时下之。惟男子合之，小儿、女人、六畜不得见之。

治诸肿，**紫葛贴**方：

紫葛十分 大黄五分 白蔹 玄参 黄芩 黄连 升麻 榆白皮 由跋各三分 赤小豆一合 青木香一分

右十一味，治下筛，以生地黄汁和如泥，敷肿上，干易之。无地黄汁，与米醋和之。

又贴膏方：

松脂一斤 大黄一两 猪脂半斤 细辛 防风 黄芩 芎藭 白蔹 当归 白芷 芍药 莽草 黄檗 黄连各半两 白蜡四两

右十五味，㕮咀，先煎脂蜡令烊，乃纳诸药，三上三下，绞以绵及布，以著水中为饼，取少许火炙之，油纸上敷之，贴疮上。《千金翼》有黄耆一两。

青龙五生膏 治痈疽痔漏恶疮，脓血出，皆以导之，方：

生梧桐白皮 生龙胆 生桑白皮 生青竹茹 生柏白皮各五两 蜂房 猬皮 蛇蜕皮各一具 雄黄 雌黄各一两 蜀椒 附子 芎藭各五分

右十三味，㕮咀，以三年苦酒二斗，浸药一宿，于炭火上炙干，捣，下细筛，以猪脂二升半，于微火上煎，搅令相得如饧，著新未中水白瓷器中盛。稍稍随病深浅敷之，并以清酒服如枣核，日一。

治痈疽痔漏恶疮，妇人妒乳，漆疮方：

野葛 芍药 薤白 当归 通草各二分 附子一分

右六味，㕮咀，醋浸半日，先煎猪脂八合，令烟出，纳乱发二分令消尽，下之待冷。又纳松脂八分、蜡二分，更著火上令和，即纳诸药，煎令沸，三上三下，去滓。故帛敷药贴肿上，干即易之。如春，去附子。其发须洗去垢，不尔令人疮痛。

治痈肿，**松脂膏**方：

黄芩 当归 黄耆 黄连 芍药 大黄 蜡 芎劳各一两

右八味，㕮咀，合松脂一斤半，猪脂一合半，微火煎之三上三下，绵布绞去滓。火炙敷纸上，随肿大小贴之，日三易之，即瘥。

治诸色痈肿恶疮瘥后有瘢，**灭瘢膏**方：

矾石 安息香一作女萎 狼毒 乌头 羊踯躅 附子 野葛 白芷 乌贼骨 赤石脂 皂荚 干地黄 天雄 芍药 芎劳 大黄 当归 莽草 石膏 地榆 白术 续断鬼臼 蜀椒 巴豆 细辛各一两

右二十六味，捣末，以成煎猪脂四斤和药，以此为准，煎之三上三下，以好盐一大匙下之，膏成。须服者与服之，须摩者与摩之，摩之忌近眼，服之忌妊娠人。若灭瘢者，以布揩令伤敷之；鼻中息肉，取如大豆纳鼻中；如瘀血，酒服如枣核大；痔漏，以绵裹如梅子纳下部；若中风，摩患上取瘥；崩中亦纳。若灭瘢，取少许和鹰屎白敷之。取腊日合之，神效。《千金翼》有礜石一两。

治脓溃后疮不合方：

烧鼠皮一枚作末，敷疮孔中。

又方：

熟嚼大豆以敷之。

又方：

炒乌麻令黑熟，捣以敷之。

又方：

以牛屎敷之，干即易之。

又方：

烧破蒲席灰，腊月猪脂和，纳孔中。

治痈久不瘥方：

马齿菜捣汁，煎以敷之。

治痈疽溃后脓不断，及诸物刺伤，疮不瘥方：

石硫黄粉二分 箸一片，锤头碎

右二味，少湿箸，纳硫黄中以刺疮孔，疮瘥为度。

治痈肉中如眼，诸药所不效者，方：

取附子削令如棋子，安肿上，以唾贴之，乃灸之，令附子欲焦，复唾湿之，乃重灸之，如是三度，令附子热气彻内即瘥。此法极妙。

治诸疮著白痂复发方：

大蒜 鼠屎 书墨

右三味，等分，为末敷之，日三。

禁肿法：

凡春初雷始发声时，急以两手指雷声，声止乃止，后七日勿洗手，于后有一切肿及蝎蜇恶注肿疮，摩之寻手手瘥。

书肿方：

太乙甲一不生 未乙一不成，壬癸死

右以丹书，闭气书肿上，立瘥。

治恶毒肿，或著阴卵，或著一边，疼痛挛急引小腹不可忍，一宿杀人，方：

取茴香草捣取汁，饮一升，日三四服，滓薄肿上。冬中根亦可用。此是外国神方，从永嘉年末用之，起死人神验。

治风劳毒肿，疼痛挛急，或牵引小腹及腰髀痛，方：

桃仁一升，研如常法，以酒三升搅和，顿服之，厚衣盖令汗，不过三剂。

若从脚肿向上至腹者，即杀人，治之方：

赤小豆一斗，以水三斗煮令烂，出豆，以汁浸脚至膝，每日一度，瘥止。若已入腹，不须浸，但煮豆食之。忌盐、菜、米、面等。渴饮汁，瘥乃止。

麻子小豆汤 治毒肿无定处，或赤色恶寒，或心腹刺痛烦闷者，此是毒气深重，方：

麻子 赤小豆各五升 生商陆二升 升麻四两 附子二两 射干三两

右六味，咬咀，以水四斗，先煮四味，取二斗半，去滓，研麻子碎，和汁煮一沸，滤去滓，取汁煮豆烂，取汁。每一服五合，日二夜一。当利小便为度，肿退即瘥，并食豆。

治一切毒肿，疼痛不可忍者方：

取蜱麻子捣敷之，即瘥。

治痈有坚如石核者，复大色不变，或作石痈，**练石散**方：

粗理黄石一斤 鹿角八两，烧 白蔹三两

右三味，以醋五升，先烧石令赤，纳醋中，不限数，醋半止。总捣末，以余醋和如泥，厚敷之。干则易，取消止，尽更合。诸漏及瘰疬，其药悉皆用之。仍火针针头破，敷药。又单磨鹿角、半夏末和敷之，不如前方佳也。

治石痈坚如石，不作脓者方：

生商陆根捣敷之，干即易之，取软为度。又治湿漏诸痈疖。

又方：

蜀桑根白皮阴干捣末，烊胶，以酒和药敷肿，即拔出根。

又方：

醋和莨菪子末敷头上，即拔出根矣。

又方：

蛇蜕皮贴之，经宿便瘥。

又方：

栎子一枚，以醋于青石上磨之，以涂肿上，干更涂，不过十度即愈。

又方：

梁上尘 葵根茎灰等分

右二味，醋和敷之，即瘥。

凡发肿至坚有根者，名曰石痈。治之法，当上灸之百壮，石子当碎出。如不出，益壮乃佳。

发背第三

论曰：凡发背，皆因服食五石寒食更生散所致，亦有单服钟乳而发背者，又有生平不服而自发背者，此是上代有服之者。其候率多于背两胛间起，初如粟米大，或痛或痒，仍作赤色，人皆初不以为事，日渐长大，不过十日遂至于死。其临困之时，以阔三寸、高一寸，疮有数十孔，以手按之，诸孔中皆脓出，寻时失音。所以养生者，小觉背上痒痛有异，即火急取净土，水和为泥，捻作饼子，厚二分、阔一寸半，以粗艾大作炷，灸泥上，贴著疮上灸之，一炷一易饼子。若粟米大时，可灸七饼子即瘥；如榆荚大，灸七七饼炷即瘥；如钱大，可日夜灸之，不限炷数。仍服五香连翘汤及铁浆诸药攻之，乃愈。又法：诸发背未作大脓，可以冷水射之，浸石令冷熨之，日夜莫住，瘥乃止。此病忌面、酒、五辛等。亦有当两肩上发者。

凡服石人，皆须劳役四体，无令自安。如其不尔者，多有发动。亦不得遂便恣意取暖，称己适情，必须遗欲以取寒冻，虽当时不宁，于后在身多有所益，终无发动之虑耳。

凡肿起背胛中，头白如黍粟，四边相连，肿赤黑，令人闷乱，即名发背也。禁房室、酒肉、蒜面。若不灸治，即入内杀人。若灸，当疮上七八百壮。有人不识，多作杂肿治者，皆死。

治发背及痈肿已溃未溃方：

香豉三升，少与水和，熟捣成强泥，可肿作饼了，厚三分以上。有孔勿覆孔上，布豉饼，以艾列其上，灸之使温温而热，勿令破肉。如热痛，即急易之，患当减。快得安稳，一日二度灸之。如先有疮孔，孔中得汁出即瘥。

治发背，背上初欲结肿，即服此方：

大黄 升麻 黄芩 甘草各三两 栀子三七枚

右五味，㕮咀，以水九升，煮取三升，分三服。取快利便止，不通更进。

治痈疽发背已溃未溃，及诸毒肿方：

栝楼根　榆白皮　胡燕窠　鼠垒土

右四味，等分，末之。以女人月经衣，水洗取汁和如泥，封肿上，干易。溃者四面封之，已觉即封，从一日至五日，令瘥。

内补散　治痈疽发背已溃，排脓生肉方：

当归　桂心各二两人　参　芎劳　厚朴　防风　甘草　白芷　桔梗各一两

右九味，治下筛。酒服方寸匕，日三夜二。未瘥更服，勿绝。《外台》无防风、甘草、白芷。

内补散　治痈疮发背方：

蜀椒　干姜各二分　白蔹一两　黄芩　人参各二分　桂心一分　甘草一两　小豆一合半　附子　防风各一两　芎劳二两

右十一味，治下筛。酒服方寸匕，日三夜二。

治痈疽发背及小小瘰疬，**李根皮散方**：

李根皮一升　通草　白蔹　桔梗　厚朴　黄芩　附子各一两　甘草　当归各二两　葛根三两　半夏五两　桂心　芍药各四两　芎劳六两　栝楼根五两

右十五味，治下筛。酒服方寸匕，日三。疮大困者，夜再服之。曾有人患骨从疮中出，兼有三十余痈疖，服此散得瘥。

治发背痈肿经年，瘥后复发。此因大风或结气在内，经脉闭塞，至夏月以来出攻于背，久不治，积聚作脓血为疮，内漏，**大内塞排脓散方**：

山茱萸　五味子　茯苓　干姜各一分　当归　石韦　芎劳各四分　附子二分　苁蓉　巴戟天　远志　麦门冬　干地黄各八两　桂心　芍药各三分　地胆　菟丝子　各三分　石斛　人参　甘草各五分

右二十味，治下筛。酒服方寸匕，日三夜一，稍加之。长服终身不患痈疖。

治发背方：

乱发灰酒服方寸匕。亦治瘰疬。

又方：

饮铁浆二升取利。

又方：

三年醋淬，微火煎令稠，和牛脂敷上，日一易。

又方：

猪狗牙烧灰，醋和敷上，日三四易之。

又方：

猪脂敷上，日四五。亦治发乳。《救急方》云：取猪羊脂切作片，冷水浸，贴上，暖易之，五六十片瘥。若初贴少许即寒，寒定好眠，甚妙。

又方：

蛇头灰醋和敷之，日三易。

又方：

烧鹿角灰，醋和敷之，日四五。

又方：

烧古蚌灰，鸡子白和敷之，日三易。

丹毒第四

论一首　方三十八首

论曰：丹毒一名天火，肉中忽有赤如丹涂之色，大者如手掌，甚者遍身有痒有肿，无其定色。有血丹者，肉中肿起，痒而复痛，微虚肿如吹状，隐疹起也。有鸡冠丹者，赤色而起，大者如连钱，小者如麻豆粒状，肉上粟粟如鸡冠肌理也，一名茱萸丹。有水丹者，由遍体热起，遇水湿搏之，结丹晃晃黄赤色，如有水在皮中，喜著股及阴处。此虽小疾，不治令人至死。治之皆用升麻膏也。

升麻膏方：

升麻　白薇《肘后》作白蔹 漏芦　连翘　芒硝　黄芩各二两　蛇衔　枳实各三两　栀子四十枚　蒴藋四两

右十味，微捣之，水三升浸半日，以猪膏五升煎，令水气尽，去滓，膏成敷，诸丹皆用之，日三，及热疮肿上。《经心录》无枳实，以治诸毒肿。

治丹毒，**升麻揭汤方：**

升麻 漏芦 芒硝各二两 栀子二十枚黄芩三两 蒴藋五两

右六味，㕮咀，以水一斗浸良久，煮取七升，冷，以故帛染汁揾诸丹毒上，常令湿，揾后须服饮子并漏芦汤。方并在前痈肿条中，但服之立瘥。《小品》用治丹疹、赤毒肿。

治丹毒单用药方：

水苔 生蛇衔 生地黄 生菘菜 蒴藋叶 慎火草 五叶藤 豆叶 浮萍 大黄 栀子 黄芩 芒硝

右十三味，但以一味单捣，涂之立瘥。大黄以下水和用。

又方：

凡天下极冷，无过藻菜最冷。但有患热毒肿并丹等，取渠中藻菜细切，熟捣敷丹上，厚三分，干易之。

治诸丹神验方：

以芸苔菜熟捣，厚封之，随手即消。如余热气未愈，但三日内封之，使醒醒好瘥止，纵干亦封之勿歇，以绝本。余以贞观七年三月八日于内江县饮多，至夜睡中觉四体骨肉疼痛，比至晓，头痛目眩，额左角上如弹丸大肿痛，不得手近，至午时至于右角，至夜诸处皆到，其眼遂闭合不得开，几至殒毙。县令周公以种种药治不瘥。经七日，余自处此方，其验如神，故疏之以传来世云耳。

五色油丹俗名油肿，若犯者多致死，不可轻之，方：

缚母猪枕头卧之，甚良。

又方：

牛屎涂之，干易。

赤流肿丹毒方：

取榆根白皮作末，鸡子白和敷之。《千金翼》又用鸡子白和蒲席灰敷。

又方：

捣大麻子，水和敷之。

又方：

以羊脂煎了摩之。得青羊脂最良。《集验方》云治人面目身体卒赤黑丹，起如疥状，不治日剧，遍身即杀人。

治小儿丹毒方：

捣马齿苋一握，取汁饮之，以溓薄之。

又方：

捣赤小豆五合，水和，取汁饮之一合良，溓涂五心。

又方：

浓煮大豆汁涂之良，瘥亦无瘢痕。

又方：

腊月猪脂和釜下土敷之，干则易。

治小儿五色丹方：

捣蒴藋叶敷之。

又方：

猪槽下烂泥敷之，干则易。《集验》治卒赤黑丹。

又方：

服黄龙汤二合，并敷患上。

治小儿白丹方：

烧猪屎灰，鸡子白和敷之良。

治小儿赤丹方：

芸薹叶汁服三合，溓敷上良。《千金翼》云末芸薹，以鸡子白和涂之。

治小儿赤丹斑驳方。

唾和胡粉，从外向内敷之。

又方：

铜铁屎，以猪脂和敷之。

又方：

屋尘和腊月猪脂敷之。

治小儿火丹，赤如朱走皮中，方：

以醋和豉研敷之。

又方：

鲤鱼血敷之良。

又方：

捣荏子敷之良。

又方：

猪屎水和绞取汁，服少许良。

治小儿天火丹，肉中有赤如丹色，大者如手，甚者遍身，或痛或痒或肿，方：

赤小豆二升，末之，鸡子白和如薄泥敷之，干则易便瘥。一切丹并用此方皆瘥。

又方：

生麻油涂之。

治小儿骨火丹，其疮见骨方：

捣大小蒜厚封之，著足踝者是。

治小儿殃火丹，毒著两胁及腋下者方：

伏龙肝末和油敷之，干则易。若入腹及阴，以慎火草取汁服之。

治小儿尿灶丹，初从两股起，及脐间走人阴头，皆赤色者方：

水二升，桑皮切二升，煮取汁浴之良。

又方：

烧李根为灰，以田中流水和敷之良。

治小儿朱田火丹，病一日一夜即成疮，先从背起渐至遍身，如枣大，正赤色者方：

浓煮棘根汁洗之。已成疮者，赤小豆末敷之。未成疮者，鸡子白和小豆末敷之。凡方中用鸡子者，皆取先破者用之，完者无力。

治小儿天灶火丹，病从髀间起，小儿未满百日，犯行路灶君，若热流下，令阴头赤肿血出，方：

伏龙肝捣末，鸡子白和敷之，日三良。

又方：

鲫鱼肉剉，五合　赤小豆末五合

右二味，和捣，少水和敷之良。

治小儿野火丹，病遍身皆赤者方：

用油涂之。

治小儿茱萸丹，病初从背起，遍身如细缬，一宿成疮者方：

赤小豆作末，以粉之。如未成疮者，鸡子白和敷之。

治小儿废灶火丹，初从足跌起，正赤色者方：

以枣根煮汁，沐浴五六度。

隐疹第五

论一首　方二十九首　灸法一首

论曰：《素问》云，风邪客于肌中，则肌虚，真气发散，又被寒搏皮肤，外发腠理，开毫毛，淫气妄行之，则为痒也，所以有风疹瘙痒，皆由于此。又有赤疹者，忽起如蚊蚋啄烦痒，剧者重沓垄起，搔之逐手起。又有白疹者，亦如此。赤疹热时即发，冷即止；白疹天阴冷即发。白疹宜煮矾石汁拭之，或煮蒴藋和少酒以浴之良，<small>姚氏治赤疹。</small>或煮石南汁拭之良，或水煮鸡屎汁，或煮枳实汁拭之良。余一切如治丹方法，俗呼为风屎，亦名风尸。

石南汤　治六十四种风，淫液走人皮中如虫行，腰脊强直，五缓六急，手足拘挛，隐疹搔之作疮，风尸身痒，卒面目肿起，手不得上头，口噤不得言。方出第八卷中。此方但是隐疹宜服之瘥。

治风瘙隐疹，心迷闷乱方：

天雄　牛膝　桂心　知母<small>各四分</small>　防风<small>六分</small>　干姜　细辛<small>各三分</small>　人参<small>二分</small>　栝楼根　白术<small>各五分</small>

右十味，治下筛。酒服半钱匕，加至一匕为度。

治搔痒皮中风虚方：

枳实<small>三升</small>　独活　苁蓉　黄耆　秦艽<small>各四两</small>　丹参　蒴藋<small>各五两</small>　松叶切，<small>一升</small>

右八味，㕮咀，以酒二斗浸六宿。每服二合，日二，稍稍加之。

治风瘙隐疹方：

大豆三升，酒六升，煮四五沸。每服一盏，日三。

又方：

牛膝为末，酒下方寸匕，日三。并治骨疽、癞病及痞瘤。

又方：

芥子末，浆水服方寸匕，日三。

又方：

白术末，酒服方寸匕，日三。

又方：

白术三两 戎盐 矾石各半两 黄连 黄芩 细辛 芎䓖 茵芋各一两

右八味，㕮咀，以水一斗，煮取三升，洗之良，日五。

又方：

马蔺子 蒴藋 茺蔚子 矾石 蒺藜子 茵芋 羊桃 扁竹各二两

右八味，㕮咀，以浆水二斗，煮取一斗二升，纳矾石，洗之，日三。

又方：

蒴藋 防风 羊桃 石南 茵芋 芫花 蒺藜 矾石

右八味，各一两，㕮咀，以浆水一斗，煮取五升，去滓，纳矾石令小沸，温浴之。

治隐疹痒痛方：

大黄 升麻 黄檗 当归 防风 芍药 黄芩 青木香 甘草各二两 枫香五两 芒硝一两 地黄汁一升

右十二味，㕮咀，以水一斗，煮取三升半，去滓，下芒硝令消。帛染揾病上一炊久，日四五度。

治举体痛痒如虫啮，痒而搔之，皮便脱落作疮方：

蒺藜子三升 蛇床子 茺蔚子各二升 防风五两 大戟一斤 大黄二两 矾石三两

右七味，㕮咀，酒四升、水七升，煮取四升，去滓，纳矾石，帛染拭之。

治风瘙肿疮痒在头面，大黄揾洗，方。

大黄 芒硝各四分 莽草二分，一作甘草三两 黄连六分 黄芩八分 蒺藜子五合

右六味，㕮咀，以水七升，煮取三升，去滓，下硝。以帛染揾之，日一度，勿近目。

治风瘙隐疹方：

蛇床子二升 防风二两 生蒺藜二斤

右三味，㕮咀，以水一斗，煮取五升。拭病上，日三五遍。

治身体赤隐疹而痒，搔之随手肿起，方：

莽草二分 当归 芎劳 大戟 细辛 芍药 芫花 蜀椒 附子 蹯躅各四分 猪膏二升

右十一味，㕮咀，以酒渍药一宿，猪膏煎之，候附子色黄膏成，去滓。以敷病上，日三。

青羊脂膏 主风热赤疹，搔之逐手作疮，方：

青羊脂四两 甘草 芍药各三两 白芷 寒水石 防风 黄芩 白及 黄耆 升麻各四分 石膏一升 竹叶切，一升

右十二味，㕮咀，先以水八升煮石膏、竹叶，取四升，去滓，浸诸药，以不中水猪脂二升合煎，膏成敷病上良。

治风搔隐疹方：

石灰淋取汁，洗之良。

又方：

白芷根叶煮汁洗之。

又方：

酪和盐熟煮摩之，手下即消，良妙。

治隐疹，百疗不瘥者方：

景天一斤，一名慎火草，细捣取汁敷上。热炙手摩之，再三度瘥。

又方：

芒硝八两，水一斗，煮取四升，适寒温绵拭。

又方：

黄连切 芒硝各五两

右二味，以水六升，煮取半，去滓洗之，日四五。

治风搔隐疹，心迷闷乱方：

巴豆二两，以水七升，煮取三升。故帛染汁拭之，大人小儿加减之。

又方：

矾石二两末，酒三升渍令消，帛染拭病上。

又方：

吴茱萸一升，酒五升，煮取一升半，帛染拭病上。

治暴气在表，攻皮上，隐疹作疮，方：

煮槐枝叶洗之。

治小儿患隐疹入腹，体肿强而舌干，方：

芜菁子末，酒服方寸匕，日三。

又方：

车前子作末，粉之良。

又方：

蚕沙二升，水二升煮，去滓，洗之良。

又方：

盐汤洗了，以蓼子接敷之。

举体痛痒如虫啮，痒而搔之，皮便脱落作疮，灸曲池二穴，随年壮。
发即灸之，神良。

瘭疽第六

论一首证　十五条　方九十五首　灸法四首

论曰：瘭疽者，肉中忽生点子如豆粒，小者如黍粟，剧者如梅李，或赤或黑，或青或白，其状不定，有根不浮肿，痛伤之应心，根深至肌，经久便四面悉肿，疱黯熟紫黑色，能烂坏筋骨。若毒散，逐脉入脏杀人，南人名为揭著毒。厚肉处即割去之，亦烧铁烙之，令焦如炭，或灸百壮，或饮葵根汁，或饮蓝青汁若犀角汁，及升麻汁、竹沥、黄龙汤等诸单方，治专去其热取瘥。其病喜著十指，故与代指相似，人不识之，呼作代指。不急治之，亦逐脉上入脏杀人。南方人得之，皆斩去其指。初指头先作黯疱，后始肿赤黑黯，瘭痛人心是也。

代指者，先肿㽲热痛，色不黯，缘爪甲边结脓，剧者爪皆脱落，此谓之代指病也。但得一物冷药汁揭渍之佳。若热盛，服漏芦汤及揭渍之，敷升麻膏，亦可针去血，不妨洗渍涂膏也。

复有恶肉病者，身上忽有肉如赤豆粒，突出便长，推出如牛马乳，上如鸡冠状，不治，自长出不止，亦不痛痒。此由春冬时受恶风入肌脉中，变成此疾。治之宜服漏芦汤，外烧铁烙之，日日为之令焦尽，即以升麻膏敷之，积日乃瘥。

又有赤脉病，身上忽有赤脉络起，陇耸如死蚯蚓之状，看之如有水在脉中，长短皆逐脉所处。此由春冬受恶风，入络脉中，其血肉瘀所作也。宜五香连翘汤，及竹沥等治之，刺去其血，仍敷丹参膏，亦用白鸡屎涂之良。

恶核病者，肉中忽有核累累如梅李核，小者如豆粒，皮肉瘆痛，壮热瘰索恶寒是也，与诸疮根瘰疬结筋相似。其疮根瘰疬，因疮而生，是缓无毒。恶核病卒然而起，有毒，若不治入腹，烦闷杀人。皆由冬月受温风，至春夏有暴寒相搏，气结成此毒也。但服五香汤主之，又以小豆末敷之，亦煮汤渍，时时洗之。消后以丹参膏敷之，令余核总消尽。凡恶核初似被射工毒，无常定处，多恻恻然痛，或时不痛。人不痛者便不忧，不忧则救迟，迟治即杀人，是以宜早防之。尤忌牛肉、鸡、猪、鱼、马、驴等肉。其疾初如粟米，或似麻子，在肉里而坚似疱，长甚速，初得多恶寒，须臾即短气。取吴茱萸五合作末，水一升和之，绞取汁顿服之，以滓敷上，须臾服此汁，令毒散止，即不入腹也。入腹则致祸矣，切慎之。

凡瘭病喜发四肢，其状赤脉起如编绳，急痛壮热，其发于脚，喜从腨起至踝，亦如编绳，故云瘭病也。发于肾，喜著腋下。皆由久劳热气盛，为湿凉所折，气结筋中成此病也。若不即治，其久溃脓，亦令人筋挛缩也。若不消溃，其热气不散，多作蹒病，漏芦汤主之。泻后锋针数针，去恶血气，针泻其根，核上敷小豆末，取消为度。又用治丹法治之，亦用治痈三味甘草散敷之。若溃，敷膏散如痈法。

恶核、瘭病、瘰疬等多起岭表，中土鲜有。南方人所食，杂类繁多，感病亦复不一。仕人往彼深须预防之，防之无法，必遭其毒，惟须五香汤、小豆散、吴茱萸皆是其要药。

凡附骨疽者，以其无破《外台》作故附骨成脓，故名附骨疽。喜著大节解中，丈夫产妇喜著脎中，小儿亦著脊背。大人急著者，先觉痛不得动摇，按之应骨痛，经日便觉皮肉渐急，洪肿如肥状是也。小儿才手近便大啼呼，即是肢节有痛候也。大人缓者，先觉肌烘烘然，经日便觉痛痹不随。小儿四肢不能动摇，亦如不随状。看肢节解中若有肌烘烘处，不知是附骨疽，令遍身成肿不至溃，体皆有青黯。大人亦有不别，呼为贼风风肿，不知是疽也。凡人身体患热，当风取凉，风入骨解中，风热相搏，便成附骨疽，其候嗜眠沉重，忽忽耳鸣。又秋夏露卧，为冷所折，风热伏结而作此疾。急者热多风少，缓者风多热少。小儿未知取风冷，何故而有此疾？由其血盛肌嫩，为风折之，即使凝结故也。凡初得附骨疽，即须急服漏芦汤下之，敷小豆散得消，可服五香连翘汤。方在痈疽条中。

凡贼风，其人体卒无热。中暴风冷，即骨解深痛，不废转动，按之应骨痛也。久即结痛或结瘰疬。其附骨疽久即肿而结脓，以此为异耳。若治附骨作贼风，则增益病深脓多。若治贼风作附骨，即加风冷，遂成瘰疬、偏枯、挛曲之疾也。疗之为效，都在其始耳，此非天下至精，其孰能与于此。若候附骨与贼风为异者，附骨之始未肿，但痛而已，其贼风但痛不热。附骨则其上壮热，四体乍寒乍热，小便赤，大便涩而无汗，若得下却热，并开发腠理，便得消也。纵不消尽，亦得浮浅近外。凡贼风但夜痛，骨不可按抑，不得回转，痛处不壮热，亦不乍寒乍热，多觉身体索索然冷，欲得热熨痛处即小宽，时复有汗出，此为贼风证也，宜针灸、熨煿，诸服治风药即愈。方在风条中。

又有风热毒相搏为肿，其状先肿上生瘭浆，如火灼处，名曰风热毒，治之一如丹法。

又有洪烛疮，身上忽生瘭浆如沸汤洒，剧者遍头面，亦有胸胁腰腹肿缓，通体如火汤灼，瘭起者是也。治之法，急服漏芦汤下之，外以升麻膏敷之。其间敷升麻膏若无效，一依敷丹方。

凡热疮起便生白脓黄烂，疮起即浅，但出黄汁，名肥疮。

浸淫疮者，浅搔之蔓延长不止，搔痒者，初如疥，搔之转生，汁相连著是也。

病疮者，初作亦如肥疮，喜著手足，常相对生，随月生死，痛痒坼裂，春夏秋冬随瘥剧者是也。

有久痛余疮败为深疽者，在腨胫间喜生疮，中水、恶露、寒冻不瘥，经年成骨疽，亦名肺疮。深烂青黑，四边坚强，中央脓血汁出，百药不瘥，汁溃，好肉处皆虚肿，亦有碎骨出者，可温赤龙皮汤渍，方见下卷肠痈篇。夏月日日洗，冬天四日一洗。青肉多，可敷白蔺茹散，食却恶肉，可三日敷之止，后长敷家猪屎散，得瘥止。取猪屎烧作灰，末如粉，致疮中令满，白汁出，吮去，随更敷之，瘥止。若更青肉，复著白蔺茹散如前法，家猪屎散取平复。

凡骨疽百疗不瘥者，可疮上以次灸之，三日三夜便瘥。如疮不瘥，瘥而复发，骨从孔中出者，名为骨疽。取先死乌雌鸡一只，去肉取骨，熬焦如炭，取三家牛棝木刮取屑，三家甑箅各一两，皆烧成炭，合导疮中，碎骨当出数片瘥。

治瘰疬秘方，世所不传，神良无比，方：

射干　甘草　枳实　干地黄　升麻　黄芩各二两　大黄十分　麝香二分　犀角六分　前胡三分

右十味，㕮咀，以水九升，煮取三升，下大黄一沸，去滓，纳麝香。分三服，瘥止，不限剂数。《外台》无黄芩，云《翼》同，《深师》加黄芩、麻黄、白薇、枳实、升麻、松叶。

治瘰疬诸疽，十指头焮赤痛而痒，方：

白芷　大黄　芎䓖　黄芩　黄连　甘草　细辛　藁本　当归　藜芦　莽草各一两

右十一味，㕮咀，以水二斗，煮猪蹄一具，取一斗煮药，取五升，浸疮即瘥。《千金翼》名猪蹄汤。

治瘰疬浸淫多汁，日渐大方：

胡粉　甘草　蔺茹各二分黄连二两

右四味，治下筛。以粉疮上，日三四。

凡瘰疬著手足肩背，累累如米起，色白，刮之汁出，瘥后复发，方：

黄耆六分　款冬花二分　升麻四分　附子　苦参　赤小豆各一分

右六味，治下筛。酒服方寸匕，加之，日三。范汪无苦参。

又方：

虎屎白者，以马屎和之，曝干，烧为灰，粉之良。

又方：

胡粉一两 青木香 滑石 龙骨各三两米粉一升

右五味，为末，稍以粉病上，日三。

又方：

灶屋尘 灶突墨 釜下土各一升

右三味，合研令匀，以水一斗煮三沸，取汁洗疮，日三四度。

治瘰疽著手足肩背，忽发累累如赤豆，剥之汁出者，方：

芜菁子熬捣，帛裹辗转敷上良。

又方：

以麻子熬作末，摩上良。

又方：

酒和面敷之。

又方：

鲫鱼长三寸者 乱发鸡子大 猪脂一升

右三味，煎为膏敷之。

又方：

剥去疮痂，温醋泔清洗之，以胡燕窠和百日男儿屎如膏，敷之。

又方：

乱发灰服方寸匕，日三。亦治发背。

又方：

煮芸薹菜，取汁一升服之，并食干熟芸薹数顿，少与盐酱。冬月研其子，水和服之。

又方：

以猪胆敷之良。

又方：

枸杞根、葵根叶煮汁煎如糖，服之随意。

又方：

腊月糖昼夜浸之，数日乃愈。

治疽溃后方：

以盐汤洗拭了，烧皂荚灰，粉上良。

又方：

梁上尘和车釭中脂敷之。

又方：

以牛耳中垢敷之良。

又方：

以生麻油渟，绵裹布疮上，虫出。

又方：

以沸汤灌疮中三四遍。汤一作伤。

凡疽似痈而小有异，今日去脓了，明日还满，脓如小豆汁者；方：

芸薹熟捣，湿布袋盛之，埋热灰中，更互熨之，即快得安。不过再三
即瘥，冬用干者。

又方：

皂荚煎汤洗疮拭干，以檗皮末敷，勿令作痂。

凡疽卒著五指，筋急不得屈伸者，灸踝骨中央数十壮，或至百壮。

治浸淫疮，**苦瓠散**方：

苦瓠一两 蛇蜕皮 蜂房各半两 梁上尘一合 大豆半合

右五味，治下筛，以粉为粥和敷纸上，贴之，日三。《古今录验》无大豆。

又方：

以煎饼承热搨之。亦治细癣。

疮表里相当，名浸淫疮方：

猪牙车骨年久者，椎破烧令脂出，热涂之。

又方：

取苦楝皮若枝，烧作灰敷，干者猪膏和涂。并治小儿秃疮及诸恶疮。

治瘑疮方：

醋一升温令沸，以生蘁一把纳中，封疮上，瘥为度。

又方：

捣桃叶和鲤鱼鲊糁封之，亦可以鲊薄之。

又方：

炒腊月糖薄之。

又方：

烧故履系末敷之。

又方：

烧松根取脂涂之。

治燥病方：

醋和灰涂之。

又方：

热牛屎涂之。

治湿病方：

烧干虾蟆，猪脂和敷之。

治病疥百疗不瘥方：

楝实—升地榆根 桃皮 苦参各五两

右四味，哎咀，以水一斗，煮取五升，稍温洗之，日一。

治久病疥湿疮，浸淫日广，痒不可堪，搔之黄汁出，瘥后复发方：

羊蹄根净去土，细切，熟熬，以醋和熟捣，净洗疮，敷上一时间，以冷水洗之，日一。又阴干作末，痒时搔汁出。以粉之。又以生葱根揩之。《千金翼》无葱字。

一切病疮，灸足大指歧间二七壮，灸大指头亦佳。

治脚腨及曲䐐中痒，搔之黄汁出，是风疽方：

以青竹筒一枚，径一寸半、长三尺，当中著大豆一升，以糠、马屎二物烧为火，当竹筒中烧之，以器承两头取汁。先以泔清和盐热洗疮了，即涂豆汁，不过三度，极效。

又方：

嚼胡麻敷，以绵裹之，日一易之，神良。

治石疽，状如痤疖而皮厚，方：

捣穀子敷之。亦治金疮。

治久痈疮败坏成骨疽方：

末龙骨粉疮，四面厚二分，以膏著疮中，日二易之，虫出如发，尽愈。膏方如左：

大虾蟆一枚，自死者乱发一块，鸡子大猪脂一斤

右三味，纳脂中煎之，二物略消尽，下待冷，更纳盐一合，搅和之，充前用。

治疮久不瘥，瘥而复发，骨从孔中出，名为骨疽方：

以猪胆和楸叶捣封之。

又方：

捣白杨叶末敷之。

又方：

芜菁子捣敷之，帛裹，一日一易。

又方：

穿地作坑，口小里大，深二尺。取干鸡屎二升，以艾及荆叶捣碎，和鸡屎令可燃火，坑中烧之令烟出，纳疽于坑中熏之，以衣拥坑口，勿泄气。半日当有虫出，甚效。

治久疽方：

鲫鱼破腹勿损，纳白盐于腹中，以针缝之，于铜器中，火上煎之令干，作末敷疽疮中。无脓者，以猪脂和敷之，小疼痛无怪也，十日瘥。

治附骨疽方：

槲皮烧末，饮服方寸匕，。

又方：

新剥鼠皮如钱孔大，贴肿上，即脓出。已溃者，取猪脊上脂贴之，则脓出。

附骨疽，灸间使后一寸，随年壮，立瘥。

治诸疮因风致肿方：

烧白芋灰，温汤和之，厚三分敷疮上，干即易，不过五度瘥。

又方：

栎根皮三十斤，刬，水三斛煮令热，下盐一把，令的的然热以浸疮，当出脓血，日日为之，瘥止。

治恶露疮方：

捣薤菜敷疮口，以大艾炷灸药上，令热入内即瘥。

治反花疮，并治积年诸疮方：

取牛蒡根熟捣，和腊月猪脂封上，瘥止。并治久不瘥诸肿、恶疮、漏疮等，皆瘥。

又方：

取马齿菜捣封，瘥止。

又方：

取蜘蛛膜贴疮上，数易之，瘥止。

治恶疮方。

矾石 蜡 松脂 乱发各二分 猪膏四两

右五味，煎发消，纳矾石，次纳松脂，次内蜡，去滓。先刮洗疮以涂之，日再三。不痛久疮时愈，新疮迟愈，病疥痒疮、头秃皆即愈，生发胜飞黄膏。

又方：

烧扁竹灰，和楮白汁涂之。

又方：

羊屎麻根烧烟断，膏和封，有汁者干敷之。

又方：

面一升作饼，大小覆疮，灸上令热，汁出尽瘥。

治恶疮似火烂，洗汤方：

白马屎曝干，以河水和煮十沸，绞取汁洗之。

治恶疮名曰马疥，其大如钱，方：

以水渍自死蛇一头，令烂去骨，以汁涂之，手下瘥。

治身疮及头疮不止方：

菖蒲末敷上，日三夜二。

治疮久不瘥方：

芫荑 藜芦各一两 姜黄 青矾 雄黄各一分 苦参 沙参各三分 附子一枚

右八味，治下筛，先以蓝汁洗疮去痂，干拭敷之。小儿一炊久剥去之，大人半日剥之，再敷，不过三四度愈。

治恶疮十年不瘥似癞者，方：

蛇蜕皮一枚烧之，末下筛，猪脂和敷之，醋和亦得。

又方：

苦瓠一枚，㕮咀，煮取汁洗疮，日三。又煎以涂癣，甚良。皆先以泔净洗乃涂，三日瘥。

又方：

盐汤洗，捣地黄叶贴之。

又方：

烧貑猪屎敷之。

又方：

烧莨菪子末敷之。

又方：

烧鲫鱼灰和酱清敷之。

治诸疮久不瘥，并治六畜方：

枣膏三升，水三斗，煮取一斗半，数洗取愈。

乌膏主恶疮方：

雄黄 雌黄 芎䓖 升麻 乌头 及己 竹灰 黄连 黄檗 水银各二分 杏仁三十枚 胡粉一分 巴豆二十枚 松脂 乱发各一鸡子大 蜡三两

右十六味，㕮咀，以猪膏三升急煎，令发消，去滓，停小冷，以真朱二钱匕投，搅令相得以敷之。凡用膏，先净疮，拭干乃敷之。敷讫，以赤石脂黄连散粉之。《千金翼》无竹灰、水银、蜡。

乌膏 治种种诸疮不愈者方：

水银一两 黄连二两 经墨三分

右三味，治下筛，以不中水猪膏和之敷上。不过再三愈，神良。若欲多作任人。惟不治金疮，水银大须熟研。

治代指方：

甘草二两，㕮咀，水五升，煮取一升半，渍之。若无，用芒硝代之。

又方：

以唾和白硇砂，搜面作碗子。盛唾着硇砂如枣许，以爪指着中，一日瘥。

又方：

以毛杂黄土作泥，泥指上，令厚五分，纳煻灰中煨之，令热可忍，泥干易，不过数度瘥。

又方：

刺指热饭中二七遍。

又方：

以麻沸汤渍之即愈。

又方：

单煮地榆作汤，渍之半日。

又方：

先刺去脓血，炙鱼鲜皮令温，以缠裹周匝，痛止便愈。

又方：

以蜀椒四合，水一升煮三沸，以渍之。

又方：

取萎黄葱叶煮沸渍之。

治指痛欲脱方：

猪脂和盐煮令消，热纳指中，食久住。《翼》和干姜。

治手足指掣痛不可忍方：

酱清和蜜温涂之。

又，灸指端七壮立瘥。

治手足指逆胪方：

此缘厕上搔头。还坐厕上，以指倒捋二七下即瘥。

又方：

青珠一分 干姜二分

右二味，捣，以粉疮上，日三。

治冻指瘃欲堕方：

马屎三升，以水煮令沸，渍半日愈。

治手足皴裂逆胪代指方：

酒搦猪胰洗之，慎风冷：

治手足皲劈破裂，血出疼痛方：

猪脂著热酒中洗之。

治冬月冒涉，冻凌面目，手足皲瘃，及始热痛欲瘃者方：

取麦窠煮令浓，热洗之。

治手足皲痛方：

煮茄子根洗之。

又方：

芎䓖三分 蜀椒二分 白芷 防风 盐各一两

右五味，㕮咀，以水四升煎浓涂之。猪脂煎更良。

治人脚无冬夏常拆裂，名曰尸脚，方：

鸡屎一升，水二升，煮数沸，停小冷，渍半日，瘥止。亦用马屎。

又方：

烊胶，胶干帛贴上。

割甲侵肉不瘥方：

硇砂、矾石末裹之，以瘥为候。

又方：

捣鬼针草苗汁、鼠粘草根和腊月猪脂敷之。

备急千金要方卷第二十三　痔漏

朝奉郎守太常少卿充秘阁校理判登闻检院上护军赐绯鱼袋臣林亿等校正

九漏第一

论一首　方八十三首　灸法十六首

论曰：夫九漏之为病，皆寒热瘰疬在于颈腋者，何气使生？此皆鼠瘘寒热之毒气也，堤留于脉而不去者也。鼠瘘之本皆根在于脏，其末上出于颈腋之下。其浮于脉中而未著于肌肉，而外为脓血者易去。去之奈何？曰：请从其末引其本，可使衰去而绝其寒热，审按其道以予之，徐往来以去之。其小如麦者，一刺知，三刺已。决其死生奈何？曰：反其目视其中，有赤脉从上下贯瞳子，见一脉，一岁死；见一脉半，一岁半死；见二脉，二岁死；见二脉半，二岁半死；见三脉，三岁死。赤脉不下贯瞳子，可治。

凡项边腋下先作瘰疬者，欲作漏也。宜禁五辛、酒面及诸热食。凡漏有似石痈累累然作疬子，有核在两颈及腋下，不痛不热，治者皆练石散敷其外，内服五香连翘汤下之。已溃者，治如痈法。诸漏结核未破者，火针针使著核结中，无不瘥者。何谓九漏？一曰狼漏，二曰鼠漏，三曰蝼蛄漏，四曰蜂漏，五曰蚍蜉漏，六曰蛴螬漏，七曰浮沮漏，八曰瘰疬漏，九曰转脉漏。

治狼漏，始发于颈，肿无头有根，起于缺盆之上，连延耳根肿大。此得之忧恚，气上不得下，其根在肝—作肺。空青主之，商陆为之佐，散方：

空青 猬脑各二分猬肝一具，干之芎劳半分独活 乳妇蓐草 黄芩 鳖甲 斑蝥 干姜 商陆 地胆 当归 茴香 矾石各一分蜀椒三十粒

右十六味，治下筛。以酒服方寸匕，日三，十五日服之。

治鼠漏，始发于颈，无头尾，如鼹鼠，使人寒热脱肉。此得之食于鼠毒不去，其根在胃，狸骨主之，知母为之佐，散方：

狸骨 鲮鲤甲 知母 山龟壳 甘草 桂心 雄黄 干姜各等分

右八味，治下筛。以饮服方寸匕，日三。仍以蜜和，纳疮中，无不瘥。先灸作疮，后以药敷之，已作疮，不用灸。

治蝼蛄漏，始发于颈项，状如肿。此得之食瓜果，实毒不去，其根在大肠。茬子主之，桔梗为之佐，丸方：

茬子 龙骨各半两 附子一两 蜀椒百粒 桂心 干姜 桔梗 矾石 独活 芎劳各一分

右十味，末之，以枣二十枚合捣，醋浆和丸如大豆，温浆下五丸到十丸。

治蜂漏，始发于颈，瘰疬三四处，俱相连以溃。此得之饮流水，水有蜂毒不去，其根在脾，雄黄主之，黄芩为之佐，散方：

雄黄 黄芩各一两 蜂房一具 鳖甲 茴香 吴茱萸 干姜各半两 蜀椒二百枚

右八味，治下筛。敷疮口上，日一，十日止。

治蚍蜉漏，始发于颈，初得如伤寒。此得之因食中有蚍蜉毒不去，其根在肾。矾石主之，防风为之佐，散方：

矾石 防风 桃白皮 知母 雌黄 干地黄 独活 青黛 斑蝥 白芷 松脂一作柏脂 芍药 海藻 当归各一分 白术 猬皮各四分蜀椒百粒

右十七味，治下筛。饮服一钱匕，日三服。

治蝣蟠漏，始发于颈下，无头尾，如枣核块累移在皮中，使人寒热心满。此得之因喜怒哭泣，其根在心。矾石主之，白术为之佐，散方：

矾石 白术 空青 当归各二分 细辛一两 猬皮 斑蝥 枸杞 地胆各一分 干乌脑三大豆许

右十味，治下筛。服方寸匕，日三，以醋浆服之。病在上侧轮卧，在下高枕卧，使药流下。

治浮沮漏，始发于颈，如两指，使人寒热欲卧。此得之因思虑忧憋，其根在胆。地胆主之，甘草为之佐，散方：

地胆 雄黄 干姜 石决明 续断 菴蔺根 龙胆各三分 细辛二分 大黄半分 甘草一分

右十味，治下筛。敷疮日四五度。《古今录验》无雄黄，有硫黄。

治瘰疬漏，始发于颈，有根，初苦痛令人寒热。此得之因新沐湿结发，汗流于颈所致，其根在肾。雌黄主之，芍药为之佐，丸方：

雌黄 茯苓 芍药 续断 干地黄 空青 礜石 干姜 桔梗 蜀椒 恒山 虎肾 狸肉 乌脑 斑蝥各一分 矾石一分 附子一两

右十七味，末之，蜜丸。以酒服十丸如大豆，日二。

治转脉漏，始发于颈，濯濯脉转，苦惊惕身振寒热。此得之因惊卧失枕，其根在小肠《集验》作心。斑蝥主之，白芷为之佐，丸方：

斑蝥 白芷 绿青 大黄各二分 人参 当归 桂心各三两 麦门冬 白术各一两 升麻 钟乳 甘草 防风 地胆 续断 麝香 礜石各一分

右十七味，末之，蜜丸。酒服十丸如大豆，日三服。勿食菜，慎房室百日。《外台》无大黄、桂心、麦门冬、白术、钟乳。

治九漏方：

空青 商陆 知母 狸骨 桔梗 防风 茳子 矾石 黄芩 白芷 芍药 甘草 雌黄 白术 礜石 地胆 斑蝥 雄黄各等分

右十八味，末之，蜜丸。以醋服如大豆三丸，三十日知，四十日愈，六十日平复，一百日慎房室。一方为散，醋服一刀圭，日三，老小半之。

又方：

猬皮半枚蜀椒 附子 当归 蜂房 地榆 桂心 通草 干漆 薏苡仁 牡丹 蒺藜子 漏芦一作藋芦 龙胆一作龙骨 土瓜各二分 斑蝥四分 苦参 蛇床子 大黄 雄黄 蔄茹 细辛 蛇蜕皮各二分 鹤骨六分 鲮鲤甲 樗鸡各四枚 蜥蜴 蜈蚣各一枚

右二十八味，治下筛。酒服五分匕，以知为度，日二服。

又方：

斑蝥七十枚 猬皮 真朱 雄黄各一分

右四味，治下筛。酒服半钱匕，日三。

又方：

未成炼松脂填疮孔令满，日三四度，七日瘥，大有神验。

又方：

斑蝥二七枚 雄黄 桂心 犀角各一两

右四味，治下筛。酒服一钱匕，病从小便出，日再。

又方：

马齿苋阴干 腊月烛烬各等分

右二味，为末。腊月猪脂和，先以暖泔清洗疮，拭干敷之，日三。

又方：

干牛屎 干人屎

右二味，捣，先幕绵疮上，绵上著屎，虫闻屎香出。若痒，即举绵去之，更别取屎绵著如前，候虫出尽乃止。

又方：

苦瓠四枚，大如盏者，各穿一孔如指大，置汤中煮十数沸。取一竹筒长一尺，纳一头瓠孔中，一头注疮孔上，冷则易之，遍止。

治一切漏方：

斑蝥四十枚 豉四十九枚 芫青二十枚 地胆十枚 蜈蚣一寸半 犀角枣核大 牛黄枣核大 生大豆黄十枚

右八味，末之，蜜丸。饮服如梧子二丸，须臾多作酸浆粥冷饮之，病从小便出，尿盆中看之，如有虫形状，又似胶汁，此病出也。隔一日一服，饮粥如常。小弱者隔三四日，候无虫出，疮渐瘥。特忌油腻，一切器物皆须灰洗，乃作食。《崔氏》云：治九漏初服药，少夜食，明旦服二丸，至七日甚虚冈，可煮食蔓菁菜羹，自余脂腻醋口味果子之类，并不得食。人强隔日一服，人弱两三日一服。瘥后仍作二十日将息，不能将息便不须服。

又方：

煮盐花，以面拥病上，纳盐花面匡中厚二寸，其下以桑叶三重藉盐，候冷热得所可忍，冷则无益，热则破肉，一日一度，候瘰疬根株势消则止。若已作疮者，捣穄谷为末粉之。

又方：

櫱北阴白皮三十斤，剉之，以水一石，煮取一斗，去滓，煎如糖。又取都厕上雌雄鼠屎各十四枚，烧令汁尽，末，纳煎中，温酒一升，投煎中合搅之。羸人五合，服之当有虫出。

治漏作疮孔方：

末露蜂房，腊月猪脂和敷孔上。

治漏发心胸以下者方：

武都雄黄　松脂_{各三两}

右二味，和为块，刀子刮为散。饮服一方寸匕，日二，不瘥更合。

治漏方：

煅落铁屑　狗颊车连齿骨_炙虎粪　鹿皮_{合毛烧灰}

右四味，等分，治下筛。以猪膏和纳疮中，须臾易之，日五六度。

治诸漏方：

霜下瓠花曝干，末敷之。

又方：

捣土瓜根薄之，燥则易，不限时节。

又方：

死蛇去皮肉，取骨末之，合和封疮上。大痛，以杏仁膏摩之止。

又方：

死蛇和腊月猪脂，合烧作灰，末之，纳孔中。

又方：

烧死蜣螂末，醋和涂。又死蛇灰醋和敷。

又方：

故布裹盐如弹丸，烧令赤，末，酒服。

又方：

服白马屎汁一升。

又方：

正月雄狐屎阴干，杵末，水和服。

又方：

盐面和烧灰敷之。

又方：

水研杏仁服之。

又方：

猪脂一升、酒五合煎沸，顿服之。

治一切冷瘘方：

烧人吐出蛔虫为灰，先以甘草汤洗疮，后著灰，无不瘥者。慎口味。

治鼠漏疮瘘复发，及不愈，出脓血不止，方：

以不中水猪脂，㕮咀生地黄纳脂中，令脂与地黄足相淹和，煎六七沸。桑灰汁洗疮去恶汁，以地黄膏敷疮上，日一易。

治鼠漏方：

得蛇虺所吞鼠烧末，服方寸匕，日再，不过三服，此大验，自难遇耳。并敷疮中。

又方：

死鼠一枚，中形者 乱发如鸡子大一枚

右二味，以腊月猪脂取令淹鼠、发，煎之令鼠、发消尽，膏成分作二分。一分稍稍涂疮，一分稍稍以酒服之，则瘥矣。鼠子当从疮中出，良秘方。

治鼠瘘肿核痛未成脓方：

以柏叶敷著肿上，熬盐着叶上熨之，令热气下即消。

治风漏及鼠漏方：

赤小豆 白蔹 黄耆 牡蛎各等分

右四味，治下筛。酒服方寸匕，日三。

治蝼蛄瘘方：

槲叶灰，先以泔清煮槲叶取汁，洗拭干，纳灰疮中。

治蜂瘘初生时，状如桃而痒，搔之则引大如鸡子，如覆手者，方：

熬盐熨之三宿，四日不瘥，至百日成瘘，其状大如四五寸石，广三寸，中生蜂作孔，乃有数百。以石硫黄随多少，燃烛烧令汁出，著疮孔中，须臾间见蜂数十，惟蜂尽瘥。

治蜂瘘方：

鸦头灰敷之。

又方：

人屎、蛇蜕灰，腊月猪膏和敷之。

又方：

蜂窠灰，腊月猪膏和敷孔中。

治蚁漏孔容针，亦有三四孔者：

猬皮肝心灰末，酒服一钱匕。

又方：

死蛇腹中鼠，腊月猪脂煎使焦，去滓敷之。

又方：

取大鳖鲊，烧耕垡土令赤，以苦酒浸垡土，时合壁土故热，以鳖鲊着壁土上，辗转令热，以敷疮上。

又方：

鲮鲤甲二七枚，烧末，猪膏和敷疮上。

又方：

半夏一枚，捣末，以鸭脂和敷疮上。

瘰疬瘘横阔作头状若杏仁形，亦作瘰疬，方：

用雄鸡屎灰，腊月猪脂和封之。

治蜣螂瘘方：

牛屎灰和腊月猪脂敷之。

又方：

蜣螂丸末敷，即蜣螂所食屎也。

又方：

干牛屎末敷，痒即拨却，更厚封，瘥乃止。

又方：

热牛屎涂之，数数易，应有蜣螂出。

治蚯蚓瘘方：

蚯蚓屎　鸡屎

右二味，末之，用社猪下颌髓和敷之。

治蝎瘘五六孔皆相通者方：

捣茅根汁著孔中。

治虾蟆瘘方：

五月五日，蛇头及野猪脂同水衣封之佳。

治蛇瘘方：

蛇蜕皮灰，腊月猪脂和封之。

治蛙瘘方：

蛇腹中蛙灰封之。

治颠当瘘方：

捣土瓜根敷至瘥。慎口味。

治雀瘘方：

取母猪屎灰，和腊月猪膏敷，虫出如雀形。

治脓瘘方：

桃花末和猪脂封之佳。

治石瘘两头出者，其状坚实，令人寒热方：

以大铍针破之，鼠粘叶二分末，和鸡子白一枚封之。

又方：

捣槐子和井花水封之。

灸漏方：

葶苈子_{二合} 豉_{一升}

右二味，和捣令极熟，作饼如大钱，厚二分许，取一枚当疮孔上，作大艾炷如小指大，灸饼上，三炷一易，三饼九炷，隔三日复一灸之。《外台》治瘰疬，《古今录验》云不可灸头疮，葶苈气入脑杀人。

又方：

捣生商陆根捻作饼子如钱大，厚三分，安漏上，以艾灸上，饼干易之，灸三四升艾瘥。《外台》灸瘰疬。

又方：

七月七日，日未出时取麻花，五月五日取艾，等分，合捣作炷用，灸疮上百壮。《外台》灸瘰疬。

寒热胸满颈痛，四肢不举，腋下肿，上气，胸中有音，喉中鸣，天池主之。

寒热酸痟痛，四肢不举，腋下肿瘘，马刀喉痹，髀膝胫骨摇，酸痹不仁，阳辅主之。

胸中满，腋下肿，马刀瘘，善自啮舌颊，天牖中肿，寒热，胸胁腰膝外廉痛，临泣主之。

寒热，颈颌肿，后溪主之。

寒热，颈腋下肿，申脉主之。

寒热，颈肿，丘墟主之。

寒热，颈瘰疬，大迎主之。

腋下肿，马刀，肩肿吻伤，太冲主之。

九漏，灸肩井二百壮。

漏，灸鸠尾骨下宛宛中七十壮。

诸漏，灸瘘周四畔瘥。

诸恶漏中冷息肉，灸足内踝上各三壮，二年六壮。

治鼠漏及瘰疬，**五白膏方**：

白马 白牛 白羊 白猪 白鸡等屎各一升漏芦二斤

右六味，各于石上烧作灰，研，绢筛之，以猪膏一升三合，煎乱发一两半，令极沸消尽，乃纳诸末，微微火上煎五六沸，药成。去疮痂，以盐汤洗，新绵拭干，然后敷膏。若无痂，犹须汤洗，日再。若著膏，当以帛裹上，勿令中风冷也，神验。

治寒热瘰疬及鼠瘘，**曾青散方**：

曾青 荏子 礜石一作矾石附子各半两当归 防风 栝楼根 芎劳 黄耆 黄芩狸骨 甘草 露蜂房各二两细辛 干姜各一两斑蝥 芫青各五枚

右十七味，治下筛。以酒服一方寸匕，日再服。

治寒热瘰疬，散方：

连翘 土瓜根 龙胆 黄连 苦参 栝楼根 芍药 恒山各一两

右八味，治下筛。酒服五分匕，日三服。《千金翼》、《外台》有狸骨一枚。又《千金翼》一方有当归，无栝楼、恒山。

治身体有热气瘰疬，及常有细疮，并口中生疮，**蔷薇丸**方：

蔷薇根三两 石龙芮 黄耆 鼠李根皮 芍药 黄芩 苦参 白蔹 防风一作防己 龙胆 栝楼根各一两 栀子仁四两

右十二味，末之，蜜丸。饮服如梧子大十五丸，日再服。《千金翼》有黄蘗一两。

治瘰疬方：

白僵蚕治下筛，水服五分匕，日三服，十日瘥。

又方：

狸头一枚，炙，捣筛，饮服方寸匕，日二。

又方：

故鞋内毡替烧末五匕，和酒一升，旦向日服之，强行，须臾吐鼠出，三朝服。《外台》不同。

又方：

狸头蹄骨等炙黄，捣筛为散，饮服一钱匕，日二。

又方：

猫两眼阴干烧灰，井花水服方寸匕，日再。

又方：

丁猫舌末敷疮上。

又方：

狼屎灰敷之。

又方：

五月五日，取一切种种杂草，煮取汁洗之。

又方：

狐头、狸头灰敷上。

又方：

猫脑 莽草

右二味，等分，为末，著孔中。

灸一切瘰疬在项上，及触处但有肉结凝，似作瘘及痈疖者方：

以独头蒜截两头留心，大作艾炷，称蒜大小贴病子上灸之，勿令上破肉，但取热而已，七壮一易蒜，日日灸之，取消止。

一切瘰疬，灸两胯里患疬处宛宛中，日一壮，七日止，神验。

又，灸五里、人迎各三十壮。

又，灸患人背两边腋下后纹上，随年壮。

又，灸耳后发际直脉七壮。

肠痈第二

论三首　方三十三首　灸法二首

论曰：卒得肠痈而不晓其病候，愚医治之，错则杀人。肠痈之为病，小腹重而强，抑之则痛，小便数似淋，时时汗出，复恶寒，其身皮皆甲错，腹皮急如肿状，其脉数者，小有脓也；《巢源》云：洪数者，已有脓也。其脉迟紧者，未有脓也。甚者腹胀大，转侧闻水声，或绕脐生疮，或脓从脐中出，或小便出脓血。

问曰：官羽林妇病，医脉之，何以知妇人肠中有脓，为下之即愈？师曰：寸口脉滑而数，滑则为实，数则为热，滑则为荣，数则为卫，卫数下降，荣滑上升，荣卫相干，血为浊败，少腹痞坚，小便或涩，或复汗出，或复恶寒，脓为已成。设脉迟紧，即为瘀血，血下则愈。

治肠痈，**大黄牡丹汤**方：

大黄四两 牡丹三两 桃仁五十枚 瓜子一升 芒硝二两

右五味，㕮咀，以水五升，煮取一升，顿服之，当下脓血。《删繁方》用芒硝半合、瓜子五合。刘涓子用硝石三合，云肠痈之病，少腹痞坚，或偏在膀胱左右，其色或白，坚大如掌热，小便欲调，时白汗出。其脉迟坚者，未成脓，可下之，当有血。脉数脓成，不复可下。《肘后》名瓜子汤。

治肠痈汤方：

牡丹 甘草 败酱 生姜 茯苓各二两 薏苡仁 桔梗 麦门冬各三两 丹参 芍药各四两生地黄五两

右十一味，㕮咀，以水一斗，煮取三升。分三服，日三。

又方：

薏苡仁一升 牡丹皮 桃仁各三两 瓜瓣仁二升

右四味，㕮咀，以水六升，煮取二升，分再服。姚氏不用桃仁，用李仁。《崔氏》有芒硝二两，云腹中疠痛，烦毒不安，或胀满不思饮食，小便涩，此病多是肠痈，人多不识，妇人产后虚热者，多成斯病，纵非痈疽，疑是便服此药，无他损也。

又方：

雄鸡顶上毛并屎烧作末，空心酒服之。

又方：

截取担头尖少许，烧作灰，水和服，当作孔出脓血愈。

凡肠痈，其状两耳轮纹理甲错，初患腹中苦痛，或绕脐有疮如粟，皮热，便脓血出似赤白下，不治必死方：

马蹄灰，鸡子白和涂，即拔气，不过再。

又方：

瓜子三升捣末，以水三升，煮取一升五合，分三服。

又方：

死人冢上土作泥涂之。

治内痈未作头者方：

服伏鸡屎即瘥。

又方：

马牙灰和鸡子涂之，干则易。

肠痈，屈两肘，正灸肘头锐骨各百壮，则下脓血即瘥。

论曰：产后宜勤济乳，不宜令汁蓄积，蓄积不去，便结不复出，恶汁于内，引热温壮，结坚牵掣痛，大渴引饮，乳急痛，手不得近，成妒乳，非痈也。急灸两手鱼际各二七壮，断痈状也，不复恶手近乳，汁亦自出，便可手助迮捋之，则乳汁大出，皆如脓状。内服连翘汤，外以小豆薄涂之，便瘥。

妇人女子乳头生小浅热疮，痒搔之黄汁出，浸淫为长百种，治不瘥者，动经年月，名为妒乳。妇人饮儿者乳皆欲断，世谓苟抄乳是也。宜以赤龙皮汤及天麻汤洗之，敷二物飞乌膏及飞乌散佳。若始作者，可敷黄芩漏芦散及黄连胡粉散并佳。

赤龙皮汤方：

槲皮切三升，以水一斗，煮取五升。夏冷用之，冬温用之，分以洗乳，亦洗诸深败烂久疮，洗竟敷膏散。

天麻汤方：

天麻草切五升，以水一斗半，煮取一斗，随寒热分洗乳，以杀痒也。此草叶如麻，冬生、夏著花，赤如鼠尾花也。亦以洗浸淫黄烂热疮，痒疽湿阴蚀，小儿头疮，洗竟敷膏散。

飞乌膏方：

倾粉是烧朱砂作水银上黑烟也，一作湘粉矾石各二两

右二味，为末，以甲煎和如脂，以敷乳疮，日三敷。作散者不须和，汁自著者可用散。亦敷诸热疮，及黄烂疮浸淫汁痒、丈夫阴蚀痒湿疮、小儿头疮、月蚀口边肥疮、瘑疮等并敷之。

黄连胡粉散方：

黄连二两 胡粉十分 水银一两

右三味，黄连为末，以二物相和，软皮果熟搜之，自和合也。纵不得成一家，且得水银细散入粉中也，以敷乳疮、诸湿疮、黄烂肥疮等。若干，着甲煎为膏。

治妒乳，乳生疮方：

蜂房 猪甲中土 车辙中土等分

右三味末，苦酒和敷之。

妇人乳生疮，头汗出，疼痛欲死不可忍，**鹿角散方：**

鹿角三分甘草一分

右二味，治下筛，和鸡子黄于铜器中，置于温处，炙上敷之，日再即愈，神验不传。

治妒乳方：

取葵茎灰捣筛，饮服方寸匕，日三即愈。《集验方》直捣为散，不为灰。

又方：

烧自死蛇灰，和猪膏涂，大良。

妒乳，以蒲横度口，以度从乳上行，炙度头二七壮。

论曰：产后不自饮儿，并失儿无儿饮乳，乳蓄喜结痈。不饮儿令乳上肿者，以鸡子白和小豆散敷乳房，令消结也。若饮儿不泄者，数捻去之，亦可令大孩子含水使口中冷，为嗍取滞乳汁吐去之，不含水嗽去热，喜令乳头作疮乳孔塞也。

凡女人多患乳痈，年四十以下治之多瘥，年五十以上慎不治，治之多死，不治自得终天年。

治妒乳乳痈，**连翘汤**方：

连翘 芒硝各二两 芍药 射干 升麻 防己 杏仁 黄芩 大黄 柴胡 甘草各三两

右十一味，㕮咀，以水九升，煮取二升五合，分三服。

治乳痈方：

麦门冬一升 黄芩 芍药 茯苓各二两 饴糖八两 大枣五枚 人参 黄耆 防风 桑寄生 甘草各三两

右十一味，㕮咀，以水一斗，煮取三升，去滓纳糖一沸，分四服。

乳痈，先服前件汤，五日后服此丸即愈方：

天门冬五两 泽兰五分 大黄十分 升麻六分 羌活 防风 人参 黄耆 干地黄 白芷 桑寄生 通草各二分 黄芩 枳实 茯神 天雄 芎䓖 当归 五味子各一两

右十九味，末之，蜜丸。酒服二十丸，日二，加至四十丸。

治乳痈始作方：《广济方》云：治乳痈大坚硬，赤紫色，手不得近，痛不可忍者。

大黄 楝实 芍药 马蹄

右四味，等分，治下筛。饮服方寸匕，取汗出瘥。《广济方》云：酒服方寸匕，覆取汗，当睡着觉后肿处散，不痛，经宿乃消。

排脓散 治乳痈方：

苁蓉 铁精 桂心 细辛 黄芩 芍药 防己一作防风 人参 干姜 芎䓖 当归各三分 甘草五分

右十二味，治下筛。酒服方寸匕，日三夜一。服药十日脓血出多，勿怪之，其恶肉除也。

又方：

生地黄三升 芒硝三合 豉一升

右三味，同捣薄之，热即易之，取瘥止。一切痈肿皆用之。一方单用地黄薄。

治妒乳、乳痈肿方：

取研米槌二枚，炙令热，以絮及故帛裛乳上，以槌更互熨之，瘥止。已用立验。

治乳痈坚方：

以水罐中盛醋泔清，烧石令热，纳中沸止。更烧如前少热，纳乳渍之，冷更烧石纳渍，不过三烧石即愈。

又方：

黄芩 白蔹 芍药各等分

右三味，为末。以浆水饮服半钱匕，日三。若左乳汁结者，即将去右乳汁；若右乳汁结者，可将去左乳汁。《小品》云治妒乳。

治乳痈方：

大黄 鼠屎新者，各一分 黄连二分

右三味，捣黄连、大黄末，合鼠屎共治，以黍米粥清和，敷乳四边，痛止即愈。无黍米，粟米、粳米亦得。

又方：

取葱白捣敷之，并绞汁一升，顿服即愈。

治乳痈二三百日，众疗不瘥，但坚紫色青，柳根熨方：

柳根削取上皮，捣令熟，熬令温，盛著练囊中熨乳上，干则易之，一宿即愈。

治乳痈方：

大黄 莽草 生姜各二分伏龙肝十二分

右四味，捣末，以醋和涂，乳痈即止，有效。

又方：

鹿角下筛，以猪脂上清汁服方寸匕，不过再服。亦可以醋浆水服。

妇人乳肿痛，除热，**蒺藜丸**方：

蒺藜子 大黄各一两 败酱一分 桂心 人参 附子 薏苡仁 黄连 黄耆 鸡骨 当归 枳实 芍药 通草各三分

右十四味，末之，蜜丸。未食以饮服如梧子三丸，不知益至五丸，日三。无所忌。一方无大黄、败酱、黄连、通草，为散，酒服方寸匕。

五痔第三

论一首　方二十六首　灸法二首

论曰：夫五痔者，一曰牡痔，二曰牝痔，三曰脉痔，四曰肠痔，五曰血痔。牡痔者，肛边如鼠乳，时时溃脓血出；牝痔者，肛肿痛生疮；脉痔者，肛边有疮痒痛；肠痔者，肛边核痛，发寒热；血痔者，大便清血，随大便污衣。又五痔有气痔，寒温劳湿即发，蛇蜕皮主之。牡痔生肉如鼠乳在孔中，颇出见外，妨于更衣，鳖甲主之。牡痔《集验》作酒痔从孔中起，外肿五六日，自溃出脓血，猬皮主之。肠痔更衣挺出，久乃缩，母猪左足悬蹄甲主之。脉痔更衣出清血，蜂房主之。五药皆下筛，等分，随其病倍其主药，为三分，且以井花水服半方寸匕，病甚者旦暮服之，亦可四五服。禁寒冷食、猪肉、生鱼、菜、房室，惟得食干白肉，病瘥之后百日乃通房内。又用药导下部，有疮纳药疮中，无疮纳孔中。又用野葛烧末，刀圭纳药中，服药五日知，二十日若三十日愈。痔痛通忌莼菜。

治五痔，众医所不能愈者方：

秦艽　白芷　厚朴　紫参　乱发　紫菀各一两　雷丸　藁本各二两　石南　䗪虫各半两贯众三两　猪后悬蹄十四枚　虻虫半升

右十三味，合捣下筛，以羊髓脂煎，和服如梧子，空腹饮下十五丸，日二，若剧者，夜一服，四日肛边痒止，八日脓血尽，鼠乳悉瘥。满六十日，终身不复发，久服益善。忌鱼、猪肉等。

槐子丸　主燥湿痔，痔有雄雌，皆主之方：

槐子　干漆　吴茱萸根白皮各四两秦艽　白芷　桂心　黄芩　黄耆　白蔹　牡蛎龙骨　雷丸　丁香　木香　蒺藜　附子各二两

右十六味，末之，蜜丸。饮服二十丸如梧子，日三。《千金翼》无白蔹。

《深师》无黄耆，云治苦暴有干燥肿痛者，有崩血无数者，有鼠乳附核者，有肠中烦痒者，三五年皆杀人，主忌饮酒及作劳，犯之即发。

小槐实丸 主五痔十年者方：

槐子三斤 白糖二斤 矾石 硫黄各一斤 大黄 干漆 龙骨各十两

右七味，捣筛四味，其二种石及糖并细切，纳铜器中，一石米下蒸之，以绵绞取汁以和药，令作丸，并手丸之，大如梧子，阴干。酒服二十丸，日三，稍增至三十丸。

槐子酒 主五痔十年不瘥者方：

槐东南枝细剉，一石 槐东南根剉，三石 槐子二斗

右三味，以大釜中，安十六斛水，煮取五斛，澄取清，更煎取一石六斗，炊两斛黍米，上曲二十斤酿之，搅令调，封泥七日。酒熟，取清饮适性，常令小小醉，合时，更煮滓取汁，淘米洗器不得用水，须知此事忌生水故也。

治痔，**猬皮丸**方：

猬皮一具 矾石 当归 连翘 干姜 附子 续断 黄耆各三两 干地黄五两 槐子三两

右十味，末之，蜜丸。饮服如梧子大十五丸，日再，加至四十丸。亦治漏。《集验方》无矾石、地黄。

治痔方：

取槐耳赤鸡一斤，为末，饮服方寸匕，日三。即是槐檽也。

又方：

以蒲黄水服方寸匕，日三，良妙。《外台》云治肠痔每大便常有血者。

又方：

取桑耳作羹，空腹饱食之，三日食之。

猬皮丸 主崩中及痔方：

猬皮 人参 茯苓 白芷 槐耳 干地黄 禹余粮 续断各三两 蒲黄 黄耆 当归 艾叶 橘皮 白蔹 甘草各二两 白马蹄酒浸一宿，熬令黄 牛角䚡各四两 鳗鲡鱼头二十枚 猪悬蹄甲二十一枚，熬

右十九味，末之，蜜丸。酒服如梧子二十丸，日再，稍加。

治痔下血及新产漏下方：

好矾石一两 附子一两

右二味，末之，白蜜丸。酒服二丸如梧子，日三，稍加。不过数日便断，百日服之，终身不发。《崔氏方》有干姜一两。

治五痔十年不瘥方：

涂熊胆取瘥止，神良。一切方皆不及此。

又方：

七月七日多采槐子，熟捣取汁，纳铜器中，重绵密盖，著宅中高门上，曝之二十日以上，煎成如鼠屎大，纳谷道中，日三。亦主瘘及百种疮。

又方：

取生槐白皮十两，熟捣，丸如弹丸，绵裹纳下部中。此病常食扁竹叶及煮羹粥大佳。

又方：

取三具鲤鱼肠，以火炙令香，以绵裹之纳谷道中，一食久，虫当出食鱼肠，数数易之。尽三枚瘥。一方炙肠令香，坐上虫出，经用有效。

又方：

虎头 犀角

右二味，各末之，如鸡子大，和不中水猪脂，大如鸡子，涂疮上取瘥。

治五痔及脱肛方：

槐白皮二两 熏草 辛夷 甘草 白芷各半两 野葛六铢 巴豆七枚 漆子十枚 桃仁十枚 猪脂半斤

右十味，㕮咀，煎三上三下，去滓，以绵沾膏塞孔中，日四五过，虫死瘥。止痒痛大佳。

治外痔方：

真朱 雄黄 雌黄各一两 竹茹三两 猪膏一斤

右五味，末之，纳猪膏中和调，又和乱发，切半鸡子大，东向煎三上三下，发焦出。盐汤洗，拭干敷之。亦治恶疮、瘑疮。

治五痔方：

取槐根煮洗之。

又方：

用桃根煮洗。

又方：

猬皮方三指大，切 熏黄枣大，末 熟艾鸡子大

右三味，穿地作孔调和，取便熏之，口中熏黄烟气出为佳，火气消尽即停，停三日将息更熏之，凡三度，永瘥。勿犯风冷，羹臛将补，慎猪、鸡等。

治痔下部出脓血，有虫，旁生孔窍方：

槐白皮一担，剉，纳釜中煮令味极出，置大盆中，适寒温坐其中如浴状，虫悉出，冷又易之，不过二三即瘥。

治谷道痒痛，绕缘肿起，里许欲生肉突出方：

槐白皮三升 甘草三两 大豆三升，以水七升，急火煮取四升

右三味，以豆汁煮取二升，浸故帛薄之，冷即易之，日三五度。

治谷道痒痛，痔疮，**槐皮膏**方：

槐皮 楝实各五两，《外台》作尘豉 甘草《删繁》用蜂房 白芷各一两 桃仁六十枚 当归三两 赤小豆二合

右七味，㕮咀，以成煎猪膏一斤，微火煎白芷黄，药成摩疮上，日再，并导下部。《删繁方》无当归，治肾劳虚，或酒醉当风所损肾脏，病所为肛门肿生疮。因酒劳伤发泻清血，肛门疼痛，蜂房膏。

治谷道痛方：

菟丝子熬黄黑，和鸡子黄以敷之，日二。

又方：

取杏仁熬令黄，捣作脂以敷之。

治大便孔卒痛如鸟啄方：

以大小豆各一斗和捣，纳两袋中蒸之令热，更互坐之瘥。

久冷五痔便血，灸脊中百壮。

五痔便血失屎，灸回气百壮，穴在脊穷骨上。

疥癣第四

论二首　方六十首　灸法四首

论曰：凡疮疥，小秦艽散中加乌蛇肉二两主之。黄耆酒中加乌蛇脯一尺亦大效。《千金翼》云黄耆酒中加乌蛇脯一尺，乌头、附子、茵芋、石南、莽草各等分。大秦艽散中加之，亦有大效。小小疥瘙，十六味小秦艽散亦相当。黄耆酒出第七卷中。

凡诸疥瘙，皆用水银、猪脂研令极细涂之。

治凡有疮疥，腰胯手足皆生疵疥者方：

蔷薇根　黄连　芍药　雀李根皮　黄檗各三两　石龙芮　苦参　黄耆　黄芩各二两　大黄　当归　续断各一分　栝楼根四两

右十三味，末之，蜜丸如梧子。以蔷薇饮服二十丸，日三，加至三十丸，疮疥瘙乃止。干疥、白癣勿服。《千金翼》云所长痈疽皆须服之。

治寒热疮及风疥：

千年韭根　好矾石　雄黄　藜芦　瓜蒂　胡粉各一分　水银三分

右七味，以柳木研水银使尽，用猪脂一升煮藜芦、韭根、瓜蒂三沸，去滓，纳诸药和调令相得即成，以敷之神良。《救急方》用治癣疮。

茼茹膏方：

茼茹　狼牙　青葙　地榆　藜芦　当归　羊蹄根　萹蓄各二两　蛇床子　白蔹各六分　漏芦二分

右十一味捣，以苦酒渍一宿，明旦以成煎猪膏四升煎之，三上三下膏成，绞去滓。纳后药如左：

雄黄　雌黄　硫黄　矾石　胡粉　松脂各二两　水银二两

右七味，细研，看水银散尽，即倾前件膏中，以十只箸搅数百遍止。用瓷器贮之，密举勿令泄气。煎膏法必微火，急即不中用。一切恶疮、疥癣、疽漏、痡悉敷之，不可近目及阴。先研雄黄等令细，候膏小冷即和搅，敷之。

治疥疽诸疮方：

水银　胡粉各六分黄连　黄檗各八分姜黄十分矾石　蛇床子　附子　苦参各三分

右九味，水银、胡粉别研如泥，余为末，以成煎猪膏合和，研令调，以敷之。《千金翼》无姜黄。

治久疥癣方：

丹砂 雄黄 雌黄《刘涓子》无乱发 松脂 白蜜各一两茵茹三两巴豆十四枚猪脂二升

右九味，先煎发消尽，纳松脂、蜜，三上三下去滓，纳诸末中更一沸止，以敷之。《千金翼》用蜡不用蜜。

又方：

水银 礜石一作矾石 蛇床子 黄连各一两，一作雄黄

右四味，为末，以猪脂七合和搅，不见水银为熟，敷之。一方加藜芦一两，又云茵茹。

治诸疮疥癣久不瘥者方：

水银一斤腊月猪脂五斤

右二味，以铁器中垒灶，用马通火七日七夜勿住火，出之停冷取膏。去水银不妨别用。以膏敷一切疮，无不应手立瘥。《千金翼》又用水银粉和猪脂涂之。

又方：

取特牛尿五升 羊蹄根五升

右二味，渍一宿，日曝干，复纳，取尿尽止，作末，敷诸疮等。《千金翼》云和猪脂用更精。

又方：

拔取生乌头十枚，切，煮汁洗之瘥。

论曰：凡诸疮癣，初生时或始痛痒，即以种种单方救之，或嚼盐涂之，又以谷汁敷之，又以蒜墨和敷之，《千金翼》蒜作酥。又以姜黄敷之，又以鲤鱼鲊糁敷之，又以牛李子汁敷之。若以此救不瘥，乃以前诸大方治之。

治细癣方：

蛇床子 白盐一作白垩 羊蹄根各一升赤葛根 苦参 菖蒲各半斤 黄连 莽草各三两

右八味，㕮咀，以水七升，煮取三升，适寒温以洗身，如炊一石米顷为佳，清澄后用。当微温之，满三日止。

又方：

羊蹄根于磨石上，以苦酒磨之，以敷疮上。当先刮疮，以火炙干后敷，四五过。《千金翼》云捣羊蹄根著瓷器中，以白蜜和之，刮疮令伤，先以蜜和者敷之，如炊一石米久拭去，更以三年大醋和涂之。若刮疮处不伤。即不瘥。

又方：

羊蹄根五升，以桑柴灰汁煮四五沸，洗之。凡方中用羊蹄根，皆以日未出采之佳。

又方：

菖蒲末五斤，以酒三升渍，釜中蒸之使味出。先绝酒，一日一服，一升若半升。

又方：

用干荆子烧中央，承两头取汁涂之。先刮上令伤，后敷之。

治癣方：

捣剌蓟汁服之。

又方：

服地黄汁佳。

又方：

烧蛇蜕一具，酒服。

又方：

服驴尿良。

又方：

捣莨菪根，蜜和敷之。《千金翼》无根字。

又方：

热搨煎饼，不限多少，日一遍薄之良。亦治浸淫疮。

又方：

醋煎艾涂之。

又方：

捣羊蹄根和乳涂之。

又方:

净洗疮,取酱瓣、雀屎和敷之,瘥止。《千金翼》云取酱瓣、尿和涂之。

又方:

水银、芜荑和酥敷之。

又方:

日中捣桃叶汁敷之。

治湿癣肥疮方:

用大麻淄敷之,五日瘥。

治癣久不瘥者方:

取自死蛇烧作灰,猪脂和涂即瘥。

灸癣法:

日中时,灸病处影上,三姓灸之,咒曰:癣中虫,毛戎戎,若欲治,待日中。

又法:

八月八日日出时,令病人正当东向户长跪,平举两手持户两边,取肩头小垂际骨解宛宛中灸之,两火俱下,各三壮若七壮,十日愈。

治小儿癣方:

以蛇床实捣末,和猪脂以敷之。

治瘑痒方:

以水银和胡粉敷之。

治身体瘑痒白如癣状方:

楮子三枚 猪胰一具 盐一升 矾石一两

右四味,以苦酒一升,合捣令熟,以拭身体,日三。

治疬疡方:

以三年醋磨乌贼骨,先布摩肉赤敷之。

又方:

醋磨硫黄涂之,最上。《集验》又磨附子、硫黄,上使熟,将卧以布拭病上,乃以药敷之。

又方：

取途中先死蜣螂，捣烂涂之，当楷令热，封之一宿瘥。

又方：

白蔹　熏陆香

右二味，楷上作末，水服瘥。

又方：

硫黄　水银　槲皮_烧　蛇蜕_{一具}

右四味，各等分，捣筛，以清漆合和之，薄涂白处。欲涂时，以巴豆半截拭白处，皮微破，然后敷之。不过三两度。

又方：

硫黄　水银　矾石　灶墨

右四味，各等分，捣筛，纳坩子中，以葱叶中涕和研之，临卧时敷病上。

九江散 主白癜风及二百六十种大风方：

当归_{七分}石南_{六分}蹲鸱　秦艽　菊花　干姜　防风　雄黄　麝香　丹砂　斑蝥_{各四两}蜀椒　鬼箭羽　连翘　石长生　知母_{各八分}蜈蚣_{三枚}虻虫　地胆_{各十枚}附子_{四两}鬼臼_{十一分}人参　石斛　天雄　王不留行　乌头　独活　防己　莽草_{各十二分}水蛭_{百枚}

右三十味，诸虫皆去足翅，熬炙令熟，为散。以酒服方寸匕，日再。其病入发令发白，服之百日愈，发还黑。

又方：

天雄　白蔹　黄芩_{各三两}干姜_{四两}附子_{一两}商陆　蹲鸱_{各一升}

右七味，治下筛。酒服五分匕，日三。

治白癜方。

矾石　硫黄

右二味，各等分，为末，醋和敷之。

又方：

平旦以手掉取韭头露涂之，极效。

又方：

以酒服生胡麻油一合，日三，稍稍加至五合，慎生肉、猪、鸡、鱼、蒜等，百日服五斗瘥。

又方：

罗摩草煮以拭之。亦揩令伤，擒白汁涂之。

又方：

石灰松脂酒主之。方在卷末。

又方：

以蛇蜕皮熬摩之数百过，弃置草中。

又方：

树空中水洗桂末，唾和涂之，日三。

又方：

以水银拭之令热即消瘥，数数拭之，瘥乃止。

白癜风，灸左右手中指节去延外宛中三壮，未瘥报之。

凡身诸处白驳渐渐长似癣，但无疮，可治之方：

鳗鲡鱼取脂涂之，先揩病上使痛，然后涂之。

治皮中紫赤疵痣，去黡秽方：

干漆 雌黄 矾石各三两 雄黄五两 巴豆十五枚 炭皮一斤

右六味，治下筛。以鸡子白和涂故帛贴病上，日二易。

治赤疵方：

用墨、大蒜、鳝血合涂之。

治赘疣痣方：

雄黄 硫黄 真朱 矾石 巴豆 藘茹 藜芦各一两

右七味，治下筛。以真漆合和如泥，以涂点病上须成疮。及去面黯皮中紫，不耐漆人不得用，以鸡子白和之。

去疣目方：

七月七日，以大豆一合拭疣目上三遍。病疣人自种豆于南屋东头第二霤中，豆生四叶，以汤沃杀，即瘥。

又方：

松柏脂合和涂之，一宿失矣。

又方：

石硫黄揩六七遍。

又方：

以猪脂痒处揩之，令少许血出即瘥，神验不可加。

又方：

每月十五日月正中时，望月以秃条帚扫三七遍瘥。

又方：

苦酒渍石灰六七日，滴取汁点疣上，小作疮即落。

又方：

杏仁烧令黑，研膏涂上。

又方：

取牛口中涎，数涂自落。

疣目，着艾炷疣目上，灸之三壮即除。

恶疾大风第五

论一首 方十首

论曰：恶疾大风，有多种不同。初得虽遍体无异而眉须已落，有遍体已坏而眉须俨然；有诸处不异好人，而四肢腹背有顽处，重者手足十指已有堕落；有患大寒而重衣不暖，有寻常患热，不能暂凉；有身体枯槁者；有津汁常不止者；有身体干痒彻骨，搔之白皮如麸，手下作疮者；《外台》作卒不作疮。有疮痍荼毒，重叠而生，昼夜苦痛不已者；有直置顽钝不知痛痒者。其色亦有多种，有青黄赤白黑，光明枯暗。此候虽种种状貌不同，而难疗易疗皆在前人，不由医者，何则？此病一著，无问贤愚，皆难与语。何则？口顺心违，不受医教，直希望药力，不能求己，故难疗易疗属在前人，不关医药。予尝手疗六百余人，瘥者十分有一，莫不一一亲自抚养，所以深细谙委之。且共语看，觉难共语不受入，即不须与疗，终有触损，病既不瘥，乃劳而无功也。

又《神仙传》有数十人皆因恶疾而致仙道，何者？皆由割弃尘累，怀颖阳之风，所以非止瘥病，乃因祸而取福也。故余所睹病者，其中颇有士大夫，乃至有异种名人，及遇斯患，皆爱恋妻孥，系著心髓，不能割舍，直望药力，未肯近求诸身。若能绝其嗜欲，断其所好，非但愈疾，因兹亦可自致神仙。余尝问诸病人，皆云自作不仁之行，久久并为极猥之业，于中仍欲更作云，为虽有悔言而无悔心。但能自新，受师教命，飡进药饵，何有不除。余以贞观年中，将一病士入山，教服松脂，欲至百日，须眉皆生。由此观之，惟须求之于己，不可一仰医药者也。然有人数年患身体顽痹，羞见妻子，不告之令知，其后病成，状貌分明，乃云犯药卒患，此皆自误。然斯疾虽大，疗之于微，亦可即瘥。此疾一得，远者不过十年皆死，近者五六岁而亡。然病者自谓百年不死，深可悲悼。

一遇斯疾，即须断盐，常进松脂；一切公私物务释然皆弃，犹如脱屣。凡百口味，特须断除，渐渐断谷，不交俗事，绝乎庆吊，幽隐岩谷，周年乃瘥。瘥后终身慎房，犯之还发。兹疾有吉凶二义，得之修善即吉，若还同俗类，必是凶矣。今略述其由致，以示后之学者，可览而思焉。

茵豆治恶疾方：

细粒乌豆，择取摩之皮不落者；取三月四月天雄乌头苗及根，净去土勿洗，捣绞取汁，渍豆一宿，漉出曝干，如此七反，始堪服。一服三枚，渐加至六七枚，日一。禁房室、猪、鱼、鸡、蒜，毕身毛发即生，犯药不瘥。

岐伯神圣散 治万病，痈疽，癞疹癣，风痿，骨肉疽败，百节痛，眉毛发落，身体淫淫跃跃痛痒，目痛眦烂，耳聋齿龋，痔瘘，方：

天雄 附子 茵芋《外台》作茵草踯躅 细辛 乌头 石南 干姜各一两 蜀椒 防风 菖蒲各二两 白术 独活各三两

右十三味，治下筛。酒服方寸匕，日三，勿增之。

治恶疾，**狼毒散**方：

狼毒 秦艽等分

右二味，治下筛。酒服方寸匕，日三，五十日愈。

又方：

炼松脂投冷水中二十遍，蜜丸，服二两，饥便服之，日三。鼻柱断离者，二百日服之瘥。断盐及杂食、房室。又天门冬酒服百日愈。

石灰酒 主生毛发眉须，去大风方：

石灰一石，拌水和湿，蒸令气足 松脂成炼十斤，末之 上曲一斗二升 黍米一石

右四味，先于大铛内炒石灰，以木札著灰中，火出为度。以枸杞根剉五斗，水一石五升，煮取九斗，去滓，以淋石灰三遍，澄清，以石灰汁和渍曲，用汁多少一如酿酒法，讫，封四七日开服。恒令酒气相及为度，百无所忌，不得触风。其米泔及饭糟一事以上，不得使人畜犬鼠食之，皆令深埋却。此酒九月作，二月止，恐热。膈上热者，服后进三五口冷饭压之。妇人不能食饮，黄瘦积年及瘆风，不过一石即瘥。其松脂末初酘酿酒，摊饭时均散著饭上，待饭冷乃投之。此酒饭宜冷，不尔即醋，宜知之。

治大风眉须落，赤白癫病，八风十二痹，筋急肢节缓弱，飞尸遁注水肿，痈疽疥癣恶疮，脚挛手折，眼暗洞泄，痰饮宿澼寒冷，方：

商陆根二十五斤，马耳切之 曲二十五斤

右二味，合于瓮中，水一斛渍之，炊黍米一石，酿之如家法，使曲米相淹三酘毕，蜜封三七日。开看曲浮酒熟，澄清，温服三升，轻者二升。药发吐下为佳，宜食弱煮饭、牛羊鹿肉羹，禁生冷、醋滑及猪、鸡、鱼、犬等。

治风，身体如虫行方：

盐一斗，水一石煎减半，澄清，温洗浴三四遍。并疗一切风。

又方：

以淳灰汁洗面，不过一日。

又方：

以大豆渍饭浆水，旦旦温洗面，洗头发。不净，加少面，勿以水濯之，不过十度洗。

又方：

成炼雄黄、松脂等分，蜜和饮服十丸如梧桐子大，日三，百日愈。慎酒肉、盐豉等。

备急千金要方卷第二十四　解毒并杂治

朝奉郎守太常少卿充秘阁校理判登闻检院上护军赐绯鱼袋臣林亿等校正

解食毒第一

论一首　方三十九首

论曰：凡人跋涉山川，不谙水土，人畜饮啖，误中于毒，素不知方，多遭其毙，岂非枉横也！然而大圣久设其法，以救养之。正为贪生嗜乐，忽而不学，一朝逢遇，便自甘心，竟不识其所以。今述神农、黄帝解毒方法，好事者可少留意焉。

治诸食中毒方：

饮黄龙汤及犀角汁，无不治也。饮马尿亦良。

治食百物中毒方：

掘厕旁地深一尺，以水满坑中，取厕筹七枚，烧令烟，以投坑中，乃取水汁饮四五升即愈。急者不可得，但掘地著水，即取饮之。

又方：

含贝子一枚，须臾吐食物瘥。

又方：

服生韭汁数升。

治饮食中毒烦懑方：

苦参三两，㕮咀，以酒二升半，煮取一升，顿服之，取吐愈。

治食六畜肉中毒方：

各取六畜干屎末，水服之佳。若是自死六畜肉毒，水服黄檗末方寸匕，须臾复与佳。

又方：

烧小豆一升末，服三方寸匕，神良。

又方：

水服灶底黄土方寸匕。

治食生肉中毒方：

掘地深三尺，取下土三升，以水五升，煮土五六沸，取上清，饮一升立愈。

治食牛肉中毒方：

狼牙灰水服方寸匕良。一作猪牙。

又方：

温汤服猪脂良。

又方：

水煮甘草汁饮之。

治食牛马肉中毒方：

饮人乳汁良。

治食马肉血洞下欲死方：

豉二百粒 杏仁二十枚

右二味，㕮咀，蒸之五升米下，饭熟捣之，再服令尽。

又方：

芦根汁饮以浴，即解。

治食狗肉不消，心中坚，或腹胀，口干大渴，心急发热，狂言妄语，或洞下，方：

杏仁一升，合皮研，以沸汤三升和，绞取汁，分三服。狗肉皆完片出即静，良验。

治食猪肉中毒方：

烧猪屎末，服方寸匕。犬屎亦佳。

治食百兽肝中毒方：

顿服猪脂一斤佳，亦治陈肉毒。

治生食马肝毒杀人方：

牡鼠屎二七枚，两头尖者是，以水研饮之，不瘥更作。

治食野菜、马肝肉、诸脯肉毒方：

取头垢如枣核大吞之，起死人。

又方：

烧狗屎灰，水和绞取汁，饮之立愈。

又方：

烧猪骨末之，水服方寸匕，日三服。

治漏脯毒方：张文仲云：茅室漏水沾脯为漏脯。

捣韭汁服之良，大豆汁亦得。

治郁肉湿脯毒方：张文仲云：肉闭在密器中经宿者，为郁肉。

烧狗屎末，水服方寸匕。凡生肉、熟肉皆不用深藏，密盖不泄气，皆
杀人。又肉汁在器中密盖，气不泄者，亦杀人。

治脯在黍米中毒方：

曲一两，以水一升、盐两撮，煮服之，良。

治中射罔脯毒方：

末贝子，水服如豆佳，不瘥又服。食饼臛中毒亦同用之。

人以雉肉作饼臛，因食皆吐下，治之方：

服犀角末方寸匕，得静甚良。

凡食鹅鸭肉成病，胸满面赤，不下食者，治之方：

服秫米泔良。

治食鱼中毒方：

煮橘皮，停极冷，饮之立验。《肘后方》云：治食鱼中毒，面肿烦乱者。

治食鱼中毒，面肿烦乱，及食鲈鱼中毒欲死者方：

剉芦根，舂取汁，多饮良。并治蟹毒。亦可取芦苇茸汁饮之，愈。

治食鱼脍及生肉，住胸膈中不化，吐之不出，便成癥瘕，方：

厚朴三两大黄二两

右二味，㕮咀，以酒二升，煮取一升，尽服立消。人强者加大黄，用

酒三升，煮取二升，再服之。

治食鱼鲙不消方：

大黄三两，切朴硝二两

右二味，以酒二升，煮取一升，顿服之。《仲景方》有橘皮一两。《肘后方》云：治食猪肉遇冷不消必成癥，下之方，亦无橘皮。

又方：

春马鞭草，饮汁一升，即消去也。生姜亦良。《肘后方》云：亦宜服诸吐药。

又方：

鲐鱼皮烧灰，水服之，无完皮坏刀装取之，一名鲛鱼皮。《古今录验》云：治食鲦鲗鱼伤毒。

又方：

烧鱼皮灰，水服方寸匕。

又方：

烧鱼鳞，水服方寸匕。食诸鲍鱼中毒亦用之。

治食蟹中毒方：

冬瓜汁服二升，亦可食冬瓜。

治食诸菜中毒方：

甘草 贝齿 胡粉

右三种，各等分，治下筛，以水和服方寸匕。小儿尿、乳汁共服二升亦好。

治食山中树菌毒方：

人屎汁服一升良。

解百药毒第二

论一首　解毒二十八条　方十二首

论曰：甘草解百药毒，此实如汤沃雪有同神妙。有人中乌头、巴豆毒，甘草入腹即定。中藜芦毒，葱汤下咽便愈。中野葛毒，土浆饮讫即止。如此之事，其验如反掌，要使人皆知之，然人皆不肯学，诚可叹息。

方称大豆汁解百药毒，余每试之，大悬绝不及甘草，又能加之为甘豆汤，其验尤奇。有人服玉壶丸治呕不能已，百药与之不止，蓝汁入口即定。如此之事，皆须知之，此则成规，更不须试练也。解毒方中条例极多，若不指出一二，学者不可卒知，余方例尔。

百药毒：甘草、荠苨、大小豆汁、蓝汁及实汁、根汁。

石药毒：白鸭屎、人参汁。

雄黄毒：防己。

礜石毒：大豆汁、白鹅膏。

金银毒：服水银数两即出，鸭血及屎汁，鸡子汁及屎白，烧猪脂和服，水淋鸡屎汁煮葱汁。

铁粉毒：磁石。

防葵毒：葵根汁。

桔梗毒：白粥。

甘遂毒：大豆汁。

芫花毒：防己、防风、甘草、桂汁。

大戟毒：菖蒲汁。

野葛毒：鸡子清、葛根汁、甘草汁、鸭头热血、猪膏、鸡屎、人屎。

藜芦毒：雄黄、煮葱汁、温汤。

乌头、天雄、附子毒：大豆汁、远志、防风、枣肉、饴糖。

射罔毒：蓝汁、大小豆汁、竹沥、大麻子汁、六畜血、贝齿屑、蚯蚓屎、藕荠汁。

半夏毒：生姜汁及煮干姜汁。

踯躅毒：栀子汁。

莨菪毒：荠苨、甘草、犀角、蟹汁、升麻。

狼毒毒：杏仁、蓝汁、白蔹、盐汁、木占斯。

巴豆毒：煮黄连汁、大豆汁、生藿汁《肘后》云小豆藿、菖蒲汁、煮寒水石汁。

蜀椒毒：葵子汁、桂汁、豉汁、人尿、冷水、土浆、蒜、鸡毛烧吸烟及水调服。

鸡子毒：淳醋。

斑蝥、芫青毒：猪膏、大豆汁、戎盐、蓝汁、盐汤煮猪膏、巴豆。

马刀毒：清水。

杏人毒：蓝子汁。

野芋毒：土浆、人粪汁。

诸菌毒：掘地作坑，以水沃中，搅之令浊，澄清饮之，名地浆。

解一切毒药发，不问草石，始觉恶即服此方：

生麦门冬 葱白各八两豉二升

右三味，㕮咀，以水七升，煮取二升半，分三服。

解诸毒，**鸡肠草散**方：

鸡肠草三分 荠苨 升麻各四分 芍药 当归 甘草各一分 蓝子一合 垩土一分

右八味，治下筛。水服方寸匕，多饮水为佳。若为蜂、蛇等众毒虫所螫，以针刺螫上，血出，著药如小豆许于疮中令湿，瘥。为射罔箭所中，削竹如钗股，长一尺五寸，以绵缠绕，水沾令湿，取药纳疮中，随疮深浅令至底止，有好血出即休。若服药有毒，水服方寸匕，毒解痛止愈。

解毒药散方：

荠苨一分蓝并花，二分

右二味，七月七日取蓝，阴干捣筛。水和服方寸匕，日三。

又方：

中毒者，取秦燕毛二七枚，烧灰服。

解一切毒方：

母猪屎水和服之。又水三升三合，和米粉饮之。

解鸩毒及一切毒药不止，烦懑，方：

甘草 蜜各四分 粱米粉一升

右三味，以水五升煮甘草，取二升，去滓，歇大热，纳粉汤中，搅令匀调，纳白蜜更煎，令熟如薄粥。适寒温饮一升佳。

治食莨菪闷乱，如卒中风，或似热盛狂病，服药即剧方：

饮甘草汁、蓝青汁即愈。

治野葛毒已死口噤者方：

取青竹去两节，柱两胁脐上，纳冷水注之，暖即易之，须臾口开，开即服药，立活。惟须数易水。

治钩吻毒，困欲死，面青口噤，逆冷身痹，方：《肘后方》云：钩吻、茱萸、食芹相似，而所生之旁无他草，又茎有毛，误食之杀人。

荠苨八两，㕮咀，以水六升，煮取三升，冷如人体，服五合，日三夜二。凡煮荠苨，惟令浓佳。

又方：

煮桂汁饮之。

又方：

㗜葱涕。葱涕治诸毒。

治腹中有铁方：

白折炭刮取末，井花水服三钱，不过再服。

服药过剂闷乱者方：

吞鸡子黄、饮蓝汁、水和胡粉、地浆、蘘荷汁、粳米沈、豉汁、干姜、黄连、饴糖、水和葛粉。

解五石毒第三

论三首　方三十五首　证二十八条

论曰：人不服石，庶事不佳。恶疮、疥癣、温疫、疟疾，年年常患，寝食不安，兴居常恶，非止己事不康，生子难育。所以石在身中，万事休泰，要不可服五石也。人年三十以上可服石药，若素肥充，亦勿妄服；四十以上，必须服之；五十以上，三年可服一剂；六十以上，二年可服一剂；七十以上，一年可服一剂。

又曰：人年五十以上，精华消歇，服石犹得其力。六十以上转恶，服石难得力，所以常须服石，令人手足温暖，骨髓充实，能消生冷，举措轻便，复耐寒暑，不著诸病，是以大须服。凡石皆熟炼用之。凡石之发，当必恶寒、头痛、心闷，发作有时，状如温疟。但有此兆，无过取冷水淋之，得寒乃止，一切冷食，惟酒须温。其诸解法备如后说。其发背疽肿，方在第二十二卷中。

又曰：凡服石人，甚不得杂食口味，虽百品具陈，终不用重食其肉。诸杂既重，必有相贼，聚积不消，遂动诸石。如法持心，将摄得所，石药为益，善不可加。余年三十八九，尝服五六两乳，自是以来深深体悉。至于将息节度，颇识其性，养生之士，宜留意详焉。然其乳石必须土地清白光润，罗纹鸟翾一切皆成，乃可入服。其非土地者，慎勿服之。多皆杀人，甚于鸩毒。紫石、白石极须外内映彻，光净皎然，非此亦不可服。寒石五石更生散方，旧说此药方，上古名贤无此，汉末有何侯者行用，自皇甫士安以降，有进饵者，无不发背解体而取颠覆。余自有识性以来，亲见朝野仕人遭者不一，所以宁食野葛，不服五石。明其大大猛毒，不可不慎也。有识者遇此方，即须焚之，勿久留也。今但录主对以防先服者，其方以从烟灭，不复须存，为含生害也。

钟乳对术，又对栝楼，其治主肺，上通头胸。术动钟乳，胸塞短气。钟乳动术，头痛目疼。又钟乳虽不对海蛤，海蛤能动钟乳，钟乳动则目疼短气有时；术动钟乳，直头痛胸塞。然钟乳与术为患不过此也。虽所患不同，其治一矣。发动之始，要有所由，始觉体中有异，与上患相应，便速服此**葱白豉汤**方：

葱白半斤 豉二升 甘草 人参各三两，《外台》用吴茱萸一升

右四味，㕮咀，先以水一斗五升，煮葱作汤，澄取八升，纳药煮取三升。分三服，才服便使人按摩摇动，口中嚼物，然后仰卧，覆以暖衣，汗出去衣，服汤热歇，即便冷涛饭燥脯而已。若服此不解，复服**甘草汤**，方：

甘草三两 桂心二两 豉二升 葱白半斤

右四味，合服如上法。若服此已解，肺家犹有客热余气，复服**桂心汤**，方：

桂心 麦门冬各三两 人参 甘草各二两 葱白半斤豉二升

右六味，合服如前法。此方与次后散发身体生疮麦门冬汤方用重，分两小异。

硫黄对防风，又对细辛，其治主脾肾，通主腰脚。防风动硫黄，烦热，脚疼腰痛，或嗔忿无常，或下利不禁。防风、细辛能动硫黄，而硫黄

不能动彼。始觉发，便服**杜仲汤**，方：

杜仲三两 枳实 甘草 李核仁各二两栀子仁十四枚 香豉二升

右六味，合服如上法。若不解，复服**大麦奴汤**，方：

大麦奴四两 甘草 人参 芒硝 桂心各二两 麦门冬半斤

右六味，合服如上法。若服此已解，脾肾犹有余热气，或冷，复服**人参汤**，方：

人参 干姜 甘草 当归各一两 附子一枚

右五味，合服如上法。

白石英对附子，其治主胃，通主脾肾。附子动白石英，烦热腹胀。白石英动附子，呕逆不得食，或口噤不开，或言语难，手脚疼痛。如觉发，宜服**生麦门冬汤**，方：

生麦门冬四两 甘草 麻黄各二两 豉二升

右四味，合服如上法。不解，更服**大黄汤**方：

大黄三两 豉二升 甘草二两 栀子仁三十枚

若烦，加细辛五两。

右五味，合服如上法，频频服之。得下便止，不下服尽。若热势未除，视瞻高而患渴，复服**栝楼根汤**方：

栝楼根 大麦奴各四两 甘草二两 葱白半斤 豉二升

右五味，合服如上法。稍稍一两合服之，隐约得一升许，便可食少糜动口。若已解，胃中有余热，复服**芒硝汤**方：

芒硝 桂心各二两 通草 甘草各三两白术一两 李核仁二十一枚 大枣二十枚

右七味，合服如上法。若腹胀，去芒硝，用人参二两。

紫石英对人参，其治主心肝，通主腰脚。人参动紫石英《外台》云细辛、人参动紫石，心急而痛，或惊悸不得眠卧，恍惚忘误，失性发狂，昏昏欲眠，或愤愤喜嗔，或瘥或剧，乍寒乍热，或耳聋目暗。又防风虽不对紫石英，紫石英犹动防风，《巢源》、《外台》云：防风虽不对紫石英，而能动紫石英，为药中亦有人参，缘防风动人参，转相发动，令人亦心痛烦热，头项强。始觉，服此**人参汤方**《外台》服麻黄汤：

人参 白术各三两 甘草《外台》无 桂心各二两 细辛一两 豉三升

右六味，合服如上法。若嗔盛，加大黄、黄芩、栀子各三两。若忘误狂发犹未除，**服麦门冬汤**，方：《外台》此方治礜石发。

生麦门冬半斤 甘草三两 人参一两豉二升 葱白半斤

右五味，合服如上法。温床暖覆，床下著火，口中嚼物，使遍身汗，一日便解。若心有余热气，更服**人参汤**，方：

人参 防风 甘草各三两 桂心二两 生姜 白术各一两

右六味，合服如上法。

赤石脂对桔梗，其治主心，通至胸背。桔梗动石脂，心痛寒噤，手脚逆冷，心中烦闷。赤石脂动桔梗，头痛目赤，身体壮热。始觉发，宜温清酒饮之，随能否，须酒势行则解。亦可服大麦麨，方：

大麦熬令汗出，燥止，勿令大焦，舂去皮，细捣绢筛，以冷水和服之。《千金翼》云炒去皮，净淘，蒸令熟，曝干熬令香，乃末之。

礜石无所偏对，其治主胃。发则令人心急口噤，骨节疼强，或节节生疮。始觉发，即服**葱白豉汤**，方《外台》云服麦门冬汤：

葱白半斤 豉二升 甘草二两

右三味，以水六升，煮取二升半，分三服。

若散发身体卒生疮，宜服**生麦门冬汤**，方：

生麦门冬五两 甘草三两 桂心二两人参一两半 葱白半斤 豉二升

右六味，服如解钟乳汤法。

术对钟乳，术发则头痛目疼，或举身壮热，解如钟乳法。

附子对白石英，亦对赤石脂。附子发则呕逆，手脚疼，体强骨节痛，或项强，面目满肿，发则饮酒服麨自愈。若不愈，与白石英同解。

人参对紫石英。人参发则烦热头项强，解与紫石英同。

桔梗对赤石脂，又对茯苓，又对牡蛎。桔梗发则头痛目赤，身体壮热，解与赤石脂同。茯苓发则壮热烦闷，宜服**大黄黄芩汤**，方：

大黄 黄芩 栀子仁各三两 豉一升 葱白切，一升

右五味，㕮咀，以水六升，煮取二升半，分三服。

牡蛎发则四肢壮热，心腹烦闷，极渴，解与赤石脂同。干姜无所偏对。

海蛤对栝楼。海蛤先发则手足烦热，栝楼先发则噤寒，清涕出，宜服**栝楼根汤**，方：

栝楼根 甘草各二两 大黄一两 栀子仁十四枚

右四味，合服如解钟乳法。

石硫黄发，通身热兼腰膝痛。

白石英发，先腹胀后发热。

紫石英发，乍寒乍热。

赤石脂发，心噤身热，头目赤。

礜石发，遍身发热兼口噤。

牡蛎发，头痛而烦满热。

海蛤发，心中发热。

茯苓发，直头痛。

桔梗发，头面热。

石硫黄、礜石、桔梗、牡蛎、茯苓，此五物发宜浴，白石英亦可小浴，其余皆不宜浴。礜石发，宜用生熟汤。茯苓发，热多攻头，即以冷水洗身渍之。

浴法：初热先用暖水，后用冷水，浴时慎不可洗头垂沐，可以二三升灌之。凡药宜浴便得解即佳。不瘥，可余治之。

赤石脂、紫石英发，宜饮酒，得酒即解。凡药发，或有宜冷，或有宜饮酒，不可一概也。

又一法云：寒食散发动者，云草药气力易尽。石性沉滞，独主胃中，故令数发。欲服之时，以绢袋盛散一匕，著四合酒中，塞其口，一宿之后，饮尽之。其酒用多少，将御节度自如旧法，此则药石之势俱用。石不住胃中，何由而发？事甚验也。

治食宿饭、陈臭肉及羹、宿菜发者，宜服**栀子豉汤**，方：

栀子三七枚香豉三升甘草三两

右三味，㕮咀，以水八升，煎取三升，分三服。亦可加人参、葱白。

失食发，宜服葱白豉汤；饮酒过醉发，亦宜服**葱白豉汤**，方：

葱白一升豉二升干姜五两甘草二两

右四味，咬咀，以水七升，煮取三升，分三服。服汤不解，宜服**理中汤**，方：

人参 甘草 白术各三两 干姜二两

右四味，咬咀，以水六升，煮取二升半，分三服。

瞋怒太过发，宜服**人参汤**，方：

人参 枳实 甘草各九分栝楼根 干姜 白术各六分

右六味，咬咀，以水九升，煮取三升，分三服。若短气者，稍稍数饮。《千金翼》云：主散发气逆，心腹绞痛，不得气息，命在转烛者。

情色过多发，宜服**黄耆汤**。方本阙。

将冷太过发，则多壮热。以冷水洗浴，然后用生熟汤五六石灌之，已，食少暖食，饮少热酒，行步自劳。

将热太过发，则多心闷，时时食少冷食。若夏月大热之时散发动，多起于渴饮多所致。水和少耖服之。不瘥复作，以瘥为度。

若大小便秘塞不通，或淋沥溺血，阴中疼痛，此是热气所致。熨之即愈。

熨法：前以冷物熨少腹已，又以热物熨之，又以冷物熨之。若小便数，此亦是取冷所为，暖将理自愈。

若药发下利者，干服豉即断，能多益佳。

凡服散之后，忽身体浮肿，多是取冷过所致，宜服**槟榔汤**，方：

槟榔三十枚，捣碎，以水八升，煮取二升，分再服。《千金翼》云：子捣作末，下筛，咬咀其皮，以汤七升，煮取三升，去滓，纳子末，为再服。

凡散发疮肿方：

蔓菁子熬 杏仁 黄连 胡粉各一两 水银二两

右五味，别捣蔓菁子、杏仁如膏，以猪脂合研，令水银灭，以涂上，日三夜一。

散发赤肿者，当以膏摩之，方：

生地黄五两 大黄一两 杏仁四十枚 生商陆三两

右四味，切，醋渍一宿，猪膏一升，煎商陆令黑，去滓摩之，日三夜一。

散发生细疮方：

黄连 芒硝各五两

右二味，㕮咀，以水八升煮黄连，取四升，去滓，纳芒硝令烊。渍布取贴疮上，数数易之，多少皆著之。

散发疮痛不可忍方：

冷石三两，下筛。粉疮上，日五六度，即燥，痛须臾定。

治服散忽发动方：

干姜五两，㕮咀，以水五升，煮取三升，去滓，纳蜜一合和绞，顿服之，不瘥重作。

解散除热，**鸭通汤**方：

白鸭通五升，沸汤二斗半淋之，澄清取二斗汁 麻黄八两豉三升 冷石二两 甘草五两石膏三两 栀子仁二十枚

右六味，㕮咀，以鸭通汁煮六升，去滓，纳豉三沸，分服五合，若觉体冷，小便快，阔其间；若热犹盛，小便赤，促服之，不限五合。宜小劳之，渐进食，不可令食少，但勿便多耳。

解散 治盛热实大小便赤，方：

升麻 大黄 黄连 甘草 黄檗各三两芍药六两 白鸭通五合 黄芩四两 栀子仁十四枚 竹叶切 豉各一升

右十一味，㕮咀，以水三斗先煮鸭通、竹叶，取一斗二升，去滓澄清。取一斗，纳药煮取三升，分三服。若上气者，加杏仁五合；腹满，加石膏三两。

下散法主药发热困方：《千金翼》云：凡散数发热，无赖，下去之。又云诸丹及金石等同用之。

黍米二升作糜，以成煎猪脂一斤和之令调，宿不食，旦空腹食之，令饱，晚当下药神良。不尽热发，更合服之。

又方：

肥猪肉五斤 葱白 薤各半斤

右三味，治如食法，合煮之。宿不食，顿服之令尽。不尽，明日更服。

压药发动，数数患热困，下之，方：

猪肾脂一具，不令中水，以火炙之，承取汁，适寒温。一服三合，一日夜五六服，多至五六升。二日，药稍稍随大便下出。

又方：

作肥猪肉臛一升，调如常法。平旦空肚顿服令尽。少时腹中雷鸣，鸣定药下。随下以器盛取，用水淘之得石。不尽，更作如前服之。

蛊毒第四

论一首　方二十首

论曰：蛊毒千品，种种不同。或下鲜血；或好卧暗室，不欲光明；或心性反常，乍嗔乍喜；或四肢沉重，百节酸疼。如此种种状貌，说不可尽。亦有得之三年乃死，急者一月或百日即死。其死时，皆于九孔中或于胁下肉中出去。所以出门常须带雄黄、麝香、神丹诸大辟恶药，则百蛊、猫鬼、狐狸、老物精魅，永不敢著人。养生之家，大须虑此。俗亦有灸法，初中蛊，于心下捺，便大炷灸一百壮，并主猫鬼，亦灸得愈。又当足小指尖上灸三壮，当有物出。酒上得者有酒出，饭上得者有饭出，肉菜上得者有肉菜出即愈，神验，皆于灸疮上出。

凡中蛊毒，令人心腹绞切痛，如有物啮，或吐下血皆如烂肉。若不即治，蚀人五脏尽乃死矣。欲验之法，当令病人唾水，沉者是蛊，不沉者非蛊也。

凡人患积年，时复大，便黑如漆，或坚或薄，或微赤者，皆是蛊也。

凡人忽患下血，以断下方治更增剧者，此是中蛊也。

凡卒患血痢，或赤或黑，无有多少，此皆是蛊毒。粗医以断痢药处之，此大非也。

世有拙医，见患蛊胀者，遍身肿满，四肢如故，小便不甚涩，以水病治之，延日服水药，经五十余日望得痊愈，日复增加，奄至陨殁。如此者不一，学者当细寻方意，消息用之，万不失一。医方千卷，不尽其理，所以不可一一备述云耳。

凡人中蛊，有人行蛊毒以病人者。若服药知蛊主姓名，当使呼唤将去。若欲知蛊主姓名者，以败鼓皮烧作末，以饮服方寸匕，须臾自呼蛊主姓名，可语令去则愈。又有以蛇涎合作蛊药著饮食中，使人得瘕病，此二种积年乃死，疗之各自有药。江南山间人有此，不可不信之。

太上五蛊丸 治百蛊吐血伤中，心腹结气，坚塞咽喉，语声不出，短气欲死，饮食不下，吐逆上气，去来无常，状如鬼祟，身体浮肿，心闷烦疼，寒战，梦与鬼交，狐狸作魅，卒得心痛，上叉胸胁，痛如刀刺，经年累岁，著床不起，悉主之，方：

雄黄 椒目 巴豆 莽草 芫花 真朱《外台》用木香 鬼臼 矾石 藜芦各四分 斑蝥三十枚 蜈蚣二枚 獭肝一分 附子五分

右十三味，末之，蜜和更捣二千杵，丸如小豆。先食饮服一丸，余密封，勿泄药气，十丸为一剂。如不中病，后日增一丸，以下利为度。当下蛊种种，状貌不可具述。下后七日将息，服一剂，三十年百病尽除。忌五辛。

太一追命丸 治百病，若中恶气，心腹胀满，不得喘息，心痛积聚，胪胀疝瘕，宿食不消，吐逆呕宛，寒热瘰疬，蛊毒，妇人产后余疾，方：

蜈蚣一枚 丹砂 附子 矾石一作礜石 雄黄 藜芦 鬼臼各一分 巴豆二分

右八味，末之，蜜丸如麻子。一服二丸，日一服。伤寒一二日服一丸，当汗出，绵裹两丸塞两耳中。下利服一丸，一丸塞下部。蛊毒服二丸，在外膏和摩病上。在膈上吐，膈下利。有疮，一丸涂之，毒自出。产后余疾服一丸，耳聋，绵裹塞耳。

治人得药杂蛊方：

斑蝥六枚 桂心如指大 釜月下土如弹丸大 藜芦如指大

右四味，治下筛。水服一钱匕，下虫蛇、虾蟆、蜣螂，毒俱出。

治蛊注，四肢浮肿，肌肤消索，咳逆，腹大如水状，死后转易家人，一名蛊胀，方：《小品》名雄黄丸，一名万病丸。

雄黄 巴豆 莽草 鬼臼各四两 蜈蚣三枚

右五味，末之，蜜和捣三千杵，密封勿泄气。勿宿食，旦服如小豆一丸。一炊不知，更加一丸。当先下清水，次下虫长数寸，及下蛇，又下孵鸡子或白如膏。下后作葱豉粥补之，百种暖将息。

治中蛊毒，腹内坚如石，面目青黄，小便淋沥，病变无常处方：《肘后》、《古今录验方》俱云用铁精、乌鸡肝和丸如梧子，以酒服三丸，日再。甚者不过十日。《千金》用后方，疑《千金》误。

羖羊皮方五寸 犀角 芍药 黄连 牡丹各一两 栀子仁七枚 襄荷四两半

右七味，㕮咀，以水九升，煮取三升，分三服。葛氏、崔氏同，无芍药、牡丹、栀子，用苦参、升麻、当归。

犀角丸 治蛊毒百病，腹暴痛，飞尸恶气肿，方：

犀角屑 羚羊角屑 鬼臼屑 桂心末各四钱匕 天雄 莽草 真朱 雄黄各一两 贝子五枚，烧 蜈蚣五节 射罔如鸡子黄大一枚 巴豆五十枚 麝香二分

右十三味，末之，合捣，蜜丸如小豆。服一丸，日二，含咽，不知少增之。卒得腹满蜇尸，服如大豆许二丸。若恶气肿，以苦酒和涂之。缝袋子盛药系左臂，辟不祥鬼疰蛊毒，可以备急。

治蛊毒方：

茜根 襄荷根各三两

右二味，㕮咀，以水四升，煮取二升，顿服。《肘后方》云：治中蛊吐血或下血，皆如烂肝者，自知蛊主姓名。

又方：

槲树北阴白皮 桃根皮各五两 猬皮灰 乱发灰各一方寸匕 生麻子汁五升

右五味，先煮槲皮、桃根，取浓汁一升，和麻子汁、发灰等令匀。患人少食，旦服大升一升，须臾著盆水，以鸡翎摘吐，水中如牛涎犊胎及诸虫并出。

治蛊毒方：

槲树背阴白皮一大握，长五寸，水三升，煮取一升，空腹服，即吐虫出。亦治中蛊下血。

又方：

猬皮灰水服方寸匕，亦出虫。

又方：

五月五日桃白皮《必效方》云：以东引者火烘之 大戟各四分 斑蝥一分

右三味，治下筛。旦空腹以水一鸡子许服八捻，用二指相著如开，顿服之。若指头相离，取药太多，恐损人矣。《肘后方》云服枣核大，不瘥十日更一服。《必效方》云服半方寸匕，其毒即出，不出更一服。李饶州云：若以酒中得则以酒服，以食中得以饮服之。

蛇毒入菜果中，食之令人得病，名曰蛇蛊，方：

大豆末以酒渍，绞取汁，服半升。

治诸热毒或蛊毒，鼻中及口中吐血，医所不治方：

取人屎尖七枚，烧作火色，置水中研之，顿服即愈。亦解百毒，时气热病之毒，服已，温覆取汗。勿轻此方，极神验。

治蛊吐下血方：

榉皮广五寸，长一尺 芦荻根五寸，如足大指，《小品方》用蔷薇根

右二味，㕮咀，以水二升，煮取一升，顿服，极下蛊。

治中蛊下血日数十行，方：

巴豆二七枚藜芦 芫青 附子 矾石各二分

右五味，末之，别治巴豆，合筛，和相得。以绵裹药如大豆，纳下部中，日三瘥。

又方：

苦瓠一枚，以水二升，煮取一升，稍稍服之。当下蛊及吐虾蟆、蝌蚪之状，一月后乃尽。《范汪方》云苦瓠毒当临时量用之。《肘后方》云用苦酒一升煮。

治下血状如鸡肝，腹中搅痛难忍者方：

茜根 升麻 犀角各三两 桔梗 黄檗 黄芩各一两 地榆 白蘘荷各四两

右八味，㕮咀，以水九升，煮取二升半，分三服。此蛊利血用之。

又方：

桔梗 犀角

右二味，各等分，为末，酒服方寸匕，日三。不能自服，绞口与之。药下，心中当烦，须臾自静，有顷下，服至七日止。可食猪脾脏自补养。治蛊下血如鸡肝，日夜不解欲死者，皆可用之。

治肠蛊，先下赤，后下黄白沫，连年不瘥，方：

牛膝一两，捶碎，切之，以淳清酒一升渍一宿。旦空腹服之，再服

便愈。

北地太守酒 主万病蛊毒风气寒热方：

乌头 甘草 芎䓖 黄芩 桂心 藜芦 附子_{各四两}白蔹 桔梗 半夏 柏子仁 前胡 麦门冬_{各六两}

右十三味，七月曲十斤，秫米一斛，如酘酒法，㕮咀药，以绢袋盛之，沉于瓮底。酒熟去糟，还取药滓，青布袋盛之，沉著酒底，泥头，秋七日、夏五日、冬十日。空肚服一合，日三，以知为度。药有毒，故以青布盛之。服勿中止，二十日大有病出，其状如漆，五十日病悉愈。有妇人年五十，被病连年，腹中积聚，冷热不调，时时切痛，绕脐绞急，上气胸满，二十余年。服药二七日所，下三四升即愈。又有女人病偏枯绝产，服二十日，吐黑物大如刀带，长三尺许，即愈，其年生子。又有女人小得癫病，服十八日，出血二升半愈。有人被杖，崩血内瘀，卧著九年，服药十三日，出黑血二三升愈。有人耳聋十七年，服药三十五日，鼻中出血一升，耳中出黄水五升便愈。右方云熹平二年北地太守臣光上。然此偏主蛊毒，有人中蛊毒者，服无不愈。极难瘥，不过二七日，所有效莫不备出。曾有一女人年四十余，偏枯羸瘦不能起，长卧床枕，耳聋一无所闻，两手不收已经三年。余为合之，遂得平复如旧。有人中蛊毒而先患风，服茵芋酒伤多，吐出蛊数十枚遂愈。何况此酒而不下蛊也，嘉其功效有异常方，故具述焉。

胡臭漏腋第五

论一首 方十五首

论曰：有天生胡臭，有为人所染臭者。天生臭者难治，为人所染者易治，然须三年醋敷矾石散勿止，并服五香丸，乃可得瘥，勿言一度敷药即瘥，止可敷药时暂得一瘥耳。五香丸在第六卷中。凡胡臭人通忌食芸苔、五辛，治之终身不瘥。

治胡臭方：

辛夷 芎䓖 细辛 杜衡 藁本_{各二分}

右五味，㕮咀，以淳苦酒渍之一宿，煎取汁敷之，欲敷取临卧时，以瘥为度。

石灰散 主胡臭方：

石灰一升青木香 枫香一作沉香熏陆香 丁香各二两橘皮 阳起石各三两矾石四两

右八味，治下筛。以绵作篆子，粗如指，长四寸，展取药使著篆上，以绢袋盛，著腋下。先以布揩令痛，然后夹之。

又方：

青木香 附子 白灰各一两 矾石半两

右四味，为散，著粉中，常粉之。《肘后》无矾石。

又方：

赤铜屑以醋和，银器中炒极热。以布裹熨腋下，冷复易。

又方：

槲叶切三升，以水五升，煮取一升，用洗腋下。即以白苦瓠烧令烟出熏之，数数作。

又方：

辛夷 细辛 芎劳 青木香各四分

右四味，治下筛，熏竟粉之。

又方：

马齿菜一束捣碎，以蜜和作团，以绢袋盛之，以泥纸裹，厚半寸，曝干，以火烧熟，破取。更以少许蜜和，使热勿令冷。先以生布揩之，夹药腋下，药痛久，忍之不能，然后以手中勒两臂。

又方：

牛脂 胡粉各等分

右二味，煎令可丸，涂腋下，一宿即愈。不过三剂。《肘后方》云合椒以涂。

又方：

伏龙肝作泥敷之。

又方：

三年苦醋和石灰敷之。

治漏腋，腋下及足心、手掌、阴下、股里常如汗湿臭者，六物敷方：

干枸杞根 干蔷薇根《肘后》作蓄根甘草各半两商陆根 胡粉 滑石各一两

右件药，治下筛。以苦酒少少和涂，当微汗出，易衣复更涂之。不过三著便愈，或一岁复发，发复涂之。

又方：

水银 胡粉《外台》作粉霜

右二味，以面脂研和涂之，大良验。

又方：

银屑一升，一作铜屑 石灰三升

右二味，合和，绢囊盛，汗出粉之妙。

又方：

正旦以尿洗腋下，神妙。

又方：

黄矾石烧令汁尽，治末，绢袋盛，粉之即瘥。

脱肛第六

方十三首 灸法三首

肛门主肺，肺热应肛门，热则闭塞，大行不通，肿缩生疮，兑通方：

白蜜三升煎令燥，冷水中调可得为丸，长六七寸许，纳肛门中。倒身向上，头面下，少时取烊，斯须即通洞泄。

肛门主大肠，大肠寒应肛门。寒则洞泻，肛门滞出，**猪肝散方**：

猪肝一斤，熬令燥 黄连 阿胶 芎劳各二两 乌梅肉五两 艾叶一两

右六味，治下筛。温清酒一升，服方寸匕半，日再，若不能酒，与清白米饮亦得。

治肛门滞出，**壁土散方**：

故屋东壁土一升，碎 皂荚三梃，各长一尺二寸

右二味，捣土为散。把粉肛头出处，取皂荚炙暖，更递熨，取入则止。

又方：

炙故麻履底按令人，频按令人，永瘥。

又方：

故败麻履底 鳖头各一枚

右二味，烧鳖头捣为散，敷肛门滞出头，将履底按入，即不出矣。

治肛出方：

磁石四两桂心一尺猬皮一枚

右三味，治下筛。饮服方寸匕，日一服即缩。慎举重及急带衣，断房室周年乃佳。《肘后方》云治女人阴脱出外，用鳖头一枚，为四味。

又方：

女萎一升，以器中烧，坐上熏之即入。

治脱肛方：

蒲黄二两，以猪脂和敷肛上，纳之二三愈。

治肠随肛出转广不可入方：

生栝楼根取粉，以猪脂为膏。温涂，随手抑按，自得缩入。

治积冷利脱肛方：

枳实一枚，石上磨令滑泽，钻安柄，蜜涂。炙令暖熨之，冷更易之，取缩入止。

又方：

铁精粉纳上，按令入即愈。

治脱肛历年不愈方：

生铁三斤，以水一斗，煮取五升，出铁，以汁洗，日再。

又方：

用死鳖头一枚，烧令烟绝，治作屑。以敷肛门上，进以手按之。

病寒冷脱肛出，炙脐中随年壮。

脱肛历年不愈，炙横骨百壮。

又，炙龟尾七壮，龟尾即后穷骨是也。

瘿瘤第七

治石瘿、气瘿、劳瘿、土瘿、忧瘿等方：

海藻　龙胆　海蛤　通草　昆布　礜石一作矾石　松萝各三分　麦曲四分　半夏二分

右九味，治下筛。酒服方寸匕，日三。禁食鱼、猪肉、五辛、生菜诸难消之物。十日知，二十日愈。

五瘿丸方：

取鹿靥，以佳酒浸令没，炙干，纳酒中更炙令香，含咽汁，味尽更易，尽十具愈。

又方：

小麦面一升　特生礜石十两　海藻一两

右三味，以三年米醋渍小麦面，曝干，各捣为散，合和。服一方寸匕，日四五服，药含极乃咽之。禁姜、五辛、猪鱼、生菜、大吹、大读诵、大叫语等。

又方：

昆布　松萝　海藻各三两　桂心　海蛤　通草　白蔹各二两

右七味，治下筛。酒服方寸匕，日三。

又方：

海藻　海蛤各三两　昆布　半夏　细辛　土瓜根　松萝各一两　通草　白蔹　龙胆各二两

右十味，治下筛。酒服方寸匕，日再。不得作重用力。

又方：

昆布二两，洗，切如指大，醋渍含咽，汁尽愈。

又方：

海藻一斤，《小品》三两　小麦面一升

右二味，以三年醋一升溲面末，曝干，往反醋尽，合捣为散。酒服方寸匕，日三。忌努力。《崔氏》云疗三十年瘿瘤。

又方：

菖蒲二两 海蛤 白蔹 续断 海藻 松萝 桂心 蜀椒 半夏 倒挂草各一两 神曲三两 羊靥百枚

右十二味，治下筛，以羊牛髓脂为丸如梧子，日服三丸。

瘿上气短气，灸肺腧百壮。

瘿上气胸满，灸云门五十壮。

瘿恶气，灸天府五十壮。《千金翼》云：又灸胸堂百壮。

瘿劳气，灸冲阳随年壮。

瘿，灸天瞿三百壮，横三间寸灸之。

瘿气面肿，灸通天五十壮。

瘿，灸中封随年壮，在两足跌上曲尺宛宛中。

诸瘿，灸肩髃左右相对宛宛处，男左十八壮，右十七壮；女右十八壮，左十七壮，或再三，取瘥止。

又，灸风池百壮，侠项两边。

又，灸两耳后发际一百壮。

又，灸头冲一作颈冲，头冲在伸两手直向前令臂著头对鼻所注处，灸之各随年壮。《千金翼》云一名臂臑。

凡肉瘤勿治，治则杀人，慎之。《肘后方》云不得针灸。

陷肿散治二三十年瘿瘤，及骨瘤、脂瘤、石瘤、肉瘤、脓瘤、血瘤，或息肉大如杯杆升斗，十年不瘥，致有漏溃，令人骨消肉尽，或坚或软或溃，令人惊悸，寤寐不安，身体瘦缩，愈而复发，方：

乌贼骨 石硫黄各一分 白石英 紫石英 钟乳各二分 丹参三分 琥珀 附子 胡燕屎 大黄干姜各四分

右十一味，治下筛，以韦囊盛，勿泄气。若疮湿即敷，若疮干猪脂和敷，日三四，以干为度，若汁不尽者，至五剂十剂止药，令人不痛。若不消，加芒硝二两佳。

治瘿瘤方：

海藻 干姜各二两 昆布 桂心 逆流水柳须各一两 羊靥七枚，阴干

右六味，末之，蜜丸如小弹子大。含一丸，咽津。

又方：

矾石 芎䓖 当归 大黄 黄连 芍药 白蔹 黄芩各二分 吴茱萸一分

右九味，治下筛。鸡子黄和之，涂细故布上，随瘤大小厚薄贴之，干则易。著药熟，常作脓脂细细从孔中出也，探却脓血尽，著生肉膏。若脓不尽，复起如故。

生肉膏 主痈瘤溃漏及金疮、百疮方：

当归 附子 甘草 白芷 芎䓖各一两 薤白二两 生地黄三两

右七味，咬咀，以猪脂三升半，煎白芷黄，去滓。稍以敷之，日三。

又方：

以狗屎、鸭鸡子敷之，去脓水如前方说，敷生肉膏取瘥。方在第二十二卷。

阴㿉第八

论二首　方二十七首　灸法十八首

论曰：㿉癫有四种，有肠㿉、卵胀、气㿉、水㿉。肠㿉、卵胀难瘥，气㿉、水㿉针灸易治。

治㿉丸方：

桃仁五十枚 桂心 泽泻 蒺藜子 地肤子 防风 防葵 橘皮 茯苓 五味子 芍药各二两 细辛 牡丹皮 海藻各一两 狐阴一具蜘蛛五十枚

右十六味，末之，蜜和服十丸如梧子，稍稍加至三十丸。

又方：

取杨柳枝脚指大，长三尺，二十枚，水煮令极热，以故布及毡掩肿处，取热柳枝更互柱之，如此取瘥。

治㿉疝卵偏大，气上上一作胀不能动方：

牡丹皮 防风各二两

右二味，治下筛。酒服方寸匕，日三。《肘后方》云：《小品方》用桂心、豉、铁精等分，为五味，小儿一刀圭，二十日愈，婴儿以乳汁和大豆许与之。

治卒㿉，以蒲横度口如广折之，一倍增之，布著少腹大横纹，令度中央上当脐，勿使偏僻，灸度头及中央合二处，随年壮。好自养，勿举重、大语、怒言、大笑。又牵阴头正上，灸茎头所极。又牵下向谷道，又灸所极。又牵向左右髀直行，灸茎所极，各随年壮。又灸足厥阴，在左灸右，在右灸左三壮，在足大指本节间。

卵偏大上入腹，灸三阴交，在内踝上八寸，随年壮。

卵偏大癞病，灸肩井，在肩解臂接处，随年壮。

男癞，灸手季指端七壮，病在右可灸左，左者灸右。

男阴卵偏大癞病，灸关元百壮。

男阴卵大癞病，灸玉泉百壮报之，穴在屈骨下阴，以其处卑，多不灸之，及泉阴穴亦在其外。

男阴卵偏大癞病，灸泉阴百壮三报，在横骨边。

癞病阴卒肿者，令并足合两拇指，令爪相并，以一艾灸两爪端方角处，一丸令顿上，两爪角各令半丸，上爪指佳，七壮愈。

男阴卵大癞病，灸足太阳五十壮，三报之。

又，灸足太阴五十壮，在内踝上一夫。

男阴卵大癞病，灸大敦，在足大指三毛中，随年壮。

又，灸足大拇指内侧去端一寸赤白肉际，随年壮，双灸之。

又，灸横骨两边二七壮，侠茎是。

阴癞，灸足大指下理中十壮，随肿边灸之。《肘后方》云：灸足大指第二节下横纹正中央五壮。姚氏云：灸大指本三壮。

男儿癞，先将儿至碓头，祝之曰：坐汝令儿某甲阴囊癞，故灸汝三七二十一枚。灸讫，便牵小儿令雀头下向著囊缝，当阴头灸缝上七壮，即消，已验。艾炷帽簪头许。

大凡男癞，当骑碓轴，以茎伸置轴上，齐阴茎头前，灸轴木上随年壮。

论曰：有人自少至长，阴下常有干癣者，宜依癣方主之。有五劳七伤而得阴下痒湿，搔之黄汁出者，宜用补丸散主之，仍须敷药治之。亦有患妒精疮者，以妒精方治之。夫妒精疮者，男子在阴头节下，妇人在玉门内。并似甘疮，作臼齐食之大痛，甘即不痛也。

凡虚热，石热，当路门冷湿伤肌，热聚在里，变成热，及水病肿满，腹大气急，大小便不利，肿如皮纸盛水，晃晃如老蚕色，阴茎坚肿，为疮水出，此皆肾热虚损，强取风阴，湿伤脾胃故也。治之法，内宜依方服诸利小便药，外以此蒺藜子汤洗四肢，竟，以葱白膏敷之，别以猪蹄汤洗茎上。

蒺藜子汤方：

蒺藜子 赤小豆各一升 菘菜子二升巴豆一枚，合皮壳 葱心青皮一升 蒴藋五升

右六味，㕮咀，以水二斗，煮取八升，以淋洗肿处。

猪蹄汤 治服石发热，因劳损热盛，当风露卧茎肿方：

猪蹄一双 葶苈子五合 蒺藜子一升，碎 黄檗五两 蒴藋三升

右五味，㕮咀，以水一斗，煮取三升。冷浴阴茎，日三。

葱白膏方：

葱白 菘菜子 葶苈子 蒴藋根 丹参 蒺藜子各半升 猪膏五斤

右七味，㕮咀，煎如煎膏法，去滓用之。

治男子阴肿大如升斗，核痛人所不能疗者方：

雄黄一两，研 矾石二两，研 甘草一尺，切

右三味，以水五升，煮减半洗之。《集验方》无矾石，只二味。

治阴肿皮痒方：

熬桃仁令香为末，酒服方寸匕，日三。

有人阴冷，渐渐冷气入阴囊，肿满恐死，日夜疼闷，《外台》作夜即痛闷。不得眠方：

取生椒择之令净，以布帛裹著丸囊，令厚半寸，须臾热气通，日再易之，取消瘥止。

又方：

捣苋菜根敷之。

又方：

煮大蓟根汁，服一升，日三，不过三剂愈。

又方：

醋和热灰熨之。

又方：

釜月下土，鸡子白和敷之。

又方：

醋和面熨之。

又方：

末车前子，饮服之。

阴肿痛，灸大敦三壮。

治卒阴痛如刺，汗出如雨方：

小蒜 韭根 杨柳根各一斤

右三味，合烧，以酒灌之，及热以气蒸之即愈。

治阴痛方：

甘草 石蜜

右二味，等分，为末，和乳涂之。

治妒精疮方：

用银钗绵裹，以腊月猪脂熏黄，火上暖，以钗烙疮上，令熟，取干槐枝烧渧涂之。

又方：

麝香 黄矾 青矾

右三味，等分，为末。小便后敷上，不过三度。

治阴蚀疮方：

蒲黄一升 水银二两

右二味，研之令成粉，敷之即愈，瘥止，小便后即敷之。

又方：

以肥猪肉五斤，水三斗，煮肉令极烂，去肉，以汤令极热便以渍疮中，冷即愈。

又方：

狼牙两把切，以水五升，煮取一升，温洗之，日五度。

治阴蚀生疮或痒方：

雄黄 矾石各二分 麝香半分

右三味，治下筛，为粉，粉疮上即瘥。

治阴恶疮方：

蜜煎甘草末涂之。葛氏云：比见有人患茎头肿，坎下疮欲断者，以猪肉汤渍洗之，并用黄檗、黄连末涂之。

治男女阴疮方：

石硫黄末以敷疮上。

治男女阴痒生疮方：

嚼胡麻敷之佳。

治阴下生疮洗汤方：

地榆　黄檗各八两

右二味，㕮咀，以水一斗五升，煮取六升，去滓。适冷暖，用洗疮，日再。只煮黄檗汁洗之亦佳。

备急千金要方卷第二十五　备急

朝奉郎守太常少卿充秘阁校理判登闻检院上护军赐绯鱼袋臣林亿等校正

卒死第一魇 中恶 自缢 暍 溺 冻 醉酒附

蛇毒第二虎 蝎 蜂 蠼螋 射工 沙虱 蛭 水毒 猫鬼 马咬 猘狗毒附

被打第三从高堕下 竹木刺 恶刺 著漆附

火疮第四灸 金疮 毒矢附

卒死第一

方九十四首　灸法十首

卒死无脉，无他形候，阴阳俱竭故也。治之方：

牵牛临鼻上二百息，牛舐必瘥。牛不肯舐，著盐汁涂面上，即牛肯舐。

又方：

牛马屎绞取汁饮之。无新者，水和干者亦得。《肘后方》云：干者以人溺解之，此扁鹊法。

又方：

灸熨斗熨两胁下。《备急方》云：又治尸厥。

卒死，针间使各百余息。

又，灸鼻下人中，一名鬼客厅。《肘后方》云：又治尸厥。

治魇死不自觉者方：

慎灯火，勿令人手动，牵牛临其上即觉。若卒不能语，取东门上鸡头末之，以酒服。

治卒魇死方：

捣韭汁灌鼻孔中，剧者灌两耳。张仲景云灌口中。

治鬼魇不寤方：

末伏龙肝吹鼻中。

又方：

末皂荚如大豆许，吹鼻中，嚏则气通，起死人。《集验方》云：治中恶。

辟魇方：

雄黄如枣大，系左腋下，令人终身不魇。张文仲云：男左女右。

魇，灸两足大趾丛毛中各二七壮。《肘后方》云华佗法，又救卒死中恶。

治中恶方：

葱心黄刺鼻孔中，血出愈。《肘后方》云：入七八寸无苦，使目中血出佳。《崔氏》云：男左女右。

又方：

大豆二七粒，末，鸡子黄并酒相和，顿服。

又方：

使人尿其面上，愈。《肘后方》云：此扁鹊法。

治中恶并蛊毒方：

冷水和伏龙肝如鸡子大，服之必吐。

又方：

温二升猪肪，顿服之。

又方：

车缸脂如鸡子大，酒服之。

中恶，灸胃管五十壮愈。

治卒忤方：此病即今人所谓中恶者，与卒死、鬼击亦相类为治，皆参取而用之。

盐八合，以水三升，煮取一升半，分二服，得吐即愈。《备急方》云：治鬼击。若小便不通，笔头七枚，烧作灰末，水和服之即通。

又方：

犊子屎半盏，酒三升，煮服之。亦治霍乱。《肘后方》云治鬼击，大牛亦可用。

又方：

腊月野狐肠烧末，以水服方寸匕。死鼠灰亦佳。

又方：

书墨末之，水服一钱匕。

卒忤死，灸手十指爪下各三壮。余治同上方。《备急方》云：治卒死而张目反折者。

又，灸人中三壮；又灸肩井百壮，又灸间使七壮，又灸巨阙百壮。

还魂汤 主卒感忤、鬼击、飞尸诸奄忽气绝无复觉，或已死，绞口，噤不开，去齿下汤，汤入口不下者，分病人发左右捉踏肩引之，药下复增，取尽一升，须臾立苏，方：

麻黄三两桂心二两甘草一两杏仁七十粒

右四味，㕮咀，以水八升，煮取三升，分三服。《肘后方》云：张仲景方无桂心，用三味。

卒中鬼击，及刀兵所伤，血漏腹中不出，烦满欲绝，方：

雄黄粉酒服一刀圭，日三，血化为水。

鬼击之病，得之无渐，卒著人如刀刺状，胸胁腹内绞急切痛，不可抑按，或即吐血，或鼻口血出，或下血，一名鬼排，治之方：

鸡屎白如枣大青花麻一把

右二味，以酒七升，煮取三升，热服。须臾发汗。若不汗，熨斗盛火，灸两胁下使热，汗出愈。

又方：

艾如鸡子大三枚，以水五升，煮取一升，顿服之。

又方：

吹醋少许鼻中。

鬼击，灸人中一壮，立愈。不瘥更灸。

又，灸脐上一寸七壮，及两踵白肉际取瘥。

又，灸脐下一寸三壮。

夫五绝者，一曰自缢，二曰墙壁压迮，三曰溺水，四曰魇寐，五曰产乳绝，悉治之，方：

取半夏一两，细下筛，吹一大豆许纳鼻中即活。心下温者，一日亦可治。

治自缢死方：

凡救自缢死者，极须按定其心，勿截绳，徐徐抱解之。心下尚温者，以氍毹覆口鼻，两人吹其两耳。

又方：

强卧，以物塞两耳，竹筒纳口中，使两人痛吹之，塞口旁，无令气得出。半日，死人即噫，噫即勿吹也。

又方：

捣皂荚、细辛屑如胡豆大，吹两鼻中。

又方：

蓝青汁灌之。

又方：

刺鸡冠血出，滴著口中即活，男雌女雄。

又方：

鸡屎白如枣大，酒半盏和，灌口及鼻中佳。

又方：

葱叶吹皂荚末两鼻中，逆出更吹。

又方：

梁上尘如大豆，各纳一小竹筒中，四人各捉一个同时吹两耳、两鼻，即活。

又方：

鸡血涂喉下。

又方：

尿鼻、口、眼、耳中，并捉头发一撮如笔管大，掣之立活。

自缢死，灸四肢大节陷大指本纹，名曰地神，各七壮。

治热暍方：

取道上热尘土以壅心上，少冷即易，气通止。

又方：

仰卧暍人，以热土壅脐上，令人尿之，脐中温即愈。

又方：

可饮热汤，亦可纳少干姜、橘皮、甘草煮饮之。稍稍咽，勿顿使饱，但以热土及熬灰土壅脐上佳。

又方：

浓煮蓼，取汁三升饮之即愈，不瘥更灌。

又方：

地黄汁一盏服之。

又方：

水半升，和面一大抄服之。

又方：

张死人口令通，以暖汤徐徐灌口中，小举死人头令汤入腹，须臾即苏。

又方：

灌地浆一盏即愈。

又方：

使人嘘其心令暖，易人为之。

又方：

抱狗子若鸡，著心上熨之。

又方：

屋上南畔瓦，热熨心，冷易之。

治落水死方：

以灶中灰布地，令厚五寸，以甑侧著灰上，令死人伏于甑上，使头小垂下，抄盐二方寸匕纳竹管中，吹下孔中，即当吐水。水下因去甑，下死人著灰中壅身，使出鼻口，即活。

又方：

掘地作坑，熬数斛灰纳坑中，下死人覆灰，湿彻即易之，勿令大热燸人。灰冷更易，半日即活。

又方：

取大甑倾之，死人伏其上，令死人口临甑口，燃苇火二七把烧甑中，当死人心下，令烟出，小入死人鼻口中，鼻口中水出尽则活。火尽复益之。常以手候死人身及甑，勿令甚热，当令火气能使死人心下足得暖。卒无甑者，于岸侧削地如甑，空下如灶，烧令暖，以死人著上，亦可用车毂为之。勿令隐其腹，令死人低头，水得出。并炒灰数斛令暖以粉身，湿，更易温者。

又方：

但埋死人暖灰中，头足俱没，惟开七孔。

又方：

倒悬死人，以好酒灌鼻中，又灌下部。又醋灌鼻亦得。

又方：

绵裹皂荚，纳下部中，须臾水出。

又方：

裹石灰纳下部中，水出尽则活。

又方：

倒悬解去衣，去脐中垢，极吹两耳，起乃止。

又方：

熬沙覆死人，面上下有沙，但出鼻口耳。沙冷湿即易。

又方：

灶中灰二石埋死人，从头至足，出七孔即可。

又方：

屈两脚著生人两肩上，死人背向生人背，即负持走行，吐出水便活。

落水死，解死人衣，灸脐中。凡落水经一宿犹可活。

治冬月落水，冻四肢直，口噤，尚有微气者方：

以大器中熬灰使暖，盛以囊，薄其心上，冷即易。心暖气通，目得转，口乃开。可温尿粥稍稍吞之即活。若不先温其心，便持火炙身，冷气与火争即死。

治冻烂疮方：

猪后悬蹄，以夜半时烧之，研细，筛，以猪脂和敷。亦治小儿。

治入水手足肿痛方：

生胡麻捣薄之。

治酒醉中酒恐烂五脏方：

以汤著槽中渍之，冷复易。夏亦用汤。

又法：

凡醉不得安卧不动，必须使人摇转不住，特忌当风席地，及水洗、饮水、交接。

又方：

捣茅根汁，饮一二升。

治饮酒头痛方：

竹茹五两，以水八升，煮取五升，去滓令冷，纳破鸡子五枚，搅匀，更煮二沸，饮二升使尽，瘥。

治饮酒腹满不消方：

煮盐汤，以竹筒灌大孔中。

治饮酒中毒方：

煮大豆三沸，饮汁三升。

又方：

酒渍干椹汁服之。

治病酒方：

豉 葱白各一升

右二味，以水四升，煮取二升，顿服之。

治饮酒房劳虚受热，积日不食，四月中热，饮酒不已，酒入百脉，心气虚，令人错谬失常，方：

芍药 栝楼根 人参 白薇 枳实 知母各二两甘草一两生地黄八两酸枣仁半升茯神三两，《外台》作茯苓

右十味，㕮咀，以水一斗，煮取三升，分为三服。

治连月饮酒，咽喉烂，舌上生疮方：

大麻仁一升 黄芩二两，《肘后》用黄檗

右二味，末之，蜜和丸含之。《千金翼》用黄檗二两。

治酒醉不醒方：

葛根汁一斗二升，饮之，取醒止。《肘后方》云：治大醉连日，烦毒不堪。

饮酒令人不醉方：

柏子仁 麻子仁各二两

右二味，治下筛，为一服，进酒三倍。

又方：

葛花 小豆花各等分

右二味，合为末，服三方寸匕，饮时仍进葛根汁、芹汁及枇杷叶饮，并能倍酒。

又方：

九月九日菊花末，临饮服方寸匕。

又方：

小豆花叶，阴干百日，末服之。

又方：

五月五日取井中倒生草枝阴干，末，酒服之。

饮酒令无酒气方：

干蔓菁根二七枚，三遍蒸，末两分，酒后水服之。

治恶酒健嗔方：

空井中倒生草烧灰服之，勿令知。

又方：

取其人床上尘和酒饮之。

断酒方：

酒七升著瓶中，熟朱砂半两著酒中，急塞瓶口，安著猪圈中，任猪摇动。经十日取酒服，饮尽。

又方：

腊月鼠头灰 柳花

右二味，等分，为末，黄昏时酒服一杯。

又方：

正月一日酒五升，淋碓头，捣一下，取饮之。

又方：

故毡中菜耳子七枚，烧作灰，黄昏时暖一杯酒，咒言与病狂人饮也。勿令知之，后不喜饮酒也。

又方：

白猪乳汁一升，饮之，永不饮酒。

又方：

刮马汗和酒与饮，终身不饮。

又方：

虎屎中骨烧末，和酒与饮。

又方：

鸬鹚屎灰，水服方寸匕，永断。

又方：

取毛鹰一过吐毛，水煮，去毛，顿服。

又方：

故纺车弦烧灰，和酒与服。

又方：

驴驹衣烧灰，酒饮方寸匕。

又方：

自死蛴螬，干，捣末，和酒与饮，永世闻酒名即呕，神验。

又方：

酒客吐中肉七枚，阴干，烧末服之。

又方：

酒渍汗靴替一宿，旦空腹与，即吐，不喜见酒。

又方：

白狗乳汁，酒服之。

又方：

腊月马脑和酒服之。

蛇毒第二

论六首　方一百三十三首　灸法二首

治因热逐凉睡熟，有蛇入口中挽不出，方：

以刀破蛇尾，纳生椒三两枚，裹著。须臾即出。《肘后方》云：艾灸蛇尾即出。若无火，以刀周匝割蛇尾，截令皮断，乃捋皮倒脱即出。

治蛇入人口并七孔中者方：

割母猪尾头，沥血著口中，即出。

又方：

以患人手中指等截三岁大猪尾，以器盛血，傍蛇泻血口中，拔出之。

治卒为蛇绕不解方：

以热汤淋之。无汤，令人尿之。

治蛇蝎螫方：

服小蒜汁，滓薄上。《肘后方》云：治蝮蛇螫。

又方：

熟捣葵，取汁服之。

治蛇啮方：

人屎厚涂，帛裹即消。

治蛇毒方：

消蜡注疮上，不瘥，更消注之。

又方：

以母猪耳中垢敷之。《肘后方》云：牛耳中垢亦宜用。

治蝮蛇毒方：

令妇人尿疮上。

又方：

令妇人骑度三过，又令坐上。

又方：

末姜薄之，干复易。

又方：

以射罔涂肿上，血出即愈。

又方：

生麻、楮叶合捣，以水绞去滓，渍之。

治众蛇毒方：

雄黄 干姜各等分

右二味，为末，和射罔著竹筒中带行，有急用之。

又方：

雄黄末敷疮上，日一。

又方：

用铜青敷疮上。

又方：

捣大蒜和胡粉敷之。

又方：

鸡屎二七枚，烧作灰，投酒服之。

又方：

以面围上，令童男尿著中，烧铁令赤投中，冷，复烧著，二三度瘥。

又方：

口嚼大豆叶涂之良。

又方：

猪脂和鹿角灰涂之。

又方：

盐四两，水一斗，煮十沸，沸定，以汤浸，冷易之。

又方：

捣紫苋取汁，饮一升，以滓封疮，以少水灌之。

又方：

梳中垢如指大，长一寸，尿和敷之。

又方：

炙梳汗出熨之。

又方：

取合口椒、葫荽苗等分，捣敷之，无不瘥。

又方：

男子阴间毛二七枚，含之，有汁即咽。却秘方。

众蛇螫，灸上三七壮。无艾，以火头称疮孔大小燕之。

入山草辟众蛇方：

干姜 麝香 雄黄

右三味，等分，粗捣，以小绛袋盛带之，男左女右。蛇毒涂疮。《集验方》云：如无麝香，以射罔和带之。《救急方》云：以蜜和为膏，敷螫处良。

又方：

常烧羖羊角使烟出，蛇则去矣。

治蛇螫人，疮已愈，余毒在肉中，淫淫痛痒，方：

大蒜 小蒜各一升

右二味，合捣之，热汤淋，以汁灌疮，大良。

治蛇骨刺人毒痛方：

铁精如大豆，纳管中，吹纳疮中良。

又方：

烧死鼠末敷之。

治虎咬疮方：

煮葛根令浓，以洗之十遍，饮汁。及捣为散，以葛根汁服方寸匕。日五，甚者夜二。

治虎啮疮方：

青布急卷为绳，止一物，烧一头，燃，纳竹筒中，注疮口熏疮妙。

又方：

煮铁令浓，洗疮。

又方：

嚼栗子涂之良。

辟虎法：

凡入山，烧水牛、羖羊角，虎、狼、蛇皆走。

论曰：凡见一切毒螫之物，必不得起恶心向之，亦不得杀之。若辄杀之，于后必遭螫，治亦难瘥，慎之慎之。

治蝎毒方：

凡蝎有雌雄，雄者痛止在一处，雌者痛牵诸处。若是雄者，用井底泥涂之，温则易；雌者用当瓦屋沟下泥敷之。若值无雨，可用新汲水从屋上淋下取泥。

又方：

取齿中残饭敷之；又猪脂封之；又射冈封之；又硇砂和水涂上立愈。

治蝎螫方：

若著手足，以冷水渍之，水微暖则易之。著余处者，冷水浸故布揾之，小暖则易。

又方：

生乌头末，唾和敷之。

治蜂螫毒方：

取瓦子摩其上，唾二七遍，置瓦子故处。

治蜂螫方：

蜜五合蜡二两猪脂五合

右三味，和煎如膏，候冷以涂之。

又方：

烧牛屎灰，苦酒和涂之。

又方：

烧蜂房末，膏和涂之。《肘后方》云：先煮蜂房洗之，又烧涂之。

又方：

酥脂涂之立愈。

又方：

淳醋沃地，取起泥涂之。

又方：

齿垢涂之。

又方：

嚼盐涂之。

又方：

尿泥涂之。

又方：

以人尿新者洗之。

又方：

反手捻地上土敷之。

论曰：凡蠷螋虫尿人影，著处便令人病疮。其状身中忽有处瘆痛如芒刺，亦如刺虫所螫后，起细痞瘟作聚如茱萸子状也，四边赤，中央有白脓如黍粟，亦令人皮肉急，举身恶寒壮热，剧者连起竟腰胁胸也。治之法：初得之，磨犀角涂之；止其毒，治如火丹法。余以武德中六月得此疾，经五六日觉心闷不佳，以他法治不愈。又有人教画地作蠷螋形，以刀子细细尽取蠷螋腹中土，就中以唾和成泥涂之，再涂即愈。将知天下万物相感，莫晓其由矣。

治蠷螋尿方：

殺羊髭烧灰，腊月猪脂和封之。

又方：

捣鼓封之。

又方：

醋和胡粉涂之。

治蠷螋尿疮方：

烧鹿角为末，以苦酒和敷疮上。已有汁者烧道旁弊蒲席敷之。

又方：

槐白皮半斤，切，以苦酒二升，渍半日，刮去疮处以洗，日五六遍；末赤小豆，以苦酒和敷之。燥复易。小儿以水和。

又方：

嚼大麦以敷之，日三。

又方：

以猪脂、燕窠中土和敷之。

又方：

熟嚼梨叶，以水和涂，燥复易之。

又方：

马鞭草熟捣以敷之，燥则易之。

又方：

取吴茱萸东行根下土，醋和涂之。

治三种射工虫毒方：

论曰：江南有射工毒虫，一名短狐，一名蜮，其虫形如甲虫。《外台》云：正黑状如大飞生。有一长角在口前，如弩檐临其角端，曲如上弩，以气为矢，因水势以射人。人或闻其在水中铋铋作声，要须得水没其口便射人。此虫畏鹅，鹅能食之。其初始证候，先恶寒噤瘆，寒热筋急，仍似伤寒，亦如中尸，便不能语。朝旦小苏，晡夕辄剧，寒热闷乱是其证。始得三四日，当急治之，治之稍迟者七日皆死。初未有疮，但恶寒噤瘆。其成疮似蠼螋尿，亦似瘭疽疮。

射工中疮有三种：其一种疮正黑如黡子，皮周边悉赤，或衣犯之，如有芒刺痛；其一种作疮，久久穿，或晡间寒热；其一种如火灼燸起。此者最急，数日杀人。《备急方》云：有四种，其一种突起如痈。

治射工中人寒热，或发疮偏在一处，有异于常方：

取鬼臼叶一把，纳苦酒渍之，熟捣，绞取汁，服一升，日三。

又方：

犀角二两升麻三两乌扇根二两

右三味，㕮咀，以水四升，煮取一升半，去滓，分再服，相去一炊顷，尽更作。

又方：

取生吴茱萸茎叶一握，断去前后，取握中熟捣，以水二升，煮取七合，顿服之。

又方：

取葫，切，贴疮。灸七壮。

又方：

取蜈蚣大者一枚，火炙之，治末，和苦酒以敷疮上。

又方：

赤苋菜捣绞取汁，一服一升，日四五服。

又方：

白鸡屎取白头者三枚，汤和涂中毒处。

治射工中人已有疮者方：

取芥子捣令熟，苦酒和，厚涂疮上，半日痛便止。

又方：

取狼牙叶，冬取根，捣之令熟，薄所中处，又饮四五合汁。

治射工中三种疮方：

乌扇根三两 升麻二两

右二味，㕮咀，以水三升，煮得一升，适寒温，尽服之，滓薄疮上。

治江南毒气、恶核、射工、暴肿、生疮，**五香散**方：

甲香 犀角 鳖甲 熏陆香 升麻 乌翣 丁香 青木香 沉香 黄连 甘草 牡蛎 羚羊角 黄芩各四分 吴茱萸三分黄檗六分

右十六味，治下筛。中射工毒及诸毒，皆水服方寸匕，日三。

以鸡子白和涂肿上，干易之。并以水和少许洗之。

野葛膏 主射工、恶核、卒中恶毒，方：

野葛一升茵芋 踯躅 附子 丹砂各一两巴豆 乌头 蜀椒各五合雄黄 大黄各一两

右十味，治下筛，不中水猪膏三斤煎，三上三下，去滓，纳丹砂、雄黄末，搅至凝。以枣核大摩痛上，勿近眼。凡合名膏，皆不用六畜、产妇、女人、小儿、鸡犬见之，惟须清净矣。

治沙虱毒方：

斑蝥二枚，熬一枚，末服之；又烧一枚，令烟绝，末，著疮中。

又方：

大蒜十枚，止一物，合皮安热灰中，炮令热，去皮，刀断头，热拄所著毒处。

又方：

麝香 大蒜

右二味，和捣，以羊脂和，著小筒中带，欲用，取敷疮上。

又方：

雄黄 朱砂 恒山

右三味，等分，五月五日日中时，童子合之，用敷疮上。

山水中阴湿草木上石蛭著人，则穿啮人肌肤，行人肉中，浸淫坟起，如虫行道，治之方：

凡行山路草木中，常以腊月猪膏，和盐涂脚胫及足指间跌上，及著鞋袜，蛭不得著人也。已著者，灸断其道即愈。

治水毒方：

论曰：凡山水有毒虫，人涉水，中人似射工而无物。其诊法：初得之恶寒，微似头痛，目眶疼，心中烦懊，四肢振掀，腰背百节皆强，两膝痛；或翕翕而热，但欲睡，旦醒暮剧，手足逆冷至肘膝，二三日腹中生虫，食人下部，肛中有疮，不痛不痒，令人不觉。不急治，过六七日，下部出脓溃；虫上食人五脏，热盛毒烦，下利不禁，八九日良医不能治矣。觉得之，急早视其下部，若有疮正赤如截肉者，阳毒，最急；若疮如鲤鱼齿者，为阴毒，犹小缓。要皆杀人，不过二十日也。欲知是中水与非者，当作五六升汤，以小蒜五升，㕮咀，投汤中，消息勿令大热，去滓，以浴之。是水毒，身体当发赤斑；无异者非也，当以他病治也。

治中水毒方：

取梅若桃叶，捣绞取汁三升许，或干以少水绞取汁饮之。小儿不能饮，以汁敷乳头与吃。

又方：

捣苍耳汁，服一升；又以绵裹杖，沾汁导下部，日二过，即瘥。

又方：

蓼一把，捣，以酒和，绞取汁一升服之，不过三服。《外台》、《肘后》作梨叶。

又方：

蓝一把，捣，水解，以涂浴面目身体令遍。

又方：

捣蛇莓根末，水饮之，并导下部；生者用汁。凡夏月行，常多赍此药屑。入水，以方寸匕，投水上流，无所畏，又辟射工。凡洗浴，以少许投水盆中，即无复毒。

治人忽中水毒，手足指冷，或至肘膝者，方：

浮萍草烧干，末之，酒服方寸匕。

又方：

吴茱萸一升生姜，切一升半犀角 升麻 橘皮各二两乌梅十四枚

右六味，㕮咀，以水七升，煮取二升，分二服。

治猫鬼野道病，歌哭不自白方：

五月五日自死赤蛇烧作灰，以井花水服方寸匕，日一。针灸方在第十四卷中。

又方：

腊月死猫儿头灰，水服一钱匕，日二。

治猫鬼、眼见猫狸及耳杂有所闻，方：

相思子 蓖麻子 巴豆各一枚朱砂末蜡各四铢

右五味，合捣作丸。先取麻子许大含之；即以灰围患人，前头著一斗灰火，吐药火中沸，即画火上作十字，其猫鬼并皆死矣。

治蜘蛛咬人方：

人尿敷；又油淀敷；又炮姜贴之；又猳猯屎敷之。

又方：

乌麻油和胡粉如泥，涂上，干则易之。

治马啮人及踏人作疮，毒肿热痛，方：

马鞭梢长二寸鼠屎二七枚

右二味，合烧末，以猪膏和涂之，立愈。《外台方》云：治遂成疮烂，经久不愈者。《肘后方》云：用马鞭皮烧末，猪膏和涂。

治马啮人阴卵脱出方：

推纳之，以桑皮细作线缝之，破乌鸡取肝，细剉以封之。且忍，勿小便，即愈。

治犬马啮，及马骨刺伤人，及马血入旧疮中方：

取灰汁，热渍疮，常令汁器有火。数易汁，勿令烂人肉，三数日渍之。有肿者，炙石熨之，日二，消止。

治马血入疮中方：

服人粪如鸡子，复以粪敷疮上。

又方：

取妇人月水敷之，神良。

治剥死马，马骨伤人、毒攻欲死，方：

便取马肠中屎以涂之，大良。《外台》方云：取其屎烧灰，服方寸匕。

治马汗、马毛入人疮中，肿痛欲死，方：

以水渍疮，数易水便愈；又以石灰敷之。

又方：

饮法酒、法醋时愈。

又方：

烧鸡毛翎末，以酒服方寸匕。

又方：

以沸汤令得所浸洗之，取瘥。

论曰：凡春末夏初，犬多发狂，必诫小弱持杖以预防之。防而不免者，莫出于灸。百日之中一日不阙者，方得免难。若初见疮瘥痛定，即言平复者，此最可畏，大祸即至，死在旦夕。

凡狂犬咬人著讫，即令人狂。精神已别，何以得知？但看灸时，一度火下，即觉心中醒然，惺惺了了，方知咬已即狂。是以深须知此。此病至重，世皆轻之，不以为意，坐之死者，每年常有。吾初学医，未以为业，有人遭此，将以问吾，吾了不知报答。是以经吾手而死者不一。自此锐意学之，一解以来，治者皆愈，方知世无良医，枉死者半，此言非虚。故将来学者非止此法，余一一方皆须沉思，留心作意；殷勤学之，乃得通晓，莫以粗解一两种法，即谓知讫，极自误也。聊因方末申此一二言，不尽意耳。

又曰：凡猘犬咬人，七日辄应一发，三七日不发则脱也，要过百日乃得免耳。每到七日辄当捣韭汁，饮之一二升，又当终身禁食犬肉、蚕蛹，食此则发，死不可救矣。疮未愈之间，禁食生鱼及诸肥腻冷食。但于饭下蒸鱼、及于肥器中食便发矣。不宜饮酒，能过一年乃佳。《集验方》云：若重发者，生食蟾蜍脍，绝良；亦可烧多食之，不必令其人知。初得啮便为之，则后不发也。

猘犬啮人方：

捣地榆绞取汁，涂疮。无生者可取干者，以水煮汁饮之；亦可末之，服方寸匕，日三，兼敷之，过百日止。

又方：

头发 猬皮

右二味，各等分，烧灰，水和饮一杯；口噤者，折齿纳药。

又方：

捣韭，绞取汁，饮一升，日三。疮愈止。亦治愈后复发者。

又方：

以豆酱清涂之，日三四。

又方：

刮虎牙若骨，服方寸匕。《小品方》云：刮狼牙或虎骨末服。已发狂如猘犬者，服之即愈。

治猘犬毒方：

烧虎骨敷疮，及熨；又微熬杏仁，捣研，取汁服之，良；又取灯盏残油灌疮口。此皆禁酒、猪肉、鱼、生菜。

又方：

用韭根故梳二枚，以水二升，煮取一升，顿服。

又方：

虾蟆灰，粥饮服之。

又方：

桃东南枝白皮一握，水二升，煮取一升，分二服。吐出犬子。

又方：

服莨菪子七枚，日一。

又方：

取猘犬脑敷上，后不复发。

又方：

梅子末，酒服之。

治狂犬啮人方：

蛇脯一枚，炙，去头，捣末，服五分匕，日三。

又方：

青布浸汁，服三升。

又方：

饮驴尿一二升。

又方：

捣茛菪根，和盐敷，日三。

凡猘犬所啮，未尽其恶血毒者，灸上一百壮；以后当日灸一壮；若不血出，刺出其血，百日灸乃止。禁饮酒、猪犬肉。

治凡犬啮人方：

熬杏仁五合令黑，碎研成膏，敷之。

又方：

取灶中热灰，以粉疮中，帛裹系之。

又方：

以沸汤和灰，壅疮上。

又方：

烧犬尾末，敷疮，日三。

又方：

烧自死蛇一枚令焦，末，纳疮孔中。

又方：

以头垢少少纳疮中。

又方：

鼠屎，腊月猪膏和敷之。《外台》方云：用鼠一枚，猪膏煎敷之。

又方：

火炙蜡以灌疮中。

又方：

饮生姜汁一升。《小品方》云：治狂犬咬。韭汁亦佳。《外台方》云：亦治已瘥后复发者。

又方：

以热牛屎涂之佳。

又方：

以苦酒和灰涂疮中。

又方：

水洗疮任血出，勿止之。水洗不住，取血自止。以绵裹之瘥。

治小儿狗啮方：

月一日，以水一升灌之，勿令狗主打狗；若月尽，日三升水灌之。

治猪啮方：

松脂炼作饼子，贴上。

又方：

屋霤中泥涂上。

被打第三

论一首　方九十三首

论曰：凡被打损，血闷抢心，气绝不能言，可擘开口，尿口中令下咽即醒；又堕落车马，及车辗、木打已死者，以死人安著，以手袖掩其口鼻眼上，一食顷活，眼开，与热小便二升。

治被打击头眼青肿方：

炙肥猪肉令热揾上。《肘后方》云：治血聚皮肤间不消散者。

又方：

炙猪肝贴之。

又方：

新热羊肉封之。

又方：

大豆黄末，水和涂之。

又方：

墙上朽骨，唾于石上研磨涂之，干即易。

治从高堕下伤折，疾痛烦躁，啼叫不得卧方：

取鼠屎烧末，以猪膏和，涂痛上，即急裹之。《肘后方》云：又裹骨破碎。

治从高堕下，及为木石所迮，或因落马，凡伤损血瘀凝积，气绝欲死，无不治之方：

取净土五升，蒸令溜，分半，以故布数重裹之，以熨病上。勿令大热，恐破肉，冷则易之，取痛止即已。凡有损伤，皆以此法治之，神效。已死不能言者亦活；三十年者亦瘥。

治堕车马间，马鞍及诸物隐体肉断，方：

以醋和面涂之。

当归散 治落马堕车诸伤，腕折臂脚痛不止，方：

当归 桂心 蜀椒 附子各二分泽兰一分芎䓖六分甘草五分

右七味，并熬令香，治下筛。酒服方寸匕，日三。凡是伤损皆服之，十日愈。小儿亦同。《救急方》云：治坠马落车，被打伤腕，折臂，叫唤痛声不绝。服此散，呼吸之间，不复大痛，十三日，筋骨相连。

黄耆散 治腕折方：

黄耆 芍药各三两 当归 干地黄 附子 续断 桂心 干姜 通草各二两 大黄一两蜀椒一合 乌头半两

右十二味，治下筛，先食酒服五分匕，日三。《千金翼》无大黄。

治折骨断筋方：

干地黄 当归 羌活 苦参各二分

右四味，治下筛。酒服方寸匕，日三。

治腕折骨损，痛不可忍者方：

以大麻根及叶捣取汁，饮一升。无生麻，煮干麻汁服。亦主坠堕挝打瘀血，心腹满，短气。

治被伤筋绝方：

取蟹头中脑及足中髓熬之，纳疮中，筋即续生。

治腕折四肢骨碎，及筋伤蹉跌，方：

生地黄不限多少，熟捣，用薄所损伤处。《肘后方》云：《小品方》烂捣熬之，以裹伤处，以竹编夹裹令遍，缚令急，勿令转动，一日可十易，三日瘥。若血聚在折处，以刀子破去血。

治四肢骨碎，筋伤蹉跌方：

以水二升，渍豉三升，取汁服之。

又方：

酒服鹿角散方寸匕，日三。《肘后方》治从高堕下，若为重物所顿迮得瘀血者。

又方：

羊脑一两 胡桃脂 发灰 胡粉各半两

右四味，捣，和调如膏敷，生布裹之。

又方：

筋骨伤初破时，以热马屎敷之，无瘢。

又方：

大豆二升，水五升，煮取二升，以淳酒六七升，合和豆汁服之，一日尽，如汤沃雪。《肘后方》云：治堕迮瘀血。无大豆，用小豆佳。

治头破脑出，中风口噤，方：

大豆一斗，熬去腥，勿使太熟，捣末，熟蒸之，气遍合甑，下盆中，以酒一斗淋之。温服一升，覆取汗，敷杏仁膏疮上。

治被伤，风入四体，角弓反张，口噤不能言，或产妇堕胎，凡得此者用紫汤；大重者，不过五剂。方在第八卷中。

治被打伤破，腹中有瘀血，方：

蒲黄一升 当归 桂心各二两

右三味，治下筛。以酒服方寸匕，日三夜一。

又方：

刘寄奴 延胡索 骨碎补各一两

右三味，㕮咀。以水二升，煎取七合，复纳酒及小便各一合，热温顿服。

又方：

生地黄汁三升，酒一升半，煮取二升七合，分三服。《肘后方》：治从高堕下，瘀血胀心，面青，短气欲死者。

又方：

末茛菪子敷疮上。

又方：

䗪虫 虻虫 水蛭各三十枚 桃仁五十枚 桂心二两 大黄五两

右六味，㕮咀。以酒水合五升，煮取三升，分五服。

治被打腹中瘀血，并治妇人瘀血，消之为水，**白马蹄散**方：

白马蹄，烧令烟尽，捣筛。酒服方寸匕，日三夜一。

治有瘀血者，其人喜忘，不欲闻人声，胸中气塞短，气方：

甘草一两 茯苓二两 杏仁五十枚

右三味，㕮咀。以水二升，煮取九合，分二服。

治被殴击损伤聚血，腹满烦闷，方：

豉一升，以水三升，煮三沸，分再服，不瘥重作；更取麻子煮如豉法，不瘥，更作豉如上法。

治丈夫从高堕下伤五脏，微者唾血，甚者吐血，及金疮伤经，崩中，皆主之，方：

阿胶 艾叶 干姜各二两 芍药三两

右四味，㕮咀。以水八升，煮取三升，去滓，纳胶令消，分二服，羸人三服。兼治女人产后崩伤下血过多，虚喘，腹中绞痛，下血不止者，服之悉愈。

治男子伤绝，或从高堕下伤五脏，微者唾血，甚者吐血，及金疮伤经者，**大胶艾汤**方：

阿胶二两 干地黄 芍药各三两 艾叶 甘草 当归 芎䓖各二两 干姜一两

右八味，㕮咀。以水八升，煮取三升，去滓，纳胶令烊，分再服，羸人三服。此汤治妇人产后崩伤下血过多，虚喘欲死，腹中激痛，下血不止者，神良。

治堕马落车及树，崩血、腹满、短气，方：

大豆五升，以水一斗，煮取二升，去豆，一服令尽。剧者不过三作。

治腹中瘀血，痛在腹中不出，满痛短气，大小便不通方：

荆芥半分 䗪虫三十枚 大黄 芎䓖各三两 蒲黄五两 当归 桂心 甘草各二两 桃仁三十枚

右九味，㕮咀，以水一斗，煮取三升，分三服。

桃仁汤 治从高堕下，落大木车马，胸腹中有血，不得气息，方：

桃仁十四枚 大黄 硝石 甘草各一两 蒲黄一两半 大枣二十枚

右六味，㕮咀。以水三升，煮取一升，绞去滓，适寒温，尽服之，当下。下不止，渍麻汁一杯饮之即止。

治堕落瘀血，**桃仁汤**方：

桃仁五十枚 大黄四两 芒硝三两 桂心 当归 甘草各二两 虻虫 水蛭各二十枚

右八味，㕮咀，以水八升，煮取三升，绞去滓。适寒温，服一升，日三服。《深师方》无芒硝。

治瘀血汤方：

大黄五两 桃仁五十枚 虻虫 蟅虫 水蛭各三十枚 桂心二两

右六味，㕮咀。以酒、水各五升合煎，得三升。适寒温，饮一升，日三服。

竹皮汤 治为兵杖所加，木石所迮，血在胸背及胁中，痛不得气息，方：

青竹刮取茹鸡子大二枚 乱发鸡子大二枚

右二味，于炭火炙令焦燥，合捣之，下筛，以酒一升，煮之三沸止，一服尽之，三服愈。

治腕折瘀血方：

大黄如指节大一枚 桃仁四十枚 乱发一握

右三味，以布方广四寸，以绕乱发烧之，㕮咀大黄、桃仁。以酒三升，煮取一升，尽服之，血尽出。《肘后》云：仲景方用大黄三两，绯帛子如手大，灰；乱发如鸡子大，灰；久用炊单布方一尺，灰；桃仁四十九枚；败蒲席一握，长三寸，切；甘草一枚如指大。以童子小便，量多少煎，汤成，纳酒一大盏，次下大黄。分温为三服。别剉败蒲席半领，煎汤以浴，衣被密覆。服药须通利数行，痛楚立瘥。利及浴水赤，勿怪，即瘀血也。

又方：

大黄六两 桂心二两 桃仁六十枚

右三味，㕮咀，以酒六升，煮取三升，分三服，当下血瘥。

治从高堕下有瘀血方：

蒲黄八两 附子一两

右二味，为末，酒服方寸匕，日三。不知增之，以意消息。

从高堕下崩中方：

当归 大黄各二分

右二味，治下筛。酒服方寸匕，日三。

治堕落车马，心腹积血，唾吐无数，方：

干藕根末，以酒服方寸匕，日三。如无，取新者捣汁服。

治腕折瘀血，**蒲黄散**方：

蒲黄一升 当归二两

右二味，治下筛。先食，酒服方寸匕，日三。

治腕折瘀血方：

虻虫二十枚 牡丹一两

右二味，治下筛。酒服方寸匕。血化为水。《备急方》云：治久宿血在诸骨
节及外不去者，二味等分。

又方：

菴䕡草汁饮之；亦可服子。

又方：

凡被打及产后恶血，及一切血，皆煮续骨木汁三升饮之。

治杖疮方：

石灰六斤 新猪血一斗

右二味，和为丸，熟烧之破，更丸，烧三遍止，末敷之。

又方：

服小便良。

又方：

釜月下土细末，油和涂羊皮上卧之。

治竹木刺在皮中不出方：

羊屎燥者烧作灰，和猪脂涂刺上；若不出，重涂，乃言不觉刺出时。
一云用干羊屎末。

治久刺不出方：

服王不留行即出；兼取根末贴之。

治刺在人肉中不出方：

煮山瞿麦汁饮之，日三，瘥止。

又方：

用牛膝根茎生者并捣以薄之，即出。疮虽已合，犹出也。

又方：

温小便渍之。

又方：

嚼豉涂之。

又方：

嚼白梅以涂之。《肘后方》用乌梅。

又方：

白茅根烧末，以膏和涂之。亦治疮因风致肿。

又方：

烧鹿角末，以水和涂之，立出。久者不过一夕。

治竹木刺不出方：

蔷薇灰水服方寸匕，日三，十日刺出。

又方：

烧凿柄灰，酒服二寸匕。

又方：

酸枣核烧末服之。

又方：

头垢涂之即出。

治恶刺方：

苦瓠开口，纳小儿尿，煮两三沸，浸病上。

又方：

莨菪根水煮浸之，冷复易，神方。

又方：

浓煮大豆汁，渍取瘥。

又方：

李叶、枣叶，捣绞取汁，点之即效。

治恶刺并狐尿刺方：

以乌父驴尿渍之。

又方：

白马尿温渍之。

凡因疮而肿痛，剧者数日死；或中风寒，或中水，或中狐尿刺，治之方：

烧黍穰，若牛马屎，若生桑条，取得多烟之物烧熏，汁出愈。

又方：

热蜡纳疮中。新疮亦善。

又方：

以凫公英草摘取根茎，白汁涂之，惟多涂为佳，瘥止。

余以贞观五年七月十五日夜，左手中指背触著庭树，至晓遂患痛不可忍。经十日，痛日深，疮日高大，色如熟小豆色。尝闻长者之论，有此治方，试复为之，手下则愈，痛亦即除，疮亦即瘥。不过十日，寻得平复。此大神效，故疏之。蜀人名耳瘢菜，关中名苟乳。

治疮中水肿方：

炭白灰、胡粉等分，脂和涂疮孔上，水出痛即止。

治卒刺手足中水毒方：

捣韭及蓝青置上，以火炙，热彻即愈。

治疮因风致肿方：

栎木根皮一斤，浓煮，纳盐一把，渍之。

治破伤风肿方：

厚涂杏仁膏，燃麻烛遥灸之。

凡因疮而肿痛者，皆中水及中风寒所作，其肿入腹则杀人，治之方：

温桑灰汁渍，冷复温之，常令热。神秘。

治刺伤中风水方：

刮箭羽下漆涂之。

又方：

烧鱼目灰敷之。

又方：

服黑牛热尿，一服二升，三服即止。

又方：

煮韭熟揭之。

又方：

蜡一两，热炙，熨薄裹上，令水出愈。

凡八月九月中，刺手足犯恶露肿，杀人不可轻也，治之方：

生桑枝三枚，纳煻灰中，推引之令极热，斫断，正以头柱疮口上，热尽即易之。尽三枚则疮自烂，仍取薤白捣，绵裹著热灰中，使极热，去绵，取薤白薄疮上，以布帛急裹之。若有肿者便取之，用薤白第一佳。

治漆疮方：

生柳叶三斤，细切，以水一斗五升，煮得七升，适寒温洗之，日三。
《肘后方》云：煮柳皮尤妙。

又方：

以磨石下滓泥涂之，取瘥止，大验。

又方：

莲叶燥者一斤，以水一斗，煮取五升洗疮上，日再。

又方：

贯众治末以涂上，干以油和之，即愈。

又方：

羊乳汁涂之。

又方：

芒硝五两，汤浸以洗之。

又方：

矾石著汤中令消，洗之。

又方：

七姑草捣封之。《救急方》云：七姑草和芒硝涂之。

又方：

取猪膏涂之。

又方：

宜唼猪肉嚼穄谷涂之。

又方：

浓煮鼠查叶以洗漆上；亦可捣叶取汁以涂之。